SÍNDROME DE CRI DU CHAT

mais amor, realidade e esperança

PARA PROFISSIONAIS DE SAÚDE E FAMILIARES

SÍNDROME DE CRI DU CHAT: mais amor, realidade e esperança
© 2022 by Fernando da Silva Xavier, Monica Levy Andersen e Sandra Doria Xavier.

DIREÇÃO GERAL: Eduardo Ferrari
COORDENAÇÃO EDITORIAL: Ivana Moreira
CAPA, PROJETO GRÁFICO E DIAGRAMAÇÃO: Estúdio EFe
REVISÃO DE TEXTO: Allan Saj Porcacchia
HISTÓRIA EM QUADRINHOS: Mônica Oka
FOTOGRAFIA: Acervo pessoal dos autores
BANCO DE IMAGENS: Pixabay e Freepik Premium

Dados Internacionais de Catalogação na Publicação (CIP)
(eDOC BRASIL, Belo Horizonte/MG)

X3c Xavier, Sandra Doria.
      Cri du chat: mais amor, realidade e esperança / Sandra Doria Xavier, Fernando da Silva Xavier, Monica Levy Andersen. – São Paulo, SP: Literare Books International, 2022.
      23 x 17 cm

      ISBN 978-65-5922-344-2

      1. Literatura de não-ficção. 2. Síndrome do miado do gato. 3. Cromossomos humanos – Anomalias. I. Xavier, Fernando da Silva. II. Andersen, Monica Levy. III. Título.
                                                              CDD 616.043

Elaborado por Maurício Amormino Júnior – CRB6/2422

Esta obra é uma coedição entre EFeditores e Literare Books International. Todos os direitos reservados. Não é permitida a reprodução total ou parcial desta obra, por quaisquer meios, sem a prévia autorização do autor.

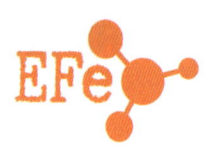

EFEDITORES CONTEÚDO LTDA.
Rua Haddock Lobo, 180 Cerqueira César
01414-000 | São Paulo - SP
www.efeditores.com.br
contato@efeditores.com.br

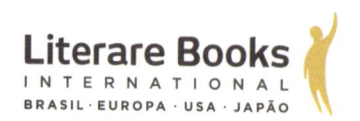

LITERARE BOOKS INTERNATIONAL
Rua Antônio Augusto Covello, 472
Vila Mariana | 01550-060 | São Paulo - SP
www.literarebooks.com.br
contato@literarebooks.com.br

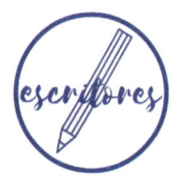

Esta obra integra o selo "Escritores", iniciativa conjunta de EFeditores Conteúdo e Literare Books International.

O texto deste livro segue as normas do Acordo Ortográfico da Língua Portuguesa.
1ª edição, 2022 | Printed in Brazil | Impresso no Brasil

editores:
SANDRA DORIA XAVIER
FERNANDO DA SILVA XAVIER
MONICA LEVY ANDERSEN

SÍNDROME DE CRI DU CHAT

mais amor, realidade e esperança

PARA PROFISSIONAIS DE SAÚDE E FAMILIARES

1ª EDIÇÃO
SÃO PAULO | 2022

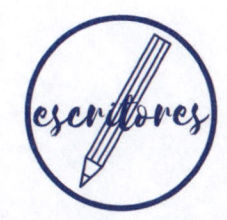

escritores

DEDICATÓRIA

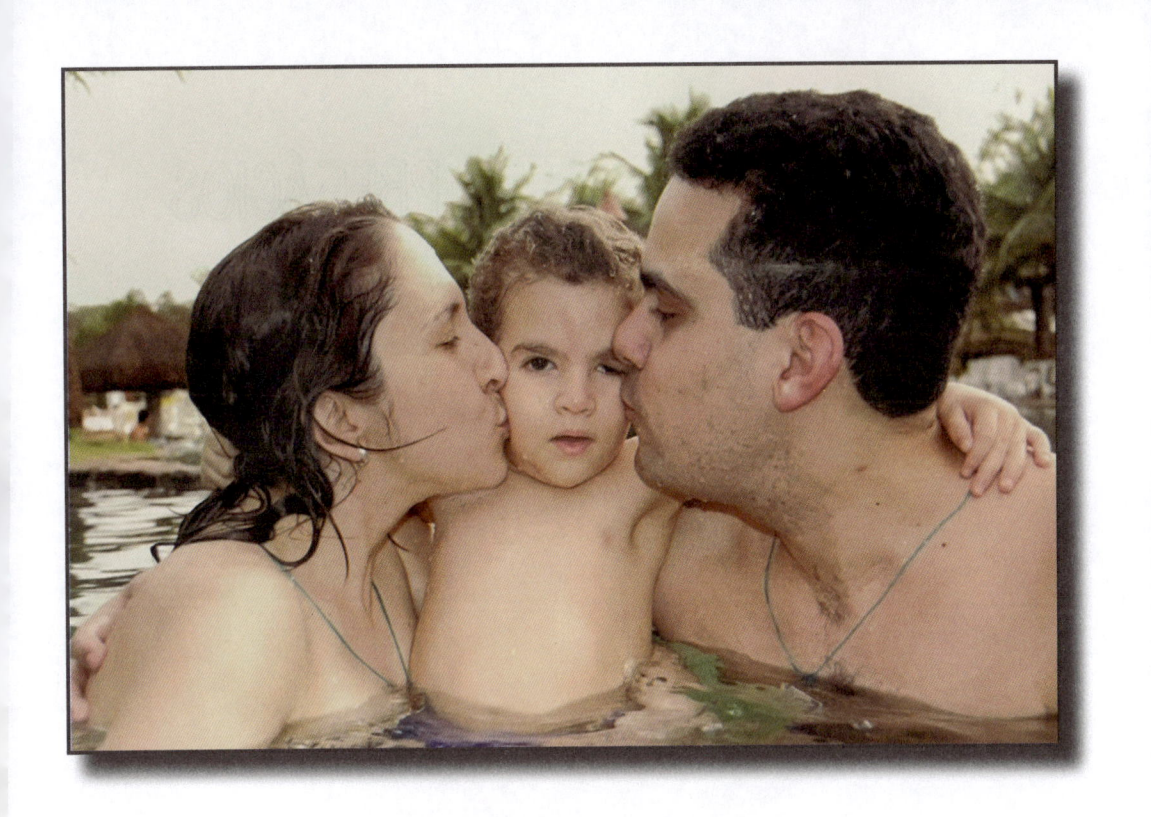

Ao Luis Fernando (Fefe) e ao Caio, com todo nosso amor.

Sandra Doria Xavier e Fernando da Silva Xavier

"Deus, conceda-me serenidade para aceitar as coisas que não posso mudar, coragem para mudar as coisas que posso e sabedoria para reconhecer a diferença entre elas".

São Francisco de Assis

PREFÁCIOS

"Mais amor, realidade e esperança". Destaco essas palavras que dão nome a este preciosíssimo livro sobre a síndrome de Cri du Chat (CDC) a que fui convidada a escrever este prefácio. Amor, compromisso com a realidade e esperança são emoções que me movem na luta pela visibilidade das pessoas com deficiência, como mãe e como gestora de políticas públicas que trazem luz às necessidades dessa população tão carente de amor e de esperança. E cuidado. Cuidado que orienta, que acolhe, que garante direitos e que olha, também, para aqueles que cuidam de seus filhos e de toda pessoa com deficiência.

Sim! As pessoas com deficiência existem. E pessoa antecede a deficiência. Logo, são sujeitos de direitos. De respeito. De oportunidades. De inclusão. Não precisam ficar confinadas, não são invisíveis relegadas ao esquecimento e podem, assertivamente, ter voz e vez. Pessoas com deficiência não atrapalham. O que atrapalha é o capacitismo, é o preconceito enraizado, é a invisibilidade, é a exclusão de todo e qualquer direito de existir, de ser, de agir. Todos podem tudo. Porque as limitações próprias de cada deficiência podem limitar o corpo, mas jamais os sonhos. Não se pode tolerar preconceitos. O preconceito é nocivo, é hostil, é discriminatório, é desumano. Uma sociedade que respeita os direitos das pessoas com deficiência, respeita os direitos humanos. Ao ler cada um dos capítulos amorosamente organizados neste livro, de forma verdadeira e competente, vivenciei uma mistura de sentimentos. São palavras e experiências diferentes e, ao mesmo tempo, tão parecidas em suas emoções.

Nasci em uma família numerosa, 11 irmãos, que sempre me preencheu de muito amor e ensinamentos valorosos. Com meu pai, aprendi a alegria, a força do amor, a fé na vida. Com minha mãe, aprendo, até hoje, aos seus 99 anos, a ser forte, a cuidar do outro, a ter olhos de ver as necessidades do próximo. Desde criança, acompanhava minha mãe em suas ações de promoção social, testemunhava seus gestos de amor e de reivindicação dos direitos de pessoas invisíveis à sociedade, esquecidas pelo poder público. E ela não cuidava apenas de necessidades materiais, mas também emocionais e humanas. O abraço que cura, a palavra que alimenta, o gesto que transforma. São esses os exemplos que me encorajam todos os dias a não desistir, a celebrar a vida, a trabalhar. Meus pais são exemplos plenos de humanidade.

Meus filhos são minha maior riqueza, o maior presente que Deus me deu e que nem sei se mereci receber. Marjori e Nickollas. Marjori, um amor que veio do meu ventre. Nickollas, um amor que nasceu no meu coração. São meus parceiros de vida. São a razão e a soma da pessoa que sou.

Nick é cego e autista. Quinze anos de um aprendizado único e transformador para mim. Minha maior preocupação é a de que ele seja feliz. Estou certa de que compartilho esse desejo com todas as mães. Eu sou a mão que o guia, o coração que o conforta, o amor que o educa. Mas ele é que me ensina. Sua deficiência não me entristece. Ela me revela conquistas diárias de felicidade. Momentos ricos de descoberta.

A realidade do cotidiano me mostrou as especificidades das deficiências de meu filho, tão únicas e tão reveladoras de suas possibilidades. Quem disse que ele não pode? Quem disse que ele não é capaz? Todos eles podem. As palavras mágicas? Amor e oportunidade para as pessoas com deficiência. E é sobre esses temas que este livro discorre. Seja pela ciência, seja pelo amor. O foco, a síndrome de Cri du Chat.

Cada capítulo traz um olhar cuidadoso sobre a síndrome de Cri du Chat: o diagnóstico, o momento da descoberta, as especificidades das horas de alimentação e de descanso, os desafios do desenvolvimento das crianças com Cri du Chat, a importância da terapia, entre outros. Enfim, um encontro valioso de esclarecimentos, científicos e práticos, das características e das dificuldades vivenciadas e observadas por cada um dos autores, com clareza e competência inegáveis.

Importante observar que os autores apontam as características da síndrome de Cri du Chat, mas não ditam regras. É consenso, a cada relato, que cada pessoa é única. Cada deficiência varia em grau e na forma de se manifestar. Como exemplo, é sabido que as pessoas com Transtorno do Espectro Autista são sensíveis a ruídos intensos.

No entanto, Nickollas não se incomoda com o som dos torcedores no estádio, tampouco com música alta que ele, inclusive, ama. Assim ocorre com outras deficiências e com a síndrome de Cri du Chat, conforme esta obra atesta. Por isso, resgatei, inicialmente, algumas palavras que compõem o título deste livro. A realidade, tal como ela é, em cada casa, em cada família, em cada instituição, é reveladora de tantas possibilidades.

Sinto-me extremamente honrada pelo convite para integrar este trabalho. Como mãe, eu me vi em cada página. Como gestora pública das políticas voltadas à pessoa com deficiência, este livro veio reforçar ainda mais meu compromisso e minha vontade de transpor os desafios gigantes que precisam de vontade gigante de trabalhar. E isso não me falta. Ao longo de décadas, vivemos uma luta contínua por direitos. Houve algumas conquistas, mas muito há ainda por conquistar. Sinto que, além de lutarmos por direitos, temos que lutar para não perder os direitos conquistados.

São estes os meus propósitos nesta vida. Que meus filhos sejam felizes, mas não apenas eles. Enquanto eu tiver braços de acolher, olhos de ver e ouvidos de escutar a dor do outro, buscarei cada pessoa com deficiência para que tenha oportunidade de ser como é e possa fazer parte de uma sociedade verdadeiramente inclusiva.

Parabéns pelo trabalho. Este livro é voz para muitos. Podemos, juntos, de mãos dadas, mudar vidas, formando o tão sonhado coletivo inclusivo. Nada sobre a pessoa com deficiência sem a pessoa com deficiência. E sua família. Mais amor, mais realidade, mais esperança.

Silvia Regina Grecco é mãe do Nickollas, cego e autista, e secretária municipal da Pessoa com Deficiência de São Paulo.

Foi com enorme prazer que recebi o convite para apresentar o livro da minha grande amiga Sandra. Nossa amizade começou há 27 anos, quando iniciávamos nossa jornada na Medicina na Santa Casa de Misericórdia de São Paulo. Foi amizade à primeira vista.

Juntas, estudamos muito, rimos, choramos, aprendemos uma com a outra e nos formamos. Acompanhei de perto sua trajetória profissional e pessoal, casamento, nascimento do Fefe e pude participar como sua obstetra do nascimento do Caio. A Sandra também acompanhou uma parte das trajetórias minha e da minha família. Meu irmão mais novo é portador de uma síndrome rara chamada displasia diastrófica, alteração genética que se relaciona, entre outras coisas, com o comprometimento do desenvolvimento esquelético e com o nanismo. No início dos anos 80, quando ele nasceu, o diagnóstico e tratamento dessa síndrome eram bastante incertos.

Foram anos de lutas, cirurgias, dificuldades de locomoção, acessibilidade e preconceito, mas ele, batalhador incansável e dono de uma força de vontade enorme, conseguiu superar os obstáculos. Com a ajuda da família, amigos e tantos outros anjos que cruzaram nosso caminho hoje ele é médico geneticista e auxilia inúmeros outros pais que estão iniciando essa caminhada. E, para essas famílias, um livro como este trará uma luz, uma esperança, um exemplo de que, apesar das dificuldades, existe um mundo de alegrias e felicidades dentro das diferenças.

Liliane Baratella Ulson é médica e cultiva uma amizade de mais de 27 anos com Sandra, uma das editoras deste livro.

Sou médico, especialista em cirurgia plástica e com atuação na área da cirurgia craniofacial, uma das grandes paixões da minha vida. Considero que a medicina deva cuidar de pessoas e não, tratar doenças; o olhar médico deve ser sempre para o ser humano, tanto o paciente quanto para todos aqueles que o cercam. A doença não acomete exclusivamente o paciente, mas, sim, toda uma rede de pessoas.

Nestes meus 15 anos prestando assistência a predominantemente pacientes portadores de malformações craniofaciais congênitas, pude me deparar com inúmeras crianças, suas famílias e suas histórias (as quais sempre me tocaram). Fé, resiliência e força de espírito sempre foram as características mais marcantes das personagens principais dessas histórias, mesmo quando não imaginavam dispor de tais "poderes".

Obviamente, a presença de uma alteração na anatomia ou função de algum órgão sempre gera uma preocupação. E a falta de informação é o que potencializa este sentimento, gerando ainda mais angústia e apreensão. "O que meu filho tem? É uma síndrome? Qual foi a causa? Tem tratamento?" são perguntas clássicas. Desta forma, o melhor recurso para se encarar uma síndrome é a informação, clara e correta, obtida de fontes confiáveis.

A partir da abordagem da síndrome de Cri du Chat nas suas diversas facetas, esta obra tem a finalidade de afastar esses "monstros" que surgem e crescem em função da carência de informações. O livro compartilha experiências pessoais cotidianas, aborda as suas características clínicas de forma clara e acessível, e oferece um "ombro amigo" para todos aqueles que se relacionam com o indivíduo portador da síndrome. Certamente, será um importante ponto de apoio.

Finalizo com um gigantesco agradecimento à Sandra, pelo privilégio de poder dirigir algumas palavras a você, paciente, mãe, pai, familiar, profissional da saúde e deixo uma última mensagem: o diagnóstico de uma síndrome não deve selar o destino do paciente. "Síndrome" é plural! "Paciente" é singular.

Mauricio Yoshida é médico, especialista em cirurgia plástica e com atuação na área da cirurgia craniofacial.

AUTORES

Adriana Gledys Zink - Cirurgiã-dentista, Doutorado em Odontologia, Mestrado em Ciências da Saúde, MBA em Administração Hospitalar, Especialização em Odontologia para pacientes com necessidades especiais, Especialização em Educação na Perspectiva de Materiais Estruturados.

Beatriz Lauras Costallat - Médica radiologista, com especialidade em Neurorradiologia, Doutora pela Faculdade de Ciências Médicas da Unicamp, Professora de Medicina da Faculdade São Leopoldo Mandic, Campinas.

Bianca Balbueno - Psicóloga, Especialista em Terapia Comportamental pelo Hospital Universitário da Universidade de São Paulo (HU-USP), Mestre em Distúrbios do Desenvolvimento pela Universidade Presbiteriana Mackenzie.

Camila Chain Alonso Zampieri - Formada em Letras, pós-graduanda em Psicopedagogia Clínica e Educacional. Microempreendedora na Atucá Brinquedos Especiais.

Claudia Alessandra Eckley - Médica Otorrinolaringologista e Coordenadora do Ambulatório de Laringologia do Departamento de Otorrinolaringologia da Faculdade de Ciências Médicas da Santa Casa de São Paulo, Doutora em Medicina pela Faculdade de Ciências Médicas da Santa Casa de São Paulo.

Claudia Sartori Zaclis - Psicóloga.

Deise Campos - Engenheira Civil aposentada e atualmente coordenadora operacional Serendipidade.

Denise Lopes Madureira - Mestrado em Fonoaudiologia pela PUCSP, Coordenadora do setor de Fonoaudiologia do Hospital Infantil Sabará, Coordenadora do setor de Cuidados Paliativos do Hospital Infantil Sabará, Diretora Clínica do Espaço Cria Saúde (Práticas em Fonoaudiologia Integrativa).

Fabíola Custódio Flabiano Almeida - Fonoaudióloga Clínica, graduada pela Faculdade de Medicina da USP (FMUSP). Especializada em Alterações Sensório-Motoras de Origem Sindrômica (FMUSP), em Disfagia Infantil pelo Hospital Universitário da USP, e em Desenvolvimento Cognitivo e de Linguagem em bebês de alto risco pelo Hospital Universitário da USP, Doutora em Ciências da Reabilitação pela Faculdade de Medicina da USP, com parte dos estudos realizados na Colorado State University.

Fernanda Carina Cammarota Rodrigues - Psicóloga.

Gabriele Quintana Rennhack - Hoteleira, fundadora da Associação Brasileira da síndrome de Cri du Chat (ABCDC).

Georgia de Moura Mazzotti Toledo - Fisioterapeuta Pediátrica, Especialista em Neuropediatra, Conceito Bobath Adulto, Pediátrico e Bebês .

Helena Bárbara da Silva Xavier - Artista Plástica.

Henri Zylberstajn - Empresário e fundador do Serendipidade.

José Guilherme de Barros Pimentel Kesselring - Hoteleiro, fundador da Associação Brasileira da síndrome de Cri du Chat (ABCDC).

Leonardo da Silva - Médico Otorrinolaringologista especialista em Laringologia Pediátrica, Doutor em Medicina pela FCM da Santa Casa de São Paulo.

Liduina Maria Solon Rinaldi - Fisioterapeuta Pediátrica, Mestre pela Faculdade de Ciências Médicas – UNICAMP, Especialista em Neuropediatria Conceito Bobath Pediátrico e Bebês.

Lilian Augusto Monteiro Lima - Engenheira de Software com graduação e especialização em Tecnologia da Informação.

Luciana Serdeira Silva Foltran - Fonoaudióloga da Irmandade Santa Casa de São Paulo - Unidade Neonatal e Pediatria, Fonoaudióloga da equipe de Fonoaudiologia do Hospital Infantil Sabará, Especialização em Linguagem pela PUC, São Paulo, Aprimoramento em Disfagia Neonatal e Pediatria - Fussi Educação, Aprimoramento em Disfagia Infantil Irmandade Santa Casa de São Paulo.

Marcelo Furia Cesar - Cirurgião-dentista, Mestrado em Ciências da Saúde, Especialização em Gestão da Qualidade em Saúde, Especialização em Odontopediatria pela UNESP, Residência em Odontologia Hospitalar.

Maria Emília Pires Briant - Terapeuta Ocupacional formada pela FMUSP, Mestre em Ciências pela FMUSP, Especialista em intervenção precoce pela PUCSP, Formação no Método Bobath básico e avançado pela Abradimine, certificação internacional em integração sensorial pela USC/ CLASI, proficiente no Modelo Star, certificada pelo DIRFLOORTIME.

Maria Lucia Caló Doria - Professora de Música.

Maria Salete Quintana Nunes - Empresária do ramo hoteleiro.

Marina Lima Zylberstajn - Psicóloga, pedagoga e fundadora do Serendipidade.

Miqueline Zani - Professora, formada em Pedagogia pela Universidade Estadual do Norte do Paraná, com especialização em Educação Especial Inclusiva e em Políticas Públicas para a Educação.

Paloma Carrilli Ribeiro da Silva - Engenheira Ambiental, especialista em sustentabilidade no agronegócio.

Paula Batista de Lima - Psicóloga Clínica e facilitadora de diálogo em mediação e conciliação privada.

Paula Vieira Alves - Terapeuta Ocupacional, Mestre em Saúde, Interdisciplinaridade e Reabilitação pela Faculdade de Ciências Médicas da Unicamp,

Certificada Internacionalmente em Integração Sensorial. Formação Avançada no Conceito Neuroevolutivo Contemporâneo Bobath.

Rebecca Guimarães Ribeiro de Almeida - Médica de Família e Ultrassonografista.

Regina Garcia Próspero - Graduada em Instrumentação Cirúrgica e Bacharel em Direito, Pós-graduação em Compliance Healthcare, Cofundador do INSTITUTO VIDAS RARAS, Sócia Fundador e Vice-Presidente da ALIBER, Membro do Grupo de Trabalho (GT) do Ministério da Saúde para Doenças Raras e colaboradora na elaboração de políticas públicas para doenças raras no Brasil desde 2001, Organizadora do 13º Simpósio Internacional de MPS e Doenças Relacionadas (MPS2014 Brasil), Coordenadora Nacional do "Livro Doenças Raras de A a Z", "Compêndio de Doenças Raras" e "Revista VIDAS RARAS", Colaboradora da LINHARARA Brasil, Coordenadora da Campanha #PézinhoNoFuturo, Membro Efetivo do Comitê de Ética em Pesquisa Clínica do Hospital Infantil de Sabará, Secretaria Municipal de Saúde de Itápolis/SP/Brasil, Consultora em Saúde/Doenças Raras.

Roberta Gallacci Metzker - Fisioterapeuta Pediátrica, Especialista em Neuropediatra, Conceito Bobath Pediátrico e Bebês.

Sandra Cristina Fonseca Pires - Fonoaudióloga clínica e docente, graduada pela Faculdade de Medicina da USP (FMUSP), Aprimoramento no Tratamento Neuroevolutivo Conceito Bobath e no Baby Bobath. Especializada em Alterações Sensório-Motoras de Origem Sindrômica FMUSP, em Atuação Fonoaudiológica Hospitalar Neonatal pela FM-ABC, em síndrome de Down pela UNAES/CEPEC-SP, em Educação na Saúde pela FMUSP, Mestre e Doutora em Ciências da Reabilitação pela FMUSP, Professora do Curso de Fonoaudiologia da FCMSCSP – Graduação e Pós-Graduação Stricto Sensu, Membro e diretoria expandida da International Society of Augmentative and Alternative Communication – ISAAC/ISAAC Brasil, Membro da SBFa e da Associação Luso-Brasileira de Ciências da Fala – LBASS, Fonoaudióloga Amiga da Gagueira pela formação da Oficina de Fluência PROMPT pelo The PROMPT Institute.

Thiago Alencar de Moura - Psicólogo, Especialista em Terapia Comportamental pelo Hospital Universitário da Universidade de São Paulo (HU-USP).

Zlata Bella Schapiro - Presidente e fundadora da ONG Friendship Circle no Brasil. Formada em Educação Especial pela Mercy College em NY, atua desde 1998 na área social da pessoa com deficiência, e leciona desde 2001.

ÍNDICE

PARTE I - A síndrome — 22

1 - Apresentação — 23
Sandra Doria Xavier e Fernando da Silva Xavier

2 - Quem é uma criança Cri Du Chat? — 25
Lilian Augusto Monteiro Lima

3 - As manifestações clínicas, as comorbidades e os achados radiológicos — 33
Beatriz Lauras Costallat

4. A laringomalácia na síndrome de Cri du Chat — 42
Claudia Alessandra Eckley e Leonardo da Silva

PARTE II - Abordagem multidisciplinar — 47

5 - Desenvolvimento de linguagem e fala na criança: como ocorre e como ajudar? — 48
Fabíola Custódio Flabiano Almeida e Sandra Cristina Fonseca Pires

6 - Os desafios comportamentais — 64
Bianca Balbueno e Thiago Alencar de Moura

7 - A fisioterapia na síndrome de Cri du Chat — 74
Georgia de Moura Mazzotti Toledo, Liduina Maria Solon Rinaldi e Roberta Gallacci Metzker

8 - O papel da Terapia Ocupacional — 85
Maria Emília Pires Briant e Paula Vieira Alves

9 - As dificuldades alimentares na síndrome de Cri du Chat — 94
Denise Lopes Madureira e Luciana Serdeira Silva Foltran

10 - O sono na síndrome de Cri du Chat — 101
Sandra Doria Xavier

11 - Como a Odontologia trata pacientes com síndrome de Cri du Chat? — 112
Adriana Gledys Zink e Marcelo Furia Cesar

PARTE III - Depoimentos — 117

12 - "Meu filho foi diagnosticado com a síndrome de Cri du Chat" — 118
Camila Chain Alonso Zampieri

13 - "Eu tenho um irmão com síndrome de Cri du Chat" — 126
Paloma Carrilli Ribeiro da Silva

14 - Desafios na adolescência e idade adulta — 134
Paloma Carrilli Ribeiro da Silva

15 - "Meu neto tem síndrome de Cri du Chat" - o relato de avós fora de série — 140
Helena Bárbara da Silva Xavier, Maria Lucia Caló Doria e Maria Salete Quintana Nunes.

PARTE IV - O mundo ao redor — 152

16 - A amizade no contexto da diversidade — 153
Fernanda Carina Cammarota Rodrigues e Zlata Bella Schapiro

17 - Desafios educacionais da síndrome do Cri du Chat — 164
Miqueline Zani

PARTE V - E agora? — 175

18 - O momento do diagnóstico — 176
Rebecca Guimarães Ribeiro de Almeida

19 - A importância de compartilhar experiências: o projeto Laços — 182
Claudia Sartori Zaclis, Deise Campos, Henri Zylberstajn e Marina Lima Zylberstajn

20 - Filho com necessidades especiais: como manter a sanidade mental? — 191
Paula Batista de Lima

PARTE VI - Divulgação da síndrome de Cri du Chat — 201

21 - A Associação Brasileira da síndrome de Cri du Chat (ABCDC) — 202
Gabriele Quintana Rennhack e José Guilherme de Barros Pimentel Kesselring

22 - A nossa maior arma: a divulgação da síndrome de Cri du Chat: Projeto "As Caminhadas" e as mídias sociais — 210
Camila Chain Alonso Zampieri

23- Vidas Raras — 217
Regina Garcia Próspero

PARTE VII - Universo Cri du Chat   **224**

PARTE VIII - Considerações finais   **255**

24 - Vamos brincar de quê?   **256**
Fernando da Silva Xavier

25 - Meu grude Fefe   **260**
Sandra Doria Xavier

APÊNDICE   **264**

Gibi Dona Ciência: Síndrome de Cri du Chat
Sandra Doria Xavier, Fernando da Silva Xavier e Monica Levy Andersen

PARTE I

A SÍNDROME

I - Apresentação

Sandra Doria Xavier e Fernando da Silva Xavier

"O que você acha de escrever um livro sobre a síndrome do Fefe?" Esta foi a pergunta que recebi numa tarde de maio de 2021 da Monica L. Andersen, minha amiga e orientadora do Pós-Doutorado. Fiquei incrédula e emocionada: a sementinha estava plantada. Mas eu precisava planejar o que queria com esse livro. Não queria uma biografia da vida do meu filho Fefe, nem da minha.

Minha pretensão era maior: fazer com que os pais, cuidadores, educadores, terapeutas tivessem um material atualizado, recheado de amor, realidade e esperança.

Para que pais com filhos com síndrome de Cri du Chat (também conhecida como síndrome de CDC) tivessem onde ler sobre a abordagem multidisciplinar da síndrome, onde encontrar histórias fascinantes de um CDC com 43 anos, onde chorar junto o momento do diagnóstico e, acima de tudo, onde não se sentirem só.

Quando Fefe nasceu, as informações sobre a síndrome eram tenebrosas. Era só catástrofe. Era desanimador. Como voltar para casa da maternidade com Fefe com poucos dias de vida e só encontrar desesperança? Não era justo comigo, com ele, com Fefe, com a nossa família tamanho balde de água fria.

Não sejamos hipócritas: não queremos receber o diagnóstico de síndrome nenhuma enquanto estamos esperando um filho nascer. Isso é real. No entanto, após o momento do luto, cuja duração é muito variável, há a necessidade de se reerguer e olhar para frente, para o futuro, para o que é possível construir com o que se tem.

Se, nesse momento, o nosso livro ajudar as pessoas que lidam com estas crianças, eu acredito que nosso objetivo será atingido. As nossas crianças são raras, sim, muito. Mas não significa que não são felizes. São muito, muito felizes. E por que não entrarmos na mesma sintonia delas e explorarmos o máximo do seu potencial?

Este livro foi feito por muitas mãos. A ideia inicial era exatamente essa: reunir as pessoas que tiveram muito significado na vida do Fefe ao longo dos seus 16 anos. Impossível todas, mas quase.

Assim, abaixo de cada autor em cada capítulo está descrito sua motivação para estar ali, representando aquele capítulo, que não deixa de ser um capítulo na vida do Fefe, ou seja, na vida de cada um dos CDC.

O momento do diagnóstico, o choro de gatinho, o atraso neuropsicomotor, as intervenções infindáveis de fisioterapia, fonoterapia, terapia ocupacional, psicoterapia, as dificuldades no sono, na alimentação, na higiene bucal, o momento de ir para a escola e de ter amigos, o desafio da inclusão e da aceitação, todos são temas que fazem parte da vida de quem tem um filho com CDC.

Não para por aí. O livro contém ainda uma dose de depoimentos recheados de otimismo, mas sem cair no romantismo. Não queremos mostrar somente o lado lindo e às vezes até engraçado de ter um CDC em casa. Abordamos os momentos difíceis, duros, de forma a mostrar que os pais não estão sozinhos na caminhada.

Esperamos que os leitores aproveitem e se apoiem neste livro, que muito significa para nós.

Por fim, acreditamos que nada na vida acontece por acaso. Cabe a nós transformarmos uma pedra no caminho em um castelo de pedras. Nunca será um castelo de cristal, sempre será de pedra, mas certamente tão puro como o mais lindo castelo de areia feitos pelos nossos filhos!

Não é à toa que ora escrevo esta apresentação em primeira pessoa ora em terceira. O livro não é meu, nem tanto só meu, do meu marido e da Monica. O livro é de todos que puderem se beneficiar dele.

2 - Quem é uma criança com síndrome de Cri du Chat?

Lilian Augusto Monteiro Lima

Sou mãe do Davi, 15 anos, e Heitor, 4 anos, com síndrome de Cri Du Chat. Desde o nascimento do Heitor, tenho expressado meus aprendizados, frustrações e preocupações através da escrita. Acho que vale compartilhar que os papéis de esposa, filha, irmã e amiga seguem ativos e concorrendo com a maternidade atípica.

Antes de tudo, inicio este capítulo com um abraço afetuoso, acolhedor, carregado de empatia. Como mãe de uma criança com síndrome de Cri du Chat*, experimentei o impacto do diagnóstico e, compartilho com você as angústias e preocupações em relação a essa notícia. E é desde agora que te convido a prosseguirmos nesse papo sobre a criança com essa condição e as questões sociais e de convivência que lidamos ao longo da infância.

Antes de responder à pergunta título deste capítulo, é importante dizer que, apesar da perda no cromossomo 5 classificar as pessoas com síndrome de Cri du Chat, isso não as resume a essa condição genética. Pode parecer que essa afirmação é óbvia, mas quando estamos na fase de aceitação do diagnóstico e adequação da rotina às novas demandas, nos esquecemos do universo que é cada pessoa.

E, se você exercitar sua memória e honestidade, talvez se recorde que já resumiu alguém a sua condição de síndrome de Down (estima-se que no Brasil ocorra 1 em cada 700 nascimentos) (1), albinismo (1 uma em cada 17.000 pessoas) (2), autismo (1 em cada 44 crianças) (3), entre outras. Essa visão reducionista, um comportamento recorrente em nossa sociedade, é como antolhos** limitando nossa visão, ofuscando as demais características e potencialidades, favorecendo o preconceito e capacitismo, e retroalimentando a limitação social, de oportunidades e de direitos.

*O termo "síndrome de Cri du Chat" pode ser abreviado como "síndrome de CDC". Em alguns trechos deste livro e em outros materiais, é comum que essa abreviação seja utilizada.

**Antolhos: peças de couro ou outro material opaco que, colocadas ao lado dos olhos de certos animais, geralmente de tração, reduzem a sua visão lateral, evitando que se espantem (Definições de Oxford Languages).

Posto isso, respondo a essa pergunta dizendo que meu filho, Heitor, ama brincar, é alegre, curioso (por vezes, a gana por explorar o mundo somada à inquietude deixa-nos, pais e cuidadores, exaustos), carinhoso, mas também ardiloso quando deseja algo. Fisicamente é esbelto (mais do que eu gostaria), tem cabelos claros, rosto miúdo e um sorriso que revela toda sua marotice. Pedi a outras 2 mães, minhas amigas e que têm filhos com a mesma idade, que me respondessem à pergunta: Quem é a criança XX? Quem é a criança YY? As respostas que recebi foram:

A criança XX é a mais feliz que conhece, ela é complexa e cheia de nuances, além de determinada, sensível e gosta de se comunicar com o mundo através dos sons. Já a criança YY é amorosa e generosa. Tem suas opiniões e luta por elas a ponto de beirar a teimosia. Com sua energia e alegria contagia seu entorno.

Para concluir as descrições, uma das crianças tem síndrome Cri du Chat e intencionalmente não irei associá-la a sua "dona", pois essa característica, não menos importante, somada às demais resultam num ser plural repleto de singularidades e ilimitado em se superar, tanto quanto a outra criança típica. Você consegue enxergar sua filha, neta, sobrinha, pessoa querida sem esse viés? Poderia descrevê-la para mim? Essa descrição seria despida da síndrome?

Escrever este capítulo me fez recordar que nos primeiros meses do Heitor muitas vezes roguei aos céus que me ajudassem a vê-lo como ele era, livre da força gravitacional, que nesse contexto nada mais é do que os padrões de beleza, saúde e sucesso dos nossos dias, que oprimia meu coração e me impedia de enxergá-lo e usufruir das suas graças de bebê.

A retirada desse "cisco" foi fundamental para que eu alcançasse uma visão mais real e integral dele, a partir disso a nossa convivência ficou mais leve e assertiva, o ruído em nossa conexão foi, enfim, eliminado. Mas, reconheço que essa visão foi construída com erros, acertos e tempo.

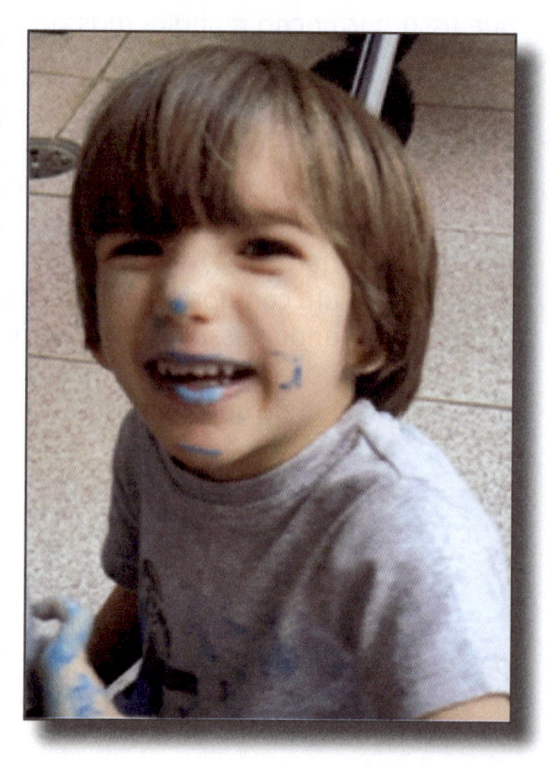

Cada um é cada um - A expressão "cada um é cada um" está presente em muitos dos nossos diálogos, contudo, você conhece quem nunca se comparou a alguém? Eu, até agora, não, e confesso que já caí nesse equívoco, isto é, de me comparar ou comparar meu filho com outras crianças. Lembro-me quando o Heitor ainda não tinha 1 aninho e vi uma conhecida postando nas redes sociais um marco de desenvolvimento que o seu filho típico havia atingido e o meu pequeno com idade semelhante estava longe de chegar lá, aquela constatação do atraso me doeu tanto e me prostrou por alguns dias.

Numa outra ocasião, eu e minha família estávamos num restaurante e o pai de uma menina, igualmente pequena, fez um comentário indicando sua estranheza quanto a miudeza e o desenvolvimento do Heitor. Perceber que a deficiência estava "na cara" tão cedo foi igualmente dolorido.

Nesses episódios, a comparação me fez esquecer dos investimentos que estávamos fazendo, tanto nossos enquanto pais, como também do próprio Heitor. Nessa época, ele fazia terapia todos os dias, sendo fisioterapia 3 vezes por semana, fonoaudiologia e terapia ocupacional uma vez por semana. Afastou-me da gratidão pelo que já tínhamos superado, colocou minha atenção nas crianças erradas e, por fim, desviou minha energia para lugar nenhum, ou nenhum que valesse a pena.

"A comparação é o Ladrão da alegria" (Theodore Roosevelt) - A comparação é nociva mesmo entre adultos típicos e em plenas faculdades mentais. De acordo com uma pesquisa da International Stress Management Association (ISMA) publicada em 2019, 72% da população brasileira economicamente ativa sofre de estresse e, desse total, 32% já teve síndrome de *burnout* (4). Entre os sintomas estão: cansaço excessivo físico e mental; sentimentos de fracasso e insegurança; negatividade constante; sentimentos de derrota e desesperança; sentimentos de incompetência e outros mais.

Seguramente, essas pessoas foram conduzidas a esse estado pela pressão no trabalho e pelo sentimento de não serem boas o bastante ou tanto quanto seu colega de equipe. Da próxima vez, quando questionada sobre o que sua filha ou pessoa querida tem, responda como a Maria Karina, mãe da Maria Antônia, que tem síndrome rara: Minha filha tem muito amor!

Diagnóstico ou sentença - Da Antiguidade à Idade Média, a pessoa com deficiência era vista como um subumano ou concebida como sobrenatural, digna de negligências e maus tratos. Por exemplo, na Grécia Antiga, pessoas com deficiência intelectual muitas vezes eram abandonadas para morrer e outras eram afogadas. Na Europa medieval, eram tidas como bruxas, já os romanos tinham leis para eliminá-las.

Entre os séculos XV e XIX, os médicos movidos por grande interesse no corpo humano buscaram explicar as doenças mediante estudos científicos de anatomia e fisiologia, fazendo das pessoas com deficiência um campo de estudos.

Em 1841, foi criado o primeiro hospício do Brasil, local onde os alienados* eram internados para reabilitação do convívio social. Os trabalhadores dessas instituições deveriam regular a instrução, a ocupação, o trabalho manual nas oficinas e o recreio dos alienados e aplicar meios repressivos e coercitivos, obrigando-os à obediência. Essas formas de repressão consistiam em proibição de visitas, diminuição de alimentos, reclusão na solitária, coletes de força e banhos de emborcação. Lamentavelmente, esse confinamento das pessoas com deficiência resultou em separação, medo, abuso, proteção à sociedade e higiene social (5).

Na Alemanha, em dezembro de 1934, aos 19 anos, Anna, que queria ser enfermeira, mas apresentava deficiência mental leve, foi convocada para se apresentar ao tribunal que determinou sua esterilização. Um ano e meio depois precisou ser internada devido a problemas renais, o médico persuadiu sua mãe de que naquele local estaria melhor assistida. Passados alguns meses foi transferida para uma casa de cura e cuidados.

Neste lugar, foi submetida a novos diagnósticos e testes de inteligência, com questões matemáticas e conhecimentos gerais. Existem evidências de que os internados sofriam maus tratos e fome. Muitos anos depois, sua sobrinha Sigrid Falkenstein, enquanto investigava sua história e morte, foi informada de que Anna morreu em 23 de abril de 1940. Essa informação é consoante a carta recebida por Anna Johanna Helene, mãe da Anna, que notificou seu falecimento decorrente de peritonite, uma inflamação do tecido que reveste o estômago; entretanto, não apenas esta data estava incorreta, mas a palavra "morreu" menospreza o fato de Anna ter sido assassinada.

Anna tinha 24 anos quando foi asfixiada numa câmera de gás do Centro de Eutanásia Grafeneck, no sul da Alemanha. Grafeneck era um dos 6 centros controlados pelos alemães nos quais pelo menos outras 250.000 pessoas foram mortas durante o programa Aktion T4.

---

*Alienado: nomeação vinculada à teoria do pensamento alienista francês sistematizado por Philippe Pinel, em que as suas diretrizes fundamentais baseavam-se no isolamento e no tratamento moral.

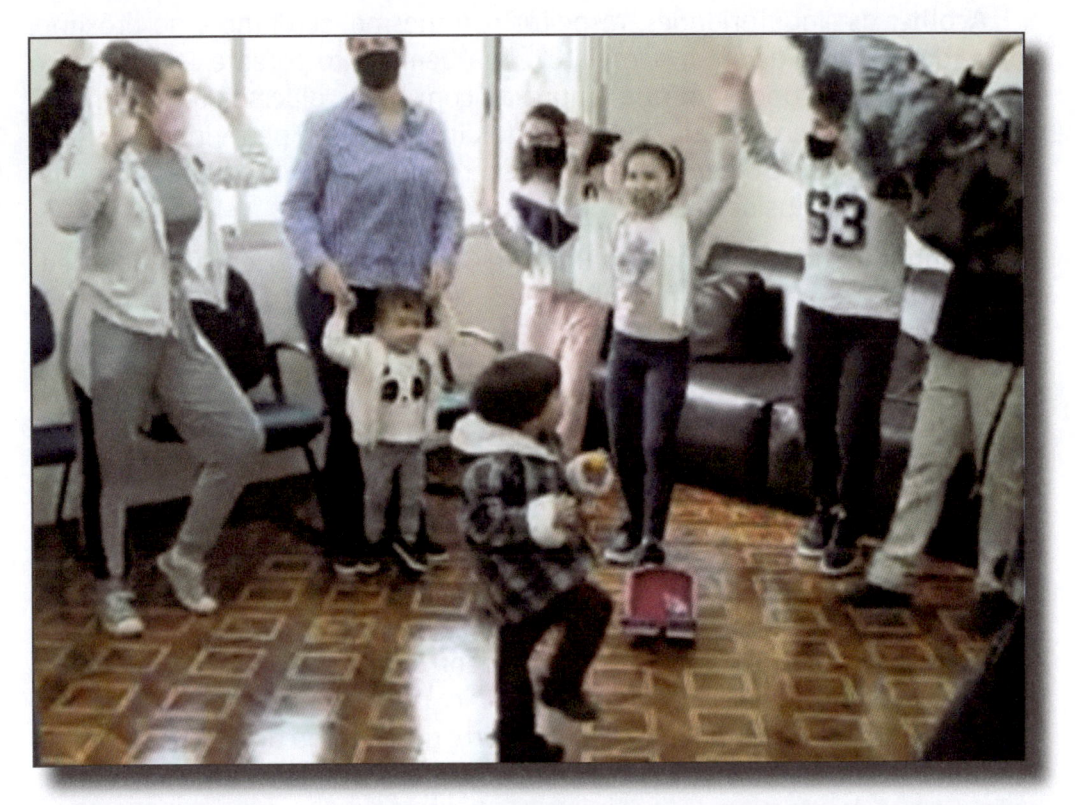

Esse programa visava a esterilização e o assassinato das pessoas com deficiência física ou mental. As primeiras 70 mil pessoas mortas nesse programa funcionaram como um teste para o Holocausto (6). A despeito dos esforços da luta antimanicomial, atualmente ainda existem muitos hospitais psiquiátricos no Brasil, onde ainda há relatos de abusos e inúmeros casos de mortes por negligência. Somente em Sorocaba (SP), de 2006 a 2009, foram notificadas 233 mortes dentro dessas estruturas (7).

Quando o Heitor tinha meses numa de nossas consultas, o Erlon, meu marido, compartilhou com o neuropediatra sobre os nossos familiares e amigos comentarem que o Heitor parecia esperto e bem desenvolvido, para nossa consternação o médico respondeu: "No início é assim mesmo, espera ele crescer para vocês verem". Resumindo, não consultamos mais com esse profissional.

Ailton Krenak, em seu livro "Ideias para adiar o fim do mundo", afirma que a ideia de nós, os humanos, vivermos numa abstração civilizatória é absurda, pois ela suprime a diversidade, nega a pluralidade das formas de vida, de existência e de hábitos, oferecendo o mesmo cardápio, o mesmo figurino e, se possível, a mesma língua para todo mundo.

Acolher as singularidades, respeitar a si mesmo, seu filho e ao próximo, além de um gesto de amor e respeito, é também muito potente. Pesquisas da Gartner Group** apontam que empresas com times diversos têm aumento de desempenho em 12% e 20% mais nas intenções de permanência. Já as equipes inclusivas e diversificadas de gênero superaram as equipes homogêneas e menos inclusivas em 50% (8,9).

Segundo estudo publicado na Harvard Business Review, aproximadamente 76% dos trabalhadores que atuam em ambientes inclusivos reconhecem ter espaço para expor ideias e inovar. Essa mesma pesquisa revela que o engajamento nesses ambientes é 17% mais alto (10).

Como uma apaixonada por animais que sou, costumo acompanhar o trabalho de protetores que resgatam e tratam animais vítimas de maus tratos, e me impressiono ao testemunhar como cuidado, respeito e dignidade, faces do amor, em poucos dias transformam a aparência, saúde e postura de humilhação desses seres ditos irracionais.

O amor tem feito coisas que até mesmo Deus duvida"(Ivan Lins) - Quando nos conectamos a essa força sagrada dentro de nós, o amor, conseguimos fazer o bem pelo outro e por nós mesmos, inclusive quando isso nos contraria ou dói. Por exemplo, a mãe no leito de morte de sua filha ao sussurrar: "Pode ir". Sacerdócio do bem genuíno e altruísta. Ela compreendeu que o melhor não é o que deseja, mas o que precisa ser feito.

No passado recente, o amor desafiou o *status quo*, lutou contra as leis de internamentos e revogou sentenças ao libertar entes queridos marginalizados nas instituições psiquiátricas. O amor é o antídoto à degradação da vida humana. O amor, aliado à ciência, e a disciplina, em parceria com a sociedade, têm propiciado às pessoas com a síndrome de Cri du Chat ou com qualquer outra deficiência, morarem com suas famílias, conviverem socialmente, trabalharem com o que se identificam, terem diversão e serem felizes.

O amor conduz a pessoa com deficiência até as portas do convívio social, o respeito e a empatia a colocam para dentro, não só dos ambientes, mas também das relações. Por experiência, os ambientes que são inclusivos inserem tanto a pessoa com deficiência quanto seus familiares, ao passo que lhes permitem um tempo para conversar e relembrar suas identidades.

**Gartner Group: respeitada empresa de consultoria que realiza pesquisas, eventos e prospecções para o mercado de Tecnologia da Informação.

Sustentabilidade* - Aos 19 dias de vida do Heitor, recebemos alta da UTI e também o resultado do exame cariótipo indicando a deleção genética, fomos para casa com encaminhamento para o geneticista, que 2 dias depois nos acolheu com muita gentileza. Com um mês, o Heitor fez sua primeira sessão de fisioterapia e, desde então, só tivemos recessos durante as férias e o período mais restritivo da pandemia.

Outro dia minha mãe tropeçou numa cadeira, caiu e quebrou o braço. Ela precisou de 30 sessões de fisioterapia para recuperar seus movimentos e hoje segue bem. Lembro-me de que uma das informações que me atordoou quando iniciamos as terapias foi o sem número destas que o Heitor precisará fazer ao longo de sua vida. Diferentemente da minha mãe que, após algumas dezenas de sessões, encontra-se reabilitada, não temos uma previsão de quantas e quais disciplinas (fisioterapia, fonoaudiologia, terapia ocupacional, psicóloga comportamental, psicopedagogia e musicoterapia) serão necessárias para o Heitor. E é bem aqui que a sustentabilidade* se encaixa, pois é preciso organizar o microambiente familiar para atender as permanentes demandas médicas e terapêuticas. Esses cuidados, um após o outro, são determinantes para uma vida mais independente, saudável e social dos nossos filhos.

No primeiro ano de vida do nosso pequeno, tivemos um custo de saúde equivalente a um carro zero, é sustentável manter esse custo anual em nosso orçamento? Não. É sustentável insistirmos em levar o Heitor na APAE da Vila Mariana devido a sua bela infraestrutura tendo a unidade Itaquera próxima de casa? Também não foi. É sustentável conciliar diversas responsabilidades, entre elas participação ativa num projeto social que atuei desde sua fundação? Com o coração partido, renunciei.

Experimentando, observando, flexibilizando e simplificando, atualmente, temos um relativo equilíbrio entre acompanhar o Heitor em sua intensa agenda e as demais atividades essenciais ou de bem-estar para nossa família. Um fator habilitador para esse escopo diverso de atividades é a preciosa rede de apoio que nos cerca. Semear e cultivá-la é um passo importante na direção da sustentabilidade. Que eu e você sejamos como pontos nessa rede, que ela se amplie, que todas e todos sejamos amparados, que tenhamos uma vida mais sustentável e feliz. ✗

---

*A palavra sustentabilidade teve origem em Estocolmo, na Suécia, na Conferência das Nações Unidas sobre o meio ambiente humano, que ocorreu em 1972. Este conceito aborda a maneira como se deve agir em relação à natureza. O objetivo do desenvolvimento sustentável é preservar o planeta e as necessidades humanas, de modo que um recurso natural explorado de forma sustentável dure para sempre (11).

Referências Bibliográficas

1. "Não deixe ninguém para trás": Dia Internacional da Síndrome de Down 2019. Biblioteca Virtual em Saúde, 2019. Disponível em: https://bvsms.saude.gov.br/nao-deixe-ninguem-para-tras-dia-internacional-da-sindrome-de-down-2020/.

2. SMITH, Yolanda. Albinism - Partial Absence of Pigment in the Skin. News Medical Life Sciences, 2019. Disponível em: https://www.news-medical.net/health/Albinism-Partial-Absence-of-Pigment-in-the-Skin.aspx.

3. Prevalence and Characteristics of Autism Spectrum Disorder Among Children Aged 8 Years — Autism and Developmental Disabilities Monitoring Network, 11 Sites, United States, 2018. Center for Disease Control and Prevention, 2021. Disponível em: https://www.cdc.gov/mmwr/volumes/70/ss/ss7011a1.htm.

4. AVINO, Mariana. Estamos todos exaustos! Revista Viva Saúde. Disponível em: https://www.ismabrasil.com.br/ws/arquivos/vivasaude2021.pdf.

5. DEZOTTI, Mariangela Carvalho. Indivíduo com síndrome de Down: história, legislação e identidade. Orientadora: Profa. Dra. Edna Antonia de Mattos. 2011. 165 f. Dissertação (Mestrado). Disponível em: https://www.teses.usp.br/teses/disponiveis/48/48134/tde-04072011-133539/publico/MARIANGELA_CARVALHO_DEZOTTI.pdf.

6. Anna Lehnkering. Holocaust Memorial Day Trust. c2020. Disponível em: https://www.hmd.org.uk/resource/anna-lehnkering/.

7. TOZZE, Humberto. Você sabe o que é luta antimanicomial. politize!, 2021. Disponível em: https://www.politize.com.br/luta-antimanicomial-o-que-e/.

8. Drive Results Through Workforce Diversity. Gartner, c2022. Disponível em: https://www.gartner.com/en/human-resources/trends/workforce-diversity.

9. SAKPAL, Manasi. Diversity and Inclusion Build High-Performance Teams. Gartner, 2019. Disponível em: https://www.gartner.com/smarterwithgartner/diversity-and-inclusion-build-high-performance-teams.

10. PORTA ABERTA: DIVERSIDADE AUMENTA A PRODUTIVIDADE. Associação Brasileira de Recursos Humanos. c2019. Disponível em: https://abrhsp.org.br/institucional/regionais/porta-aberta-diversidade-aumenta-a-produtividade/.

11. Afinal o que é sustentabilidade? Sindicato dos Servidores Públicos da Carreira dos Profissionais do Meio Ambiente do Estado de Mato Grosso. Disponível em: http://www.sintemamt.org.br/noticias/exibir.asp?id=2784&noticia=afinal-o-que-e-sustentabilidade.

3 - As manifestações clínicas, as comorbidades e os achados radiológicos

Beatriz Lauras Costallat

Sou mãe da Letícia (9 anos), com síndrome de Cri du Chat, do Henrique (6 anos) e do Fernando (2 anos). Dedico este capítulo à minha pequena com todo meu amor.

Aspectos clínicos gerais - As manifestações clínicas das síndromes genéticas podem ser muito variadas. Na síndrome de Cri du Chat (CDC), isso não é diferente, os sinais e sintomas em cada indivíduo acometido podem ser diversos. Apesar do espectro das apresentações clínicas ser bastante variado, algumas manifestações são mais frequentes que outras, presentes em quase todos os pacientes, como o choro fraco ao nascimento semelhante ao miado de um gato.

Esse achado é um marco na síndrome de CDC e pode persistir até os primeiros meses de vida (1-3). Essa característica é tão marcante que, Jerome Lejeune, pediatra e geneticista francês que em 1963, identificou e descreveu a síndrome, nomeou-a de "Cri du Chat", cujo significado é exatamente "miado de gato". Essa entidade também é conhecida como deleção do braço curto do cromossomo 5 ou ainda deleção 5p, referente ao local do cromossomo 5 onde há a perda do material genético (2, 4).

Ao nascimento, os bebês com essa síndrome costumam nascer pequenos e com baixo peso, podem apresentar prematuridade associada. Hipotonia global e choro fraco são as características mais prevalentes. Muitos apresentam dificuldade para sucção devido à hipotonia global, apresentando dificuldades de amamentação (2, 5).

Em relação aos achados craniofaciais, os bebês costumam nascer com rosto arredondado, microcefalia (perímetro cefálico pequeno), micrognatia (queixo pequeno), dobras epicânticas nos olhos (pregas cutâneas que podem cobrir os cantos internos dos olhos), fissuras palpebrais (pregas palpebrais inclinadas para baixo). O hipertelorismo (olhos afastados) e ponte nasal achatada e alargada estão também presentes (2). O estrabismo (olhos cruzados) também é frequente (2, 5).

A hipotonia global é um achado bem constante nos bebês e pode durar por toda vida. No entanto, com os estímulos fisioterápicos, muitos pacientes adquirem um bom tônus muscular com o decorrer do tempo, podendo até se tornarem hipertônico na idade adulta (2, 5).

Ao longo do seu desenvolvimento neuropsicomotor, nota-se um atraso global do desenvolvimento que está presente em todas as crianças com graus variados de apresentação e gravidade (2, 5).

Estudos mostram correlação entre o local da quebra ou perda cromossômica e grau de acometimento neurológico do paciente (6, 7). O déficit intelectual está presente em praticamente todos os casos, havendo um amplo espectro de gravidade. A fala e a comunicação pode estar ausente ou estar dificultada e é algo bem relevante no quadro clínico desses indivíduos (2).

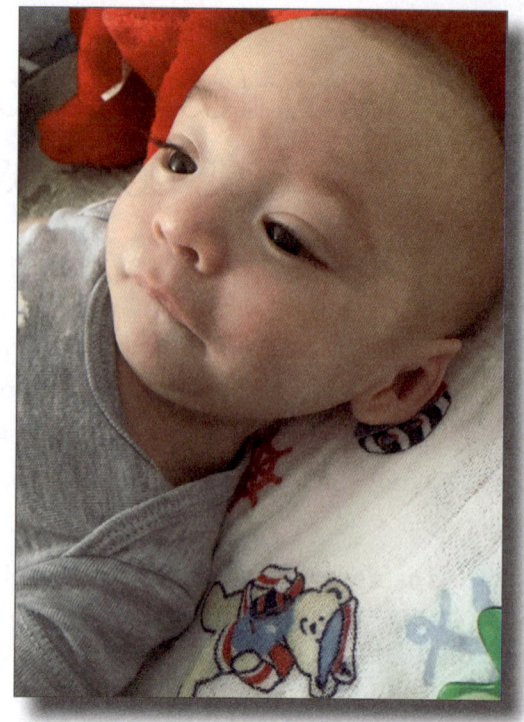

Achados clínicos da pele - Entre os achados cutâneos, podemos identificar manchas ou marcas cutâneas preauriculares discretas, orelhas de implantação baixa e, em alguns casos, mal formadas, com deformidades da orelha externa. Há relatos de casos raros de lábio leporino ou fenda palatina. Outras manifestações cutâneas que sejam características dessa rara cromossomopatia não foram descritas (2).

Achados clínicos do sistema musculoesquelético - Hipotonia muscular global é um achado bastante marcante e pode permanecer por longo período de tempo, até mesmo por toda vida.

Há um atraso no desenvolvimento motor, tanto pela hipotonia muscular como pelo déficit neurológico, levando a um atraso nos marcos do desenvolvimento motor, como sustentar cabeça e tronco, rolar, sentar-se, ficar de pé e andar.

Estudos mostram que a maioria das crianças pode estar apta a andar por volta dos 5 anos (2, 6). O estímulo com equipe de fisioterapeutas é imprescindível, devendo ser iniciado o mais precocemente possível.

Entre os achados músculo-esqueléticos mais frequentes, destacam-se a presença de microcefalia (cabeça pequena), perímetro cefálico reduzido e escoliose tóracolombar (curvatura lateral anormal da coluna tóracolombar) (8-10). A hipotonia global pode contribuir para surgimentos de algumas dessas deformidades, como escoliose, displasia quadril e deformidades nos pés.

A escoliose, na maioria dos casos não, é acentuada, podendo muitas vezes ser acompanhada clinicamente e monitorada com exames de imagem. A incidência de displasia quadril esta associada à redução da estabilidade do quadril gerada pela hipotonia muscular, assim como ocorre na escoliose (11) e também deve ser acompanhada com exames físico e exames de imagem para monitorização do desenvolvimento do quadril, principalmente quando a criança começa a ficar em posição ortostática (12, 13).

Os pés dessas crianças costumam apresentar poucas deformidades, sendo as mais frequentes os pés planos ou pés varo - pés tortos, virados para dentro (13.) Muitas crianças podem precisar do uso de órteses para a estabilidade dos pés, favorecendo o desenvolvimentos do tónus e auxiliando nas posturas como ficar de pé e caminhar. O pé torto congênito, que é uma deformidade ortopédica congênita mais complexa já foi descrita na literatura (8) e, nesses casos, pode ser necessário tratamento cirúrgico.

Na região da boca e cavidade oral, alguns pacientes podem nascer com fenda palatina (lábio leporino), como já mencionado. No entanto, os achados mais comuns são palato alto e estreito ("céu da boca"), retrognatismo mandibular (queixo para trás), micrognatia (queixo pequeno) e mordida anterior aberta (8-10).

Quando mais velhos, podem apresentar má oclusão dentária, devido ao desalinhamento e apinhamento dos dentes superiores e inferiores e pelo hipodesenvolvimento da mandíbula e maxila (14-17). Um acompanhamento odontológico e ortodôntico rigoroso deve ser realizado para tentar manter a função de oclusão dentaria de forma mais funcional e cuidados para higiene oral (15, 17).

As mãos podem apresentar clinodactilia (dedos curvados) e mais raramente sindactilia (dedos unidos). A força e prensa das mãos costumam ser fracas, também devido à hipotonia muscular e ao déficit cognitivo, dificultando para conseguirem segurar objetos. Nesse sentido, a intervenção com terapia ocupacional costuma auxiliar no ganho de forca nas mãos e na coordenação motora grossa (2, 8).

Achados clínicos do sistema cardiológico - Embora a exata frequência das malformações cardíacas na síndrome de CDC ainda permaneça incerta, estudos estimam que 15-20% dos indivíduos apresentem más formações cardíacas congênitas. Entre as mais prevalentes, destaca-se frequência a persistência do canal arterial (18), que pode ser acompanhada clinicamente e com exames ecocardiográficos de rotina. Há estudos na literatura que descreveram a ocorrência de defeitos dos septos interventriculares e, em casos mais graves, Tetralogia de *Fallot* (2, 18).

Achados clínicos do sistema respiratório - Os distúrbios respiratórios podem estar presentes em 30% dos indivíduos com a síndrome de CDC, tais como dificuldade respiratória neonatal, pneumonias e bronquites (3, 19). Há estudo que correlacionou a presença de discinesia ciliar primária com síndrome de CDC (19).

Achados clínicos do sistema digestório - Há relatos que praticamente toda criança com CDC tem ou terá manifestações gastrointestinais em alguma etapa do seu desenvolvimento. Entre as manifestações mais encontradas pode-se destacar o refluxo gastresofágico, os engasgos, os vômitos, a constipação e as hérnias abdominais (2, 5).

A mais prevalente dessas manifestações é a constipação, que pode ocorrer em aproximadamente 75% dos casos. Os vômitos e engasgos são menos frequentes. O refluxo gastroesofágico é bastante comum e, quando acentuado, pode estar relacionado a quadros de pneumonia aspirativa. A presença do refluxo gastresofágico pode interferir em diversos aspectos na vida do paciente, tanto no aspecto do ganho ponderal, como na qualidade de sono e nas manifestações do comportamento (2).

Muitos pacientes podem apresentar dificuldades alimentares importantes, como disfagia, impossibilitando ou limitando a alimentação por via oral. Muitos também apresentam limitações na ingestão de alimentos sólidos e ou secos. O estímulo e treinamento da mastigação com equipe de fonoaudiologia para motricidade oral é mandatório e costumam trazer muitos ganhos no desenvolvimento da mastigação.

A hipotonia muscular também está presente na musculatura da cavidade oral, incluindo a língua e os músculos da mastigação. Nesse contexto, salivação excessiva pode estar presente. Nos casos mais graves, pode haver necessidade de utilização de alimentação por sondas alimentares, jejunostomia, gastrostomia ou sonda nasogástrica (2). Por esses motivos, torna-se fundamental um bom acompanhamento pondero-estatural dessas crianças.

Achados clínicos neuropsiquiátricos - A alteração neuropsiquiátrica mais importante se refere à cognição e ao desenvolvimento intelectual. A maioria, ou quase sua totalidade, das crianças e adultos com síndrome de CDC apresenta deficiência intelectual, incluindo a deficiência no desenvolvimento e no aprendizado e também comportamento adaptativo (2). A gravidade e complexidade dessa deficiência é muito variável. Há relatos na literatura, de que sempre haverá uma dependência nos aspectos da vida diária, sendo que raramente haverá independência plena desses indivíduos, principalmente em relação às habilidades de autocuidado e atividades da vida diária (2, 3, 6, 12, 20, 21).

De modo geral, a fala estará prejudicada em todos os pacientes com síndrome de CDC, também em uma variação marcante de gravidade. Muitos podem não conseguir se comunicar com linguagem verbal, sendo sempre estimulado o uso de comunicação alterativas com imagens e ou sinais, mesmo que um dia alguns indivíduos possam a usar a linguagem verbal de forma parcial. O processo no desenvolvimento da comunicação é bastante lento e, em geral, a habilidade de compreensão costuma ser melhor que a habilidade de se comunicar. A presença de convulsões é rara e há poucos relatos na literatura (2, 6).

Os indivíduos com síndrome de CDC são bastante afetuosos e gentis. No entanto, os distúrbios do comportamento são bem marcantes na síndrome. A literatura destaca uma variedade grande desses distúrbios, por exemplo, dificuldade nas habilidades adaptativas, comportamentos semelhantes aos indivíduos com transtorno do espectro do autismo e manifestações de autoagressão (2, 9, 12, 16, 20). Os movimentos repetitivos, estereotipias e obsessão por alguns objetos costumam ocorrer (20).

A hiperatividade está presente em cerca de 50% dos casos (2). Muitas crianças costumam colocar as mãos na boca ou mesmo levar muitos objetos à boca, devido à intensa busca sensorial e disfunção motora das mãos. Em associação com as alterações da cavidade oral, pode surgir salivação excessiva. A agressividade pode ocorrer e pode ser modificada com terapia adequada (3, 20). Terapia comportamental precoce e envolvimento familiar nas questões comportamentais são fundamentais para modelar os diversos distúrbios comportamentais desses indivíduos nas diferentes etapas do desenvolvimento. Distúrbios de sono podem estar presentes em até 30% dos pacientes (22).

Achados clínicos oftalmológicos - Quanto ao aspecto oftalmológico, a maioria dos indivíduos não apresenta dificuldades visuais. No entanto, podem apresentar miopia, estrabismo e, menos frequentemente, cegueira (2).

Achados clínicos otológicos - Quanto ao aspecto otológico, muitos apresentam hipersensibilidade auditiva (hiperacusia). Infecções do ouvido médio, congestão nasal e sinusites podem ser mais frequentes nas crianças com CDC (23). Laringomalácia ou má formação da laringe pode ocorrer. Esse achado tende a desaparecer com o crescimento da criança (2).

Achados radiológicos pré-natais - Todo pré-natal é composto de exames ultrassonográficos fetais. Nos casos de fetos acometidos, os exames ultrassonográficos morfológicos podem estar normais. No entanto, em alguns casos, achados inespecíficos podem estar presentes, como restrição de crescimento intrauterino, oligoâmnio, ausência ou hipoplasia do osso nasal e/ou alteração da prega nucal (translucência nucal) (3, 24).

Todos esses achados são bastante inespecíficos, podendo levar à suspeita de qualquer cromossomopatia, não específicos para síndrome de CDC. Dessa forma, na presença desses achados, torna-se necessário investigação adicional para estudo genético do feto. Essa investigação pode ser realizada durante a gestação com testes não invasivos, como o NPIT (do inglês, *Non-Invasive Prenatal Testing*), colhido no sangue periférico materno, ou com exames invasivos, como amniocentese ou cordocentese para estudo cromossômico fetal (25).

Achados radiológicos pós natais - Há poucos relatos na literatura sobre os achados neurorradiológicos na síndrome do CDC. A maioria desses estudos, avaliou alterações estruturais em exames de ressonância magnética de crânio de pacientes acometidos. Como achados mais comuns, foram relatadas as malformações do corpo caloso, do cerebelo e o tronco, como as disgenesias do corpo caloso e a hipoplasia do vérmis cerebelar, do tronco cerebral e da ponte (26-29).

Quantos aos achados radiológicos musculosqueléticos, há correlação com os achados clínicos já mencionados. Assim, destaca-se a presença de microcefalia, micrognatia e retrognatia evidenciados nos exames de raio X de crânio e face e nos exames radiológicos odontológicos (8-10). As deformidades, como escoliose e displasia do desenvolvimento do quadril, podem ser vistas nos exames de radiografia convencional, tomografia computadorizada e ressonância magnética e, no caso da displasia do quadril, também pela ultrassonografia do quadril em recém-nascidos (8, 11, 30-32) (Figuras D e E).

É interessante e recomendado o acompanhamento do crescimento estatural e da evolução desses achados com estudos radiográficos seriados com o decorrer do crescimento e o desenvolvimento da criança, após avaliação ortopédica pediátrica. Na prática, costuma-se usar mais frequentemente a radiografia convencional (raio X) pela facilidade do acesso e pela baixa exposição à radiação ionizante.

Como já referido, entre as deformidades dos pés, destacam-se as os pés planos ou pés varos, (13) que podemos estudar nas radiografias convencionais do pé em várias incidências radiográficas, de preferência com carga. Quanto aos achados nos exames de ecocardiografia, as malformações cardíacas mais prevalentes encontradas são defeitos dos septos ventriculares e persistência do canal arterial e da tetralogia de *Fallot* (3, 18).

É importante ressaltar que cada indivíduo com CDC é um ser humano único, e devemos sempre tentar alcançar o máximo dos seus potenciais. Embora possam apresentar dificuldades em muitas etapas do desenvolvimento, o estímulo e a terapia adequados podem levar a resultados surpreendentes. Prever como cada criança irá evoluir é difícil, bem como quais das características aqui descritas ela vai apresentar, principalmente na questão comportamental. Portanto, é essencial acreditar sempre no seu potencial e explorar e estimular ao máximo suas habilidades, sempre com acompanhamento profissional adequado.

Referências Bibliográficas

1. Ward PH, Engel E, Nance WE. The larynx in the cri du chat (cat cry) syndrome. Laryngoscope. 1968;78(10):1716-33.

2. Cerruti Mainardi P. Cri du Chat syndrome. Orphanet J Rare Dis. 2006;1:33.

3. Mainardi PC, Pastore G, Castronovo C, Godi M, Guala A, Tamiazzo S, et al. The natural history of Cri du Chat Syndrome. A report from the Italian Register. Eur J Med Genet. 2006;49(5):363-83.

4. Nguyen JM, Qualmann KJ, Okashah R, Reilly A, Alexeyev MF, Campbell DJ. 5p deletions: Current knowledge and future directions. Am J Med Genet C Semin Med Genet. 2015;169(3):224-38.

5. 5p– Society wfo. Caregiver's Guide. Raising an individual with

5p– and Cri du Chat Syndromes. 5p– Society, www.fivepminus.org; 2018.

6. Colover J, Lucas M, Comley JA, Roe AM. Neurological abnormalities in the 'cri-du-chat' syndrome. J Neurol Neurosurg Psychiatry. 1972;35(5):711-9.

7. Mainardi PC, Perfumo C, Calì A, Coucourde G, Pastore G, Cavani S, et al. Clinical and molecular characterisation of 80 patients with 5p deletion: genotype-phenotype correlation. J Med Genet. 2001;38(3):151-8.

8. Dallapiccola B, Pistocchi G, Forabosco A, Capra L. Skeletal changes in the "cri du chat" syndrome. Acta Genet Med Gemellol (Roma). 1973;22:39-44.

9. James AE, Atkins L, Feingold M, Janower ML. The cri du chat syndrome. Radiology. 1969;92(1):50-2.

10. Yáñez-Vico RM, Rodríguez-Caballero A, Iglesias-Linares A, Guerra-López N, Torres-Lagares D, Machuca-Portillo G, et al. Craniofacial characteristics in cri-du-chat syndrome. Oral Surg Oral Med Oral Pathol Oral Radiol Endod. 2010;110(6):e38-44.

11. Takebayashi T, Obata H, Minaki Y, Sekine M, Imoto K, Yokogushi K, et al. Scoliosis in cat cry syndrome. J Orthop Sci. 2006;11(3):259-63.

12. Honjo RS, Mello CB, Pimenta LSE, Nuñes-Vaca EC, Benedetto LM, Khoury RBF, et al. Cri du Chat syndrome: Characteristics of 73 Brazilian patients. J Intellect Disabil Res. 2018;62(6):467-73.

13. Cuming L. Cri du Chat syndrome. Orthopaedics and trauma: Elsevier; 2009. p. 164-6.

14. Rodríguez-Caballero A, Torres-Lagares D, Rodríguez-Pérez A, Serrera-Figallo MA, Hernández-Guisado JM, Machuca-Portillo G. Cri du chat syndrome: a critical review. Med Oral Patol Oral Cir Bucal. 2010;15(3):e473-8.

15. Corcuera-Flores JR, Casttellanos-Cosano L, Torres-Lagares D, Serrera-Figallo M, Rodríguez-Caballero Á, Machuca-Portillo G. A systematic review of the oral and craniofacial manifestations of cri du chat syndrome. Clin Anat. 2016;29(5):555-60.

16. Kjaer I, Niebuhr E. Studies of the cranial base in 23 patients with cri-du-chat syndrome suggest a cranial developmental field involved in the condition. Am J Med Genet. 1999;82(1):6-14.

17. Hall C, Hallett K, Manton D. The association between Cri du chat syndrome and dental anomalies. J Dent Child (Chic). 2014;81(3):171-7.

18. Hills C, Moller JH, Finkelstein M, Lohr J, Schimmenti L. Cri du chat syndrome and congenital heart disease: a review of previously reported cases and presentation of an additional 21 cases from the Pediatric Cardiac Care Consortium. Pediatrics. 2006;117(5):e924-7.

19. Shapiro AJ, Weck KE, Chao KC, Rosenfeld M, Nygren AO, Knowles MR, et al. Cri du chat syndrome and primary ciliary dyskinesia: a common genetic cause on chromosome 5p. J Pediatr. 2014;165(4):858-61.

20. Cornish KM, Pigram J. Developmental and behavioural characteristics of cri du chat syndrome. Arch Dis Child. 1996;75(5):448-50.

21. Kodra Y, Cavazza M, de Santis M, Guala A, Liverani ME, Armeni P, et al. Social Economic Costs, Health-Related Quality of Life and Disability in Patients with Cri Du Chat Syndrome. Int J Environ Res Public Health. 2020;17(16).

22. Maas AP, Didden R, Korzilius H, Braam W, Smits MG, Curfs LM. Sleep in individuals with Cri du Chat syndrome: a comparative study. J Intellect Disabil Res. 2009;53(8):704-15.

23. Andrès E, Fédérici L, Sibilia J. Myelopathy in Sjögren's syndrome: a causative role for cobalamin (vitamin B12) deficiency. Drugs. 2006;66(5):729.

24. Aoki S, Hata T, Hata K, Miyazaki K. Antenatal sonographic features of cri-du-chat syndrome. Ultrasound Obstet Gynecol. 1999;13(3):216-7.

25. Ontario HQ. Noninvasive Prenatal Testing for Trisomies 21, 18, and 13, Sex Chromosome Aneuploidies, and Microdeletions: A Health Technology Assessment. Ont Health Technol Assess Ser. 2019;19(4):1-166.

26. Villa R, Fergnani VGC, Silipigni R, Guerneri S, Cinnante C, Guala A, et al. Structural brain anomalies in Cri-du-Chat syndrome: MRI findings in 14 patients and possible genotype-phenotype correlations. Eur J Paediatr Neurol. 2020;28:110-9.

27. Arts WF, Hofstee Y, Drejer GF, Beverstock GC, Oosterwijk JC. Cerebellar and brainstem hypoplasia in a child with a partial monosomy for the short arm of chromosome 5 and partial trisomy for the short arm of chromosome 10. Neuropediatrics. 1995;26(1):41-4.

28. Tamraz J, Rethoré MO, Lejeune J, Outin C, Goepel R, Stievenart JL, et al. [Brain morphometry using MRI in Cri-du-Chat Syndrome. Report of seven cases with review of the literature]. Ann Genet. 1993;36(2):75-87.

29. Corrêa DG, Ventura N, Gasparetto EL. Pontine hypoplasia in cri-du-chat syndrome: alterations in diffusion tensor imaging. Childs Nerv Syst. 2017;33(8):1241-2.

30. Labrune M, Lefebure J, Lafourcade J, Lejeune J. [Study of the radiological signs of crying cat syndrome]. Ann Radiol (Paris). 1967;10(3):303-10.

31. Graf R, Mohajer M, Plattner F. Hip sonography update. Quality-management, catastrophes - tips and tricks. Med Ultrason. 2013;15(4):299-303.

32. Graf R. Hip sonography: background; technique and common mistakes; results; debate and politics; challenges. Hip Int. 2017;27(3):215-9.

4 - A laringomalácia na síndrome de Cri du Chat

Claudia Alessandra Eckley
Leonardo da Silva

Neste capítulo, será abordado o tema laringomalácia, seus sintomas, seu diagnóstico e tratamento, bem como as razões prováveis que levaram os especialistas a acharem que as alterações encontradas na laringomalácia seriam responsáveis pelo choro característico de crianças com síndrome de Cri du Chat. Mas, antes disso, vamos tentar entender melhor o que é a laringe e como funciona.

A laringe é um órgão que faz parte do aparelho respiratório. Está localizada aproximadamente na metade do pescoço. A função mais conhecida da laringe é a produção da voz, entretanto, ela é fundamental para a proteção dos pulmões evitando a entrada de saliva, secreções ou alimentos quando engolimos. A laringe tem papel fundamental no aumento da pressão do abdômen, mecanismo necessário, por exemplo, para a evacuação e para urinar, para pegar peso ou fazer força, e até mesmo para tossir.

No interior da laringe estão localizadas as duas cordas ou pregas vocais, que se afastam para dar passagem ao ar e se aproximam para produzir sons e tossir, além de evitar que alimentos entrem na traqueia. Além das pregas vocais, a laringe também é composta pela epiglote, as aritenóides e as pregas ariepiglóticas que funcionam como uma tampa que se fecha sobre as pregas vocais durante a deglutição. Alteração na forma (anatomia) ou no funcionamento de qualquer destas estruturas pode causar problemas muito graves ao nascimento e prejudicar o desenvolvimento do bebê.

Sintomas comuns de problemas na laringe são rouquidão, falta de ar e tosse seca ou rouca, além de engasgos ao ingerir alimentos (1,2). O sintoma mais comum de obstrução da laringe é o chamado estridor, que nada mais é do que um som de frequência aguda que ocorre durante a respiração, podendo ser percebido tanto na inspiração (entrada do ar) quanto na expiração (saída do ar) (1-3).

Via de regra, o tipo do som permite supor o local onde a obstrução da passagem do ar está ocorrendo. Quando o estreitamento ocorre ao nível das pregas vocais ou logo acima destas, o estridor costuma ser ouvido durante a inspiração. Quando a obstrução é abaixo das pregas vocais ou nos brônquios (por exemplo, na crise de broncoespasmo ou nas estenoses da traqueia), o estridor é expiratório (1,3,4).

Anomalias congênitas são relativamente raras na laringe. A anomalia congênita mais comum da laringe é a laringomalácia, constituindo cerca de 70% dos casos de respiração ruidosa em bebês (3,5,6). A laringomalácia significa literalmente laringe fraca, sendo caracterizada pela flacidez das estruturas laríngeas, que seriam responsáveis pela manutenção da passagem do ar, impedindo que ele chegue em quantidade adequada até os pulmões (3,5).

A teoria mais aceita para a causa desta malácia é a de uma imaturidade neuromuscular e cartilaginosa, ou seja, das cartilagens que sustentam a abertura da passagem do ar e dos nervos que dão tônus e movimentam os músculos da deglutição e da respiração, no caso, da faringe e da laringe (5,7).

O sintoma característico do estreitamento da passagem do ar na laringomalácia, como já descrito acima, é o estridor inspiratório (percebe-se o ruído quando a criança puxa o ar, mas não quando solta), que pode ocorrer em repouso ou somente quando o bebê faz esforços, como mamar e chorar. O esforço respiratório que aumenta o gasto energético, aliado à dificuldade da capacidade de alimentar-se pode acarretar prejuízo do crescimento e desenvolvimento da criança (3-5,7).

Os sintomas da laringomalácia costumam aparecer, em geral, após algumas semanas de vida, possivelmente pelo crescimento do bebê que passa a ficar mais ativo, precisando de mais ar (5). Nos casos leves, os sintomas regridem espontaneamente à medida que o sistema nervoso e as cartilagens vão amadurecendo, geralmente, desaparecendo até os 12 meses de idade e raramente persistindo até os 24 meses de vida (3). Casos graves podem precisar de cirurgia (4,5).

O diagnóstico da laringomalácia é clínico, ou seja, baseado em sintomas respiratórios sugestivos, e em um exame endoscópico da laringe (3-5), chamado videonasofibrolaringoscopia (endoscopia nasal). Este exame é realizado pelo médico otorrinolaringologista e ajuda no diagnóstico das alterações anatômicas e funcionais da laringe, podendo ser feito sem anestesia logo após o nascimento no hospital ou no próprio consultório médico.

O exame das estruturas da laringe deve ser feito, preferencialmente, com a criança acordada para permitir avaliar o movimento espontâneo do palato, da faringe (garganta) e da laringe, bem como suas características anatômicas (5). Esta avaliação é feita com um aparelho de fibra óptica flexível acoplado a uma câmera (Figura 4), que é introduzido pelo nariz do bebê até a região atrás do palato mole (céu da boca) permitindo observar toda a garganta durante a deglutição e a produção da voz. Anestésicos tópicos devem ser evitados, uma vez que podem exacerbar o colapso da via aérea durante a avaliação (4).

Esta avaliação é fundamental para estabelecer se a criança tem riscos para a respiração ou deglutição, permitindo intervir precocemente para assegurar o melhor desenvolvimento da criança e prevenir complicações. Achados característicos são o colapso das estruturas laríngeas acima das cordas vocais (epiglote, pregas ariepiglóticas e aritenóides) durante a inspiração dificultando a visualização das cordas vocais, além de pregas ariepiglóticas encurtadas, redundância da mucosa das aritenóides, epiglote em ômega ou horizontalizada (Figura 5), e vermelhidão e inchaço da parte de trás da laringe (5). Principalmente estes últimos achados (inchaço e vermelhidão na laringe posterior) levaram vários autores a suspeitar de uma forte associação entre a presença de laringomalácia e doença do refluxo gastroesofágico (DRGE) (3-5,7).

A DRGE tem sido associada com a laringomalácia, não estando esclarecido se há uma relação direta de causa e efeito ou se simplesmente são achados comuns em crianças com imaturidade das estruturas neurológicas e cartilaginosas. No entanto, é consenso tratar crianças com laringomalácia com drogas antirrefluxo e medidas gerais, como o uso de travesseiro antirrefluxo e evitar de deitar a criança logo após amamentação (3,8,9).

Muitas das anomalias e achados clínicos descritos na laringe de crianças com laringomalácia foram também encontrados em crianças com síndrome de Cri du Chat; porém, sabemos que são duas entidades distintas que tão somente compartilham algumas características clínicas (9-11). É possível compreender o porquê da confusão diagnóstica.

O próprio nome dessa síndrome genética foi baseado no som característico do choro das crianças, um choro fraco, bem agudo e sem variação de tom parecido com o choro/miado de um gato (8-11). Assim como na síndrome de Cri du Chat, crianças com laringomalácia também têm alterações no choro que podem perdurar até o primeiro e segundo ano de vida, mas como descrito anteriormente, geralmente não são percebidas logo ao nascer e também não têm som semelhante ao miado de um gato (9).

A laringe de crianças com síndrome de Cri du Chat pode variar de anatomia normal a alterações bastante acentuadas, por vezes similares àquelas encontradas em crianças com laringomalácia (7,11). A causa do choro característico não pode, portanto, ser atribuída à laringe (11,12).

Seria razoável supor que é de origem central. As hipóteses atuais sustentam que o choro característico pode ser explicado por uma associação de alterações anatômicas da laringe com anomalias anatômicas e funcionais do sistema nervoso (9-11). Naquelas crianças que apresentarem malformações laríngeas devem ser consideradas as dificuldades de sucção e deglutição ,bem como infecções respiratórias nos primeiros meses ou anos de vida (7).

Como relatado em detalhes no gibi "Dona Ciência 28", a síndrome de Cri du Chat é causada por uma deleção (perda) parcial ou total do braço curto do cromossomo 5p (9-11). Estudos mais recentes, utilizando métodos de hibridização *in situ* (FISH), permitiram identificar qual a região dentro da área do cromossomo 5p responsável pelas características clínicas da síndrome de Cri du Chat. Duas regiões distintas dentro da faixa afetada pela síndrome foram identificadas: uma responsável pelo choro típico, localizada no 5p 15 (3), e outra associada com dismorfismo, microencefalia, alterações na base do crânio e alteração mental, localizada no 5p 15 (2, 12).

Considerações finais - Apesar de a laringomalácia ser a alteração congênita mais comum da laringe e causar ruídos na inspiração, ela não é a responsável pelo choro característico dos bebês e crianças com síndrome de Cri du Chat.

A laringomalácia é causada por uma alteração genética no tônus das cartilagens e no controle neurológico dos músculos da laringe e da garganta como um todo, que pode ocorrer em crianças com ou sem a síndrome em questão. No entanto, algumas crianças com síndrome de Cri du Chat podem apresentar alterações anatômicas que se assemelham a laringomalácia.

O choro característico da síndrome de Cri du Chat costuma melhorar após alguns meses de vida, podendo, mais raramente nos casos mais graves, durar alguns anos. A voz, de tom agudo, costuma ser característica ao longo da vida destes pacientes.

Referências Bibliográficas

1. Pfleger A, Eber E. Assessment and causes of stridor. Paediatr Respir Rev 2016;18:64-72.

2. Boudewyns A, Claes J, Heyning PV. Clinical practice: an approach to stridor in infants and children Eur J Pediatr 2010;169(2):135-41.

3. Ahmad SM & Soliman AMS. Congenital Anomalies of the Larynx. Otolaryngologic Clinics of North America 2007, 40(1): 177–191.

4. Thorne MC & Garetz SL. Laryngomalacia: Review and Summary of Current Clinical Practice in 2015. Paediatric Respiratory Reviews 2016; 17: 3–8.

5. Bedwell J & Zalzal G. Laryngomalacia. Seminars in Pediatric Surgery 2016; 25(3): 119–122.

6. Jackson C & Jackson CL. Diseases and injuries of the larynx. The Macmillian Co., New York, NY, pp.61-62, 1942.

7. Richard Wei Chern Gan, Ali Moustafa, Kerry Turner & Lindsey Knight. Histopathology of laryngomalacia. Acta Otolaryngol. 2021 Jan;141(1): 85-8.

8. Bibi H, Khvolis E, Shoseyou D, et al. The prevalence of gastroesophageal reflux in children with tracheomalacia and laryngomalacia. Chest 2001; 119(2):409–13.

9. Lejeune J, Lafourcade, J, Berger R, Vialatte, J, Boeswillwald M, Seringe P, Turpin R. Trois cas de d616tion partielle du bras court d'un chromosome 5. CR Acad Sci 1963; 257: 3098--102.

10. Ward PH, Engel E, Nance WE. The larynx in the cri du chat (cat cry) syndrome. Laryngoscope 1968; 78(10):1716-33.

11. Niebuhr, E. The cri du chat syndrome. Human Genetics 1978; 44(3), 227–5.

12. Mainardi PC, Perfumo C, Calì A, Coucourde G, Pastore G, Cavani S, et al. Clinical and molecular characterisation of 80 patients with 5p deletion: genotype-phenotype correlation. J Med Genet 2001;38:151-8.

PARTE II

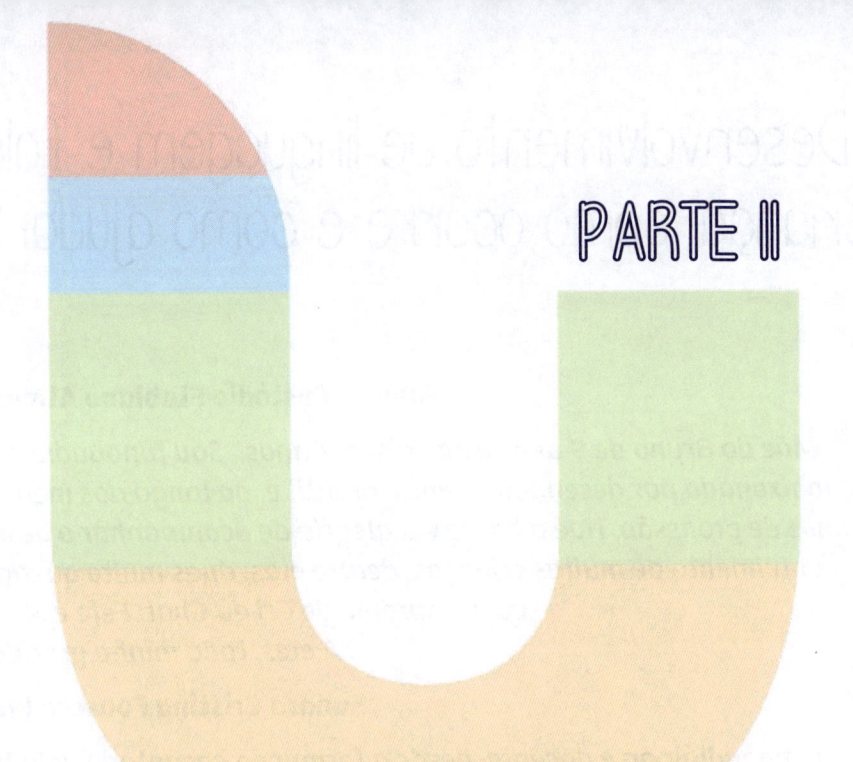

ABORDAGEM MULTIDISCIPLINAR

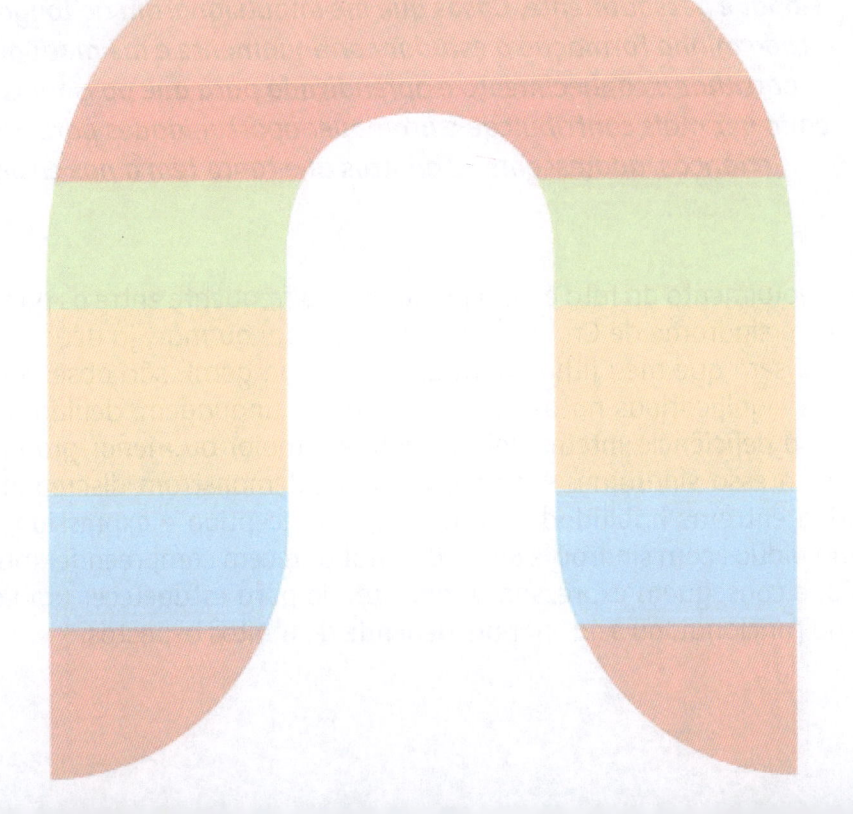

5 - Desenvolvimento de linguagem e fala na criança: como ocorre e como ajudar?

Fabíola Custódio Flabiano Almeida

Mãe do Bruno de 9 anos e da Laís de 7 anos. Sou fonoaudióloga, apaixonada por desenvolvimento infantil e, ao longo dos meus 20 anos de profissão, tive a honra e a alegria de acompanhar o desenvolvimento de muitas crianças, dentre elas, duas muito queridas com síndrome de Cri du Chat: Fefe e Manu. A eles, toda minha gratidão!

Sandra Cristina Fonseca Pires

Fonoaudióloga e docente, desde a formação encantada pelo trabalho com as crianças com síndromes. Considero-me presenteada a cada criança e família que pude participar do processo de desenvolvimento, com as quais sempre aprendo muito e cresço profissional e pessoalmente. Casos que me impulsionaram ao longo de toda minha formação a estudar continuamente e me motivam a partilhar o conhecimento e aprendizado para que possamos ter cada vez mais contribuição e promover oportunidades para essas crianças, adolescentes e adultos que tanto têm a nos ensinar.

O desenvolvimento da fala é uma preocupação frequente entre os pais de crianças com síndrome de Cri du Chat. Se você é pai ou mãe, já deve ter se perguntado: será que meu filho vai falar? De forma geral, são observadas dificuldades significativas no desenvolvimento da linguagem, devido principalmente à deficiência intelectual presente em maior ou menor grau nas crianças com essa síndrome. Porém, os estudos demonstram discrepância significativa entre as habilidades de linguagem receptiva e expressiva, ou seja, os indivíduos com síndrome de Cri du Chat parecem compreender muito mais do que conseguem expressar. A dificuldade para estabelecer uma comunicação funcional, ou seja, efetiva, depende de muitos aspectos.

A comunicação pode estar comprometida por alterações no processamento de linguagem, no processamento motor e mesmo por questões articulatórias, relacionadas a alterações nas estruturais orofaciais. Assim, a comunicação pode estar falha em função de alterações fonológicas (trocas, omissões ou distorções de fonemas) que tornam a fala menos inteligível, de um repertório vocabular mais restrito, ou de dificuldades na estruturação de frases e uso das regras gramaticais (morfossintaxe), ou ainda, em função de dificuldades na organização do discurso.

Em casos de deficiência intelectual, todos esses aspectos podem estar presentes, de formas diversas em cada caso. A presença de mais ou menos sistemas comprometidos e sua gravidade vão determinar maior ou menor dificuldade de comunicação. As próprias questões estruturais, como dismorfismo facial e maloclusão pela micrognatia, podem promover dificuldades de precisão articulatória, levando a prejuízos na inteligibilidade e funcionalidade discursiva.

Portanto, o foco da intervenção com a criança com Cri du Chat não deve ser exclusivamente o desenvolvimento da fala, mas o provimento de todos os recursos necessários ao incremento de uma forma de comunicação efetiva, que a permita expressar suas necessidades, conhecimentos, vontades, pensamentos e sentimentos nos diferentes ambientes sociais que frequenta.

Como a criança aprende a falar? - Ao nascimento os nossos comportamentos são totalmente reflexos. Ainda não há intencionalidade na comunicação. O bebê apenas reage aos estímulos que recebe de forma automática. Nessa fase, o principal meio de comunicação é o choro diferenciado do bebê. Os pais aos poucos aprendem a reconhecer e a responder adequadamente aos diferentes tipos de choro (choro de fome, choro de dor, choro de incômodo pela fralda suja, etc.).

Por volta dos 3-4 meses de idade, o bebê passa a ter controle voluntário sobre suas ações (tenta pegar o que percebe em seu campo visual, suga a mama da mãe ou a mamadeira de forma voluntária e não mais reflexa, olha na direção dos sons que escuta). Em relação à comunicação, o bebê agora é capaz de interagir, emitindo alguns sons vocálicos para chamar a atenção do outro.

O *feedback* auditivo dado pelo adulto ao imitar as produções da criança pode provocar nova reprodução pela própria criança, na tentativa de dar continuidade a um efeito que lhe pareceu interessante e, assim, o adulto e a criança iniciam um jogo de interação muito importante que proporcionará ao bebê suas primeiras experiências de troca de turno comunicativo.

Porém, ainda não há intencionalidade nos atos do bebê. Essas produções são realizadas ao acaso e o bebê apenas continua reproduzindo de forma circular os sons cujos efeitos lhe parecerem interessantes. A comunicação intencional é observada somente a partir do início da noção de permanência do objeto (por volta dos 8-9 meses).

A permanência do objeto se refere à noção de que os objetos e pessoas continuam existindo, mesmo que não estejam às vistas ou ao alcance da criança. A noção de permanência do objeto está relacionada à formação da imagem mental, uma vez que a criança precisa reter a imagem do objeto mentalmente para que consiga se lembrar dele na sua ausência.

A partir da noção de permanência do objeto, a criança começa a agir de forma intencional, ou seja, passa a utilizar alguns movimentos já conhecidos como meios para resolver algum problema. A criança nessa fase pode usar, por exemplo, o movimento de agarrar e puxar a toalha da mesa para trazer o brinquedo ou alimento para perto de si, para que consiga pegá-lo.

Da mesma forma, em relação à comunicação, os atos da criança também se tornam intencionais, nessa fase, e ela começa a utilizar movimentos conhecidos no próprio corpo para chamar a atenção do adulto (bate as mãos na mesa olhando para o adulto, olha para o adulto mostrando um brinquedo em suas mãos). Mais tarde, passa a ser capaz de se comunicar de forma instrumental, ou seja, de usar alguns gestos com função de meio na resolução de algum problema. Por exemplo, estendem a mão para o objeto de desejo olhando para o adulto (pedido de objeto); estendem os braços em direção ao adulto pedindo colo (pedido de ação).

A noção de permanência do objeto traz também a noção de que as pessoas existem de forma independente da criança. Ao perceber o outro como pessoa distinta dela, a criança torna-se capaz de imitar de forma intencional. Inicialmente, a criança só é capaz de imitar movimentos e gestos já conhecidos e visíveis no próprio corpo (bater a mão na mesa, por exemplo).

Depois, a imitação vai evoluindo e a criança vai se tornando capaz de imitar movimentos novos e não visíveis no próprio corpo (mandar beijo com estalo de lábios,) até que passa a ser capaz de realizar a imitação de esquemas novos de forma diferida, ou seja, algum tempo depois de ter visto o modelo (por exemplo, pega o telefone e leva à sua orelha algumas horas depois de ter visto a mãe falando ao telefone) (Flabiano, 2010).

Nesse sentido, a imitação é uma forma importante de funcionamento cognitivo que conduz a criança no processo de constituição da capacidade de representação, uma vez que permite a transição dos esquemas motores para os esquemas simbólicos, por meio do exercício do simbolismo gestual, que vai aos poucos passando a funcionar na ausência do modelo. Os meios de comunicação se tornam gradativamente mais complexos, permitindo à criança se comunicar com cada vez mais qualidade e funcionalidade.

A constituição da capacidade de representação é condição cognitiva fundamental para o desenvolvimento da linguagem, uma vez que a linguagem é essencialmente a representação de um significado por meio de sons, palavras, gestos, sinais, figuras/imagens ou símbolos (Flabiano, 2010). Portanto, a criança só estará pronta para aprender a se comunicar por meio de algum tipo de linguagem, quando ela já tiver condições cognitivas de representar objetos, pessoas e situações mentalmente.

Apesar de a capacidade de representação ser um pré-requisito fundamental para o desenvolvimento da linguagem, ela não é suficiente para garantir o desenvolvimento da fala. O desenvolvimento da fala envolve, além dos aspectos auditivos, cognitivos e linguísticos, aspectos relacionados ao controle motor necessário para a produção dos movimentos e sons da fala de forma sequenciada e coordenada.

O controle motor da fala se dá pela interação entre elementos do sistema neural e elementos do sistema músculo-esquelético. Quando avisamos o cérebro da intenção de realizar determinado movimento de fala (por exemplo, falar "bola" para pedir ou nomear o objeto redondo que conhecemos como bola), o cérebro calcula imediatamente quais articulações precisam se mover, quais músculos precisam se contrair, quais músculos precisam se relaxar, em que ordem, sequência, direção, velocidade, intensidade (força), fazendo todos os ajustes necessários para que a execução desses movimentos seja realizada de forma precisa, fluida e coordenada.

Assim, para falar a palavra "bola", a criança precisará controlar movimentos precisos de protrusão e abertura de lábios associados a movimentos graduados de abertura e fechamento de mandíbula e de elevação e abaixamento de língua na sequência exata, enquanto realiza a vibração das pregas vocais. Se a criança abrir um pouco mais a mandíbula do que deveria no início da palavra e não posicionar a língua e os lábios adequadamente, produzirá "bala" em vez de "bola"; se não vibrar as pregas vocais, produzirá "pola" em vez de "bola"; se errar a sequência de movimentos, poderá produzir "lóba", se tiver dificuldades em dissociar movimentos de lábios e língua dos movimentos de mandíbula, poderá produzir apenas "óa" e assim por diante.

Logo, mais do que selecionar os fonemas e sons e saber produzi-lo, é necessário saber co-articular, ou seja, saber combinar as demandas de todos os sons sequenciados e fazer esta transição motora da forma mais apropriada, suave e ajustada. Esse é o papel do processamento motor de fala que envolve comando central para planejamento, programação e execução. O desenvolvimento do controle motor para a fala depende de processos de maturação de elementos do Sistema Nervoso Central associados ao exercício motor da fala.

Esse exercício motor da fala tem início muito antes da constituição da capacidade de representação, por volta dos 6 a 8 meses de idade. O controle do tronco (quando a criança consegue se manter sozinha na posição sentada) associado ao crescimento póstero-anterior do terço inferior da face, fornece ao bebê condições de estabilizar a mandíbula, para que a língua e os lábios possam realizar movimentos dissociados. Essa novidade permitirá ao bebê realizar movimentos de língua nos planos vertical e horizontal independentes dos movimentos de mandíbula.

O exercício desses novos movimentos dará início à fase do balbucio, na qual o bebê experimenta diversos movimentos e sons que consegue realizar com a boca. Por volta dos 10 meses de idade, é observado o balbucio canônico (emissão de sons com estrutura consoante-vogal, por exemplo ba-ba, da-da-da, ne-ne-ne), considerado como um preditor importante do futuro desenvolvimento de fala e linguagem (Oller et al., 1998). Mais tarde, a constituição da capacidade cognitiva de representação dará à criança a condição de utilizar esses movimentos de fala que exercitou durante a fase do balbucio canônico como elementos representativos de um determinado significado, dando origem às primeiras palavras.

Conforme vai acontecendo a maturação do processamento motor da fala, as produções da criança vão sendo gradativamente melhoradas, tanto em termos da extensão dos enunciados, quanto da complexidade dos movimentos necessários às suas produções.

A associação dos processamentos cognitivo, de linguagem e de fala é o que promove uma qualidade íntegra e funcional comunicativa, com intenção, pertinência de conteúdo, seleção e estruturação adequadas da mensagem, e sua emissão clara e efetiva. A comunicação no seu todo é o caminho para a interação, participação, inclusão e, portanto, para uma boa qualidade de vida.

Desenvolvimento de linguagem e fala na criança - As crianças com síndrome de Cri du Chat apresentam graus variados de deficiência intelectual e dificuldades importantes no controle motor que contribuem de forma significativa para os déficits no desenvolvimento de linguagem observados nessa população.

De forma geral, a linguagem receptiva é significativamente melhor do que a linguagem expressiva na criança com síndrome de Cri du Chat, apesar de apresentarem atraso importante no desenvolvimento da linguagem, quando considerarmos sua idade cronológica (Cornish et al., 1999; Cornish e Munir, 1998).

Em uma revisão de literatura envolvendo vários estudos de casos a respeito do desenvolvimento da linguagem expressiva em crianças com a síndrome de Cri du Chat, Kristoffersen (2008) concluiu que existe uma variabilidade considerável em relação ao desenvolvimento da fala por essas crianças. Dessa forma, algumas crianças com síndrome de Cri du Chat iniciam suas primeiras palavras por volta dos 2 anos, outras após os 7 anos de idade, enquanto outras não chegam a desenvolver nenhum tipo de linguagem oral (Sohner e Mitchell, 1991; Cornish e Pigram, 1996; Baird et al., 2001).

Entre as crianças que chegam a desenvolver a fala, algumas apresentam repertório bastante limitado de palavras, enquanto outras são capazes de produzir mais de 50 palavras em seu vocabulário expressivo (Wilkins et al., 1980; Dykens et al., 2000). Da mesma forma, algumas chegam a produzir apenas palavras isoladas, enquanto outras são capazes de fazer combinações de 2 ou mais palavras para formar frases simples (Pizzamiglio et al., 2013; Kristoffersen, 2020). As habilidades gestuais e lexicais desenvolvem-se lentamente na criança com síndrome de Cri du Chat, mas seguem os mesmos princípios do desenvolvimento típico (Kristoffersen, 2020). Entretanto, mesmo havendo uso do meio verbal, verifica-se dificuldade significativa na elaboração de sentenças.

Em relação aos aspectos fonéticos e fonológicos da fala das crianças com Cri du Chat, os estudos apontam para repertórios limitados de consoantes, baixa porcentagem de consoantes corretas em função de omissões, distorções e substituições de fonemas, com impacto importante da ininteligibilidade de fala e na efetividade da comunicação. (Kristoffersen, 2008; Virbalas et al., 2012; Kristoffersen et al., 2014).

Dadas as características cognitivas e de linguagem relatadas, verifica-se também dificuldades no processo de alfabetização, com necessidade de estratégias escolares inclusivas para otimizar as habilidades cognitivas, sociais e acadêmicas dessas crianças (Honjo et al., 2018).

Em suma, entre as características clínicas da síndrome Cri du Chat, claramente, as alterações de linguagem e fala são as mais significativas, destacando-se perante a outros marcos do desenvolvimento. Ainda que a seja mais eficiente do que a expressão, há um prejuízo também na compreensão decorrente da deficiência intelectual. Somam-se a estas questões, relatos de aspectos comportamentais envolvendo dificuldades atencionais, hiperatividade, estereotipias, ansiedade e queixas de agressividade (Honjo et al., 2018; Kim e Kim, 2018; Kristoffersen, 2020). Logo, verifica-se que aspectos pragmáticos também influenciam no desenvolvimento das habilidades comunicativas dessas crianças.

Considerando que o comprometimento no desenvolvimento cognitivo e de linguagem em seus diversos subsistemas não é uma condição estagnada, a intervenção com enfoque na linguagem e comunicação deve ser iniciada o mais cedo possível na criança com síndrome de Cri du Chat. A intervenção precoce e consistente é fundamental para que a criança tenha a oportunidade de desenvolver o máximo de suas habilidades comunicativas. Viabilizar e otimizar a comunicação impacta, inclusive, na qualidade de vida dessas crianças.

A intervenção de linguagem nesse caso deve incluir a abordagem de uso de Comunicação Suplementar e Alternativa (CSA). O próprio gesto, que vimos ter uma importância significativa no desenvolvimento de linguagem, precursor dos esquemas simbólicos, é também uma forma de CSA. A CSA visa justamente melhorar a competência comunicativa em pessoas com capacidade comunicativa funcional reduzida (Dada et al., 2020), seja pela ausência da fala ou pela falta de efetividade em função de algum comprometimento nos subsistemas de linguagem ou no processamento de fala.

Os sistemas de CSA podem ser sem ajuda ou com ajuda (Romski e Sevcik, 1997; Beukelman e Light, 2020; Dada et al., 2020). Sem ajuda refere-se a sistemas que dependem apenas do próprio corpo para se comunicar, como o uso de gestos, expressões faciais e corporais. Já sistemas com ajuda, incluem uso de recursos além do corpo, que podem ser de baixa, média ou alta tecnologia.

Vale destacar que a comunicação usual é considerada multimodal, logo, no caso de uso de sistema de CSA também temos que fazer valer esta característica. Deste modo, indicar uso de um recurso de alta tecnologia (computador, aparelho celular ou dispositivos eletrônicos como *tablet*), não exclui o uso de recursos de baixa tecnologia (calendários impressos, quadros de rotina, cadernetas de comunicação) ou mesmo o uso de gestos. Sistemas sem ajuda podem ser mais rápidos e eficazes para iniciar uma comunicação, como é o caso de usar uma vocalização ou gesto para chamar, indicar algo que deseja (apontar para pegar algo, ou sinalizar fome ou sede), mas, em geral, se faz necessário o uso de sistemas com ajuda para poder desenvolver diferentes assuntos e promover efetivamente uma relação discursiva.

Além da preocupação com a naturalidade da comunicação, vale lembrar que diferentes contextos demandam condições de comunicação variadas. Assim, um tipo de sistema pode ser pertinente numa dada situação, mas não ser viável em outra (o uso de um recurso eletrônico pode ser indicado numa sala de aula ou restaurante, mas não ser viável numa atividade social num parque ou numa aula de atividade física).

Outro aspecto a ser considerado é que o tipo de sistema tem que estar apropriado à condição cognitiva e de linguagem da pessoa. A escrita pode ser um tipo de símbolo de sistema de CSA a ser considerado, mas pode não ser o tipo de símbolo mais apropriado, se a criança ainda não tiver habilidades linguísticas e cognitivas suficientes para utilizá-lo.

Ao se utilizar símbolos gráficos, estes devem ter características de iconicidade (proximidade visual da imagem que funciona como significante com o seu significado, conforme conceito linguístico de símbolo) apropriadas à condição de maturidade simbólica do indivíduo, de forma a ser transparente para uso funcional (Pires, 2008). Nesse sentido, o uso de CSA pode envolver o desenvolvimento de gestos, uso de objetos, partes de objetos, miniaturas e símbolos gráficos (incluindo fotos, figuras ou pictogramas com iconicidade translúcida para transparente).

As estratégias de CSA vão desde o uso de pranchas de comunicação, para viabilizar a interação social rotineira, a pranchas temáticas para contextos específicos (alimentação, sala de aula, terapia, entre outros) e estratégias que promovam organização de rotina, comportamento e autonomia ou independência (calendários, quadros de rotina de atividade, quadros de controle de comportamento ou *check-list* de tarefas).

O uso de CSA auxilia na condição de expressão ao mesmo tempo que fortalece o processo de desenvolvimento da linguagem. A abordagem de linguagem considerando o uso de CSA contribui para desenvolvimento da iniciativa comunicativa, amplia possibilidades de contextos comunicativos, possibilita elaboração de mensagens mais extensas e complexas, como também, serve como apoio visual favorecendo melhor condição de elaboração discursiva, com importante ganho funcional comunicativo. O uso de CSA favorece a redução de comportamentos desafiadores, uma vez que a criança se sente melhor compreendida pelos seus interlocutores.

A CSA é uma abordagem de linguagem que demanda intervenção contínua em um maior número de contextos possível. O trabalho em equipe, incluindo a família neste conceito, é fundamental. Uma estratégia de intervenção de CSA que tem sido muito abordada e enfatizada como recomendação de orientação é a modelagem, na qual o outro usa o sistema de CSA ao mesmo tempo que a fala para se comunicar com a pessoa com dificuldade de comunicação. A proposta é fornecer um modelo de uso da CSA como apoio da expressão de linguagem.

No desenvolvimento típico, as crianças são amplamente expostas a modelos de fala, o que faz com que aprendam a usá-la em diferentes contextos.

Já no caso das crianças com dificuldade de comunicação, que dependem do uso de CSA para se expressarem, há muito pouco modelo de uso do símbolo (modelagem), para terem este mesmo aprendizado, o que contribui para um processo mais lento de desenvolvimento de linguagem.

A intervenção exige que seja feito um trabalho direto e indireto, por meio de orientações regulares à família, escola, demais terapeutas envolvidos e outros parceiros comunicativos regulares presentes na rotina da criança com dificuldades de comunicação.

Orientações para estimulação de linguagem e fala da criança - A estimulação precoce e disponibilização de todos os recursos possíveis para auxiliar a criança no desenvolvimento da linguagem, seja qual for a sua forma de expressão possível, é fundamental para que ela alcance o máximo do seu potencial.

Todo cérebro é capaz de aprender. É preciso oferecer o estímulo certo na hora certa, ou seja, quando a criança já estiver preparada para compreendê-lo. Não devemos nos prender ao que a criança já deveria estar fazendo em comparação às crianças de mesma idade, mas sim, considerar o que se espera dela de acordo com a fase de desenvolvimento em que ela se encontra e, assim, propor-lhe pequenos desafios possíveis.

É preciso seguir a hierarquia do desenvolvimento para que a criança consiga avançar, visto que se trata de uma construção em que cada etapa é resultado da fase anterior e, ao mesmo tempo, preparatória para a próxima. Seguindo esse raciocínio, não fará sentido para a criança aprender as cores ou o nome dos animais, se ela ainda não tiver constituídas a imagem mental e a capacidade de representação; da mesma forma que não é possível ensinar a uma criança que ainda não anda sozinha a subir escadas, mesmo que as outras crianças da mesma idade já estejam subindo e descendo escadas sozinhas.

É importante que os pais procurem por profissionais especializados logo nos primeiros meses de vida da criança com síndrome de Cri du Chat para que ela receba todo suporte e estímulos necessários para alcançar o máximo do seu potencial de desenvolvimento.

Descreveremos a seguir algumas orientações e sugestões de atividades para estimulação precoce do desenvolvimento de fala e linguagem da criança com síndrome de Cri du Chat.

Constituição da noção de permanência do objeto - Brincar de cobrir o rosto da criança com um lenço para que ela o descubra ou cobrir o rosto do adulto para que a criança o descubra (brincadeira do "achou");

Brincar de cobrir objetos parcialmente com um lenço, deixando um pedaço do objeto escondido à mostra para que a criança o descubra. Brincar de cobrir totalmente o objeto de interesse da criança na frente dela para que tente reencontrá-lo. Deixar os objetos de uso mais frequente sempre nos mesmos lugares e ir buscá-los junto com a criança.

Atenção compartilhada - Criar situações para a criança estabelecer contato visual (com ela no colo, fazer barulhos com a boca ou cantar uma música que ela goste para que ela procure de onde está vindo e encontre o olhar do adulto).

Fazer atividades de atenção compartilhada. Estabelecer contato visual com a criança e, em seguida, direcionar a atenção dela para alguém ou algum objeto, apontando e dizendo com ênfase "olha o (nomear o objeto)". Isso ajudará a criança a perceber que ela pode usar o olhar associado a algum movimento corporal para se comunicar de forma intencional.

Comunicação instrumental - Bater palmas em velocidade controlada e rítmica, de frente para a criança e na altura dela, entoando alguma canção (por exemplo: parabéns para você). Interromper a ação com as mãos abertas e esperar que a criança continue o movimento de fechá-las e abri-las.

Realizar brincadeiras interativas prazerosas com a criança por algumas vezes seguidas, tais como fazer cócegas, bolhas de sabão ou girar com ela no colo), parar e esperar que a criança mostre de alguma forma que quer "mais".

Produção de sons com a boca - Usar objetos ou a própria mão da criança para produzir diferentes sons com a boca nos momentos em que ela fizer alguma emissão oral. Pode-se realizar também a oclusão dos lábios da criança algumas vezes enquanto ela realiza alguma emissão oral para dar a sensação do movimento que ela precisa fazer para produzir as consoantes bilabiais (ex.: "mamama" ou "bababa").

Iniciativa comunicativa e início da comunicação funcional - Oferecer 2 opções para que a criança escolha com o olhar ou o apontar. Incentivar essa escolha, verbalizando o nome das 2 opções (ao nomear direcionar o olhar e chamar atenção para o item) e aguardar alguma manifestação da criança. Ainda que não tenha certeza se o olhar ou apontar seja intencional, validar como escolha, verbalizar e reforçar para a criança que ela apontou, olhou e escolheu, e retirar a outra opção de vista.

Esta estratégia pode ser realizada no momento da brincadeira, na escolha de um brinquedo para levar para o carro ou numa saída, na escolha de brinquedo para levar para o banho, da roupa de comida ou da bebida (sobretudo fruta, lanche).

Não usar pronomes para se referir aos itens ("quer este ou este?"), mas sim nomes correspondentes, produzindo-os corretamente ("quer banana ou maçã?").

Valorizar expressões faciais, gestuais, corporais e vocalizações da criança, verbalizando o significado. Se a criança, ao olhar para um brinquedo numa vitrine, arregala os olhos e dá um sorriso, verbalize algo semelhante a "Você gostou desse brinquedo?" Ou... "Você quer esse brinquedo?" Em seguida, é importante fazer algum comentário, por exemplo: "Esse brinquedo parece muito legal mesmo".

Entretanto, validar a expressão da criança e mostrar a ela que você a compreendeu, não significa ter que atender ao pedido dela. Ignorar sua manifestação de querer o brinquedo não a faz entender que não é possível comprar o brinquedo naquele momento, mas só reforça a ideia de que ela não está sendo compreendida. A frustração de comunicação poderá impulsionar a criança a ter comportamentos mais imaturos e exacerbados, como chorar, jogar, empurrar. É importante verbalizar que compreende o que a criança quer dizer, podendo ou não atender à sua solicitação.

Estimular o uso de gestos tanto por meio de músicas infantis como associar o uso dos gestos à fala (modelagem de gestos). Ao falar "tchau" ou "oi", por exemplo, fazer o gesto de abanar a mão, de forma conjunta à fala, de modo enfático. É relevante não exigir que a criança imite imediatamente. O uso frequente e em contextos diferentes do mesmo gesto favorecerá a internalização e conceitualização da representação do gesto e, assim, o seu uso ocorrerá como consequência natural desse processo, em um momento posterior.

Considerações Finais - De forma geral, as habilidades de fala e comunicação estão prejudicadas nas crianças com síndrome de Cri du Chat. No entanto, existe uma variabilidade marcante em relação ao desenvolvimento da linguagem e da fala nessas crianças, o qual parece sofrer influência não apenas de fatores genéticos, em decorrência da deleção do braço curto do cromossomo 5, como também da interação de fatores orgânicos e ambientais.

A CSA é uma abordagem de intervenção de linguagem que visa não só dar condições de expressão, bem como promover melhor desenvolvimento da compreensão e uso da linguagem. Nesse sentido, seu uso tem sido relacionado a ganhos expressivos no desenvolvimento de linguagem, independentemente da condição de comunicação verbal da criança.

O desenvolvimento da linguagem e comunicação ocorre de formas e ritmos diferentes para cada criança, mas sempre em contínuo progresso. Geralmente, são necessários acompanhamentos de longo prazo pela vida, realizando-se ajustes em relação à intervenção, de acordo com as mudanças do amadurecimento decorrentes da adolescência e da fase adulta.

Promover a condição de comunicação na criança com síndrome Cri du Chat é viabilizar interação, favorecer a inclusão social, gerar oportunidades e diversidade de contextos, além de, criar planos de maior ação e participação social.

Minha história com o Fefe

Quando sua mãe me procurou para fazer uma avaliação em 2008, nunca tinha atendido uma criança com síndrome de Cri du Chat. Fefe estava prestes a fazer 3 anos e balbuciava algumas sílabas, ainda sem muita função comunicativa. Sua brincadeira era mais exploratória e gostava de jogar os brinquedos longe.

A Sandra, sua mãe, me disse durante a entrevista inicial: "Eu sinto que ele vai falar". Mas os artigos científicos sobre o desenvolvimento de fala e linguagem disponíveis na época não eram muito encorajadores. Encontrei-me diante de um super desafio, mas decidi seguir em frente e respondi que não tínhamos como saber até onde o Fefe iria chegar, mas que faríamos tudo o que fosse necessário para que ele chegasse o mais longe possível.

E assim, fomos trabalhando e dando pequenos e importantes passos. Cada gesto novo, cada imitação, cada resposta consistente às estratégias de intervenção era muito comemorada! Até que, pouco tempo depois, Fefe se tornou cognitivamente capaz de representar.

A partir desse momento, trabalhamos para que as suas produções orais ganhassem função de comunicação e, assim, o "gaga" passou a ser usado para pedir água, o "bóbó" para chamar a avó, "mãmã" para chamar a mãe, "papá" para chamar o pai e eu ganhei o apelido de "Bá".

Gradativamente, Fefe foi aprendendo a expressar palavras um pouco mais complexas, com mais de duas sílabas, até que começou a conseguir produzir suas primeiras combinações de duas palavras, inicialmente associando palavras que já era capaz de produzir de forma isolada ("tau mãmã", por exemplo).

Por volta dos 4 anos, já era capaz de se comunicar de forma mais funcional em casa, por meio de gestos associados à fala. Porém, na escola, Fefe raramente demonstrava iniciativas comunicativas. Foi quando decidimos trabalhar a comunicação também no ambiente escolar. Lembro-me da empolgação das outras crianças quando escutaram o Fefe falar pela primeira vez. Foi emocionante.

A intervenção seguiu com enfoque no desenvolvimento cognitivo, de linguagem e fala, e Fefe apresentou aumento significativo do seu vocabulário, tanto receptivo quanto expressivo e, também, passou a ser capaz de construir frases mais extensas e a usar algumas regras gramaticais.

Tive a honra de ser a fonoaudióloga do Fefe até os seus 6 anos de idade, quando ele já não estava mais tão motivado para fazer as terapias, apesar de todos os meus esforços para tornar as atividades interessantes. Ele sempre dizia "Hoje não, amanhã".

Todo o seu progresso só foi possível graças à parceria e o empenho de sua família, que sempre participou de forma muito próxima e ativa no processo de desenvolvimento do Fefe. Além disso, o trabalho integrado com a terapeuta ocupacional e a escola foram fundamentais! Até em parque de diversão fomos juntos.

Mesmo não o atendendo mais diretamente, continuei acompanhando o Fefe à distância e pude testemunhar sua constante evolução na fala e na comunicação.

A fala não é perfeita, apresenta distorções e alterações na prosódia, mas cumpre seu papel, na medida em que o Fefe consegue se fazer entender e expressar suas vontades, sentimentos e ideias, quando deseja.

O Fefe agora já é um adolescente e encontra-se em processo de alfabetização, seu desafio atual. Ele já foi muito mais longe do que poderíamos imaginar e muito além do que diziam os livros e artigos científicos.

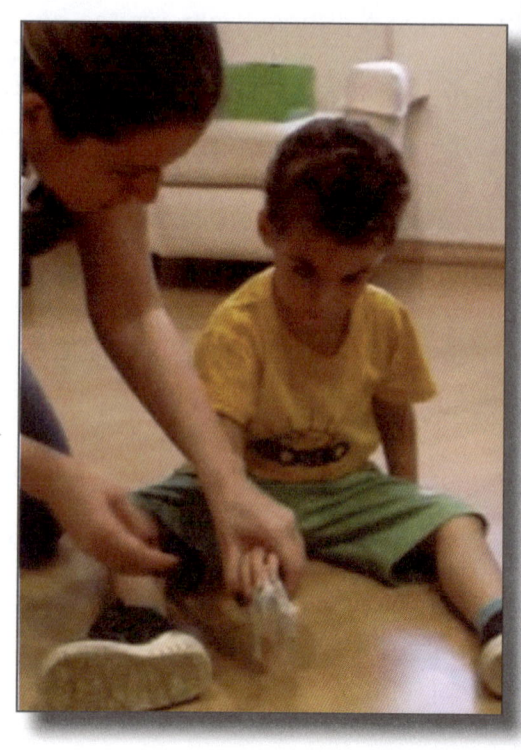

O Fefe me ensinou muitas coisas, mas a mais importante foi nunca deixar de acreditar.Hoje não, mas quem sabe amanhã? 🤸

Referências Bibliográficas

Baird SM, Campbell D, Ingram R, Gomez C. Young children with cri-du-chat: Genetic, developmental, and behavioral profiles. Infant-Toddler Intervention. 2001; 11(1): p.1–14.

Beukelman DR., Light JC. Augmentative and alternative communication: Supporting children and adults with complex communication needs (5th ed.). Baltimore, MD: Paul H. Brookes. 2020.

Cornish K, Pigram J. Developmental and behavioural characteristics of cri du chat syndrome. Archives of Disease in Childhood. 1996: 75: p.448–450.

Cornish K, Munir F. Receptive and expressive language skills in children with Cri du Chat syndrome. Journal of Communication Disorders. 1998; 31: p. 73–81.

Cornish K, Bramble D. Munir F, Pigram J. Cognitive functioning in children with typical cri du chat (5p-) syndrome. Developmental Medicine and Child Neurology. 1999; 41: p. 263–266.

Dada S, Flores C, Bastable K, Schlosser RW. The effects of augmentative and alternative communication interventions on the receptive language skills of children with developmental disabilities: A scoping review. International Journal of Speech-Language Pathology. 2020, Early online:1-11.

Dykens EM, Hodapp RM, Finucane BM. Genetics and mental retardation syndromes: A new look at behavior and interventions. Baltimore: Paul H Brookes Publishing, 2000.

Flabiano FC. A constituição da representação pela criança com síndrome de Down [Tese]. São Paulo (SP): Faculdade de Medicina da Universidade de São Paulo; 2010.

Honjo RS, Mello CB, Pimenta LSE, Nuñes-Vaca EC, Benedetto LM, Khoury RBF, Befi-Lopes DM, Kim CA. Cri du Chat syndrome: Characteristics of 73 Brazilian patients. J Intellect Disabil Res. 2018 Jun; 62(6):467-473.

Kim MK, Kim DJ. Effects of Oral Simulation Intervention in Newborn Babies with Cri du Chat Syndrome: Single-Subject Research Design. Occup Ther Int. 2018 May 8:6573508.

Kristoffersen KE. Consonants in Cri du chat syndrome: A case study. Journal of Communication Disorders. 2008a; 41: p.179–202.

Kristoffersen KE. Speech and language development in cri du chat syndrome – a critical review. Clinical Linguistics and Phonetics. 2008b; 22: p.443–457.

Kristoffersen KE, Garmann NG, Simonsen HG. Consonant production and intelligibility in cri du chat syndrome. Clinical Linguistics and Phonetics. 2014; 28 (10): p. 769-784.

Kristoffersen KE. Lexical and gestural development in 5p deletion syndrome—A case report. Journal of Communication Disorders. 2020; 83: p. 1-8.

Oller DK, Eilers RE, Neal R, Cobo-Lewis A. Late onset canonical babbling: a possible early marker of abnormal development. Americal Journal of Mental Retardation. 1998; 103: p. 249–263.

Pires SCF. Comunicação Suplementar e Alternativa e ganho lexical na criança com síndrome de Down: estudo piloto [Tese]. São Paulo (SP): Faculdade de Medicina da Universidade de São Paulo; 2008.

Pizzamiglio MR, Volpe C, Piccardi L. A longitudinal study in atypical Cri-du-chat profile: A single case report. Case Reports in Clinical Medicine. 2013; 2(2): p. 100–107.

Romski, M.A., & Sevcik, R.A. (1997). Augmentative and alternative communication for children with developmental disabilities. Mental Retardation and Developmental Disabilities Research Reviews, 3, 363–368

Sohner L, Mitchell P. Phonatory and phonetic characteristics of prelinguistic vocal development in Cri du Chat syndrome. Journal of Communication Disorders. 1991; 24: p. 13–20.

Virbalas J, Palma G, Tan M. Obstacles to Communication in children with Cri du Chat syndrome. Journal of Voice. 2012; 26 (3): p. 821-823.

Wilkins LE, Brown JA, Wolf B. Psychomotor development in 65 home-reared children with cri-du-chat syndrome. The Journal of Pediatrics. 1980; 97: p. 401–405.

6 - Os desafios comportamentais

Bianca Balbueno

Meu primeiro contato com crianças com a síndrome de Cri du Chat foi uma escola especializada, na qual eu era terapeuta educacional. Nesta escola, conheci Mateus, que tinha um sorrisão lindo e estava sempre muito animado. Logo depois, entrou na minha sala o Fefe, que ria das minhas péssimas imitações, especialmente do Faustão, e me mostrou que a diversão é o caminho do aprendizado significativo.

Thiago Alencar de Moura

Meu primeiro contato com a síndrome de Cri du Chat foi durante minha formação como psicólogo, mas foi após conhecer o Fefe que tive a real experiência transformadora de conhecer mais intimamente a síndrome e ainda por cima ganhar um amigo para vida toda.

Um dos grandes desafios de pais e cuidadores de pessoas com transtornos do neurodesenvolvimento são as demandas relacionadas aos comportamentos inapropriados e indesejados, como birras, resistência e recusa diante de tarefas (a tal desobediência) e até mesmo apresentação de heteroagressividade e comportamento autolesivo. Os problemas de comportamento são frequentes em pessoas com transtornos do neurodesenvolvimento e ocorrem em diversos níveis de intensidade devido ao déficit no controle inibitório, ou seja, a dificuldade em controlar impulsos, podendo gerar danos físicos e emocionais ao próprio indivíduo e seus cuidadores, prejudicando assim, seu desenvolvimento, adaptação e inclusão social (ROJAHN et al., 2001).

Esses comportamentos indesejados costumam acarretar uma série de adversidades, que prejudicam de maneira importante a adaptação a rotinas e contextos sociais para o indivíduo com síndrome de Cri du Chat (CDC) e também sua família. Como exemplo, podemos pensar em uma criança que chora bastante e se joga no chão quando deseja sair de algum ambiente (festa, restaurante, mercado, etc.), é grande a possibilidade de que, com a frequência alta desse comportamento, os cuidadores deixem de levar a criança a diversos eventos e passeios, gerando perdas de interação social e convívio familiar para a criança. Essas perdas podem impactar significativamente no desenvolvimento de habilidades sociais e ganho de autonomia, como também gerar a marginalização dessa mesma criança.

Para os cuidadores, essa situação pode ser muito estressora, ainda mais se considerarmos que poderá haver pressão social para que eles acalmem a criança a qualquer custo toda vez em que ela apresente comportamentos de chorar e de se jogar no chão.

Ainda, a experiência do passeio pode se tornar um tanto quanto aversiva, uma vez que, com a repetição dos acontecimentos, os cuidadores tendem a antecipar o que poderá o correr em determinada situação, podendo gerar ansiedade, frustração, mudanças nos planos com relação ao passeio e até mesmo desistência.

Para que situações como essa diminuam de frequência, proporcionando melhora na qualidade de vida dos cuidadores e no desenvolvimento e inserção na sociedade dos indivíduos com CDC, é importante identificar os comportamentos indesejados.

Dessa forma, pode-se criar estratégias de modificação comportamental, sempre com a participação ativa e constante de pais, cuidadores, familiares e demais pessoas que convivam com essa criança.

Na síndrome de CDC, os problemas de comportamento mais frequentes costumam ser subprodutos da deficiência intelectual (DI), de dificuldades na comunicação, seja ela verbal ou não, de baixa autonomia para executar tarefas rotineiras e de autocuidado, contribuindo com o surgimento de comportamentos agressivos e inapropriados socialmente (MAINARDI, 2006).

Por se tratar de comportamentos esperados dentro da síndrome, é frequente que haja receio por parte de algumas famílias em realizar manejos comportamentais, por dúvida sobre a compreensão real da criança diante de algumas situações.

Ou seja, é comum que determinados padrões de comportamento sejam definidos como "aceitáveis" pelos cuidadores, pois existe a crença de que esses comportamentos sejam próprios da síndrome e que não há nada o que possa ser feito para evitar ou ao menos diminuir a frequência da ocorrência desses comportamentos inapropriados.

Além disso, os problemas de comportamento de crianças com DI, a demanda aumentada de cuidados, o estigma na sociedade e muitas vezes, as dificuldades financeiras da família relacionadas aos tratamentos da criança são estressores que podem contribuir para o surgimento de transtorno de ansiedade e depressão em pais e cuidadores, conforme mostram os estudos a seguir.

Scherer e colaboradores (2019) verificaram a incidência de depressão e ansiedade em pais de pessoas com DI por meio de revisão sistemática de artigos publicados entre 2004 e 2018 e obtiveram como resultado que, o cuidado de uma criança com DI está associado a níveis elevados de sintomas depressivos. Na comparação entre os pais de crianças com DI com pais de crianças sem DI, quase um terço (31%) dos pais de crianças com DI apresentavam indicadores de depressão em nível moderado de gravidade, sendo que esse resultado foi 24% maior do que a estimativa para pais de crianças sem DI.

Recentemente, outros pesquisadores obtiveram resultados semelhantes. Baker e colaboradores (2021), após compararem amostra de pais de 888 crianças com DI com os dados da população geral (5.279 mães de crianças com desenvolvimento típico), verificaram que pais de pessoas com DI apresentaram taxas de problemas de saúde mental e sofrimento emocional significativamente elevadas em comparação à população geral.

Muitas vezes, com suporte de um psicólogo analista do comportamento, esses comportamentos inapropriados que interferem na saúde mental dos cuidadores podem diminuir significativamente, possibilitando melhora na convivência familiar, reduzindo os níveis de estresse e ansiedade frente aos desafios frequentemente enfrentados por todos os envolvidos nos cuidados da criança. Sabe-se que, por mais que um organismo nasça com certa predisposição para realizar um comportamento inapropriado, é o meio que irá fortalecer determinados padrões de comportamento, ou seja, é o histórico de reforçamento desses comportamentos que poderá influenciar na probabilidade de o indivíduo se comportar de determinada maneira no futuro.

Vejamos o seguinte exemplo: se uma criança bate e com isso tem acesso a um brinquedo favorito, ou consegue se livrar de uma tarefa chata, ela aprende que é dessa forma que ela consegue comunicar que quer algo, e passará a agir sempre assim diante desses cenários, nos quais o bater obteve uma função comunicativa reforçada pelos cuidadores. Caso, diante dessa mesma situação, lhe fosse ensinada uma outra forma de comunicar o que quer, ou o que não quer, no caso da fuga de tarefa chata, e repetidas vezes esse comportamento adequado e mais desejado lhe fosse solicitado e recompensado, a criança passaria a não mais bater para comunicar, e sim, emitir esse outro comportamento mais adequado socialmente, como apontar, por exemplo.

O mais comum são as famílias observarem o que a criança está fazendo sem necessariamente entenderem qual é a função daquele comportamento, com qual finalidade a criança faz aquilo, relatando muitas vezes que determinados comportamentos ocorrem "do nada". Para isso, parte do trabalho do psicólogo analista do comportamento é ensinar as famílias a realizarem a análise descritiva, conhecida também como análise ACC (antecedente – comportamento – consequência).

A análise ACC é um tipo de avaliação observacional, com a qual é possível compreender qual é a função de determinado comportamento, analisando a contingência em que o comportamento acontece, levando em consideração o estímulo antecedente, ou seja, o contexto no qual o comportamento ocorreu ou um estímulo específico presente no ambiente (estímulo discriminativo), o próprio comportamento (topografia) e a consequência imediatamente dada a esse comportamento (THOMPSON e BORRERO, 2011).

Relato de caso - Maria é uma criança que chora e grita frequentemente e seus pais já não sabem mais o que fazer para diminuir esse comportamento inapropriado. Foram ao psicólogo, que fez uma entrevista de anamnese com os pais, na qual soube que Maria ainda não desenvolveu a fala. Posteriormente realizou observações em ambiente natural (locais que a criança frequenta, como casa e escola) para verificar a causa dos choros e gritos da criança.

Em situação de observação, o psicólogo viu algumas situações similares, nas quais Maria demonstrou interesse por um brinquedo que estava fora de seu alcance, ficou olhando para o brinquedo e chorando, e rapidamente alguém lhe entregou o brinquedo desejado.

Em um outro momento da observação, Maria, diante de uma atividade direcionada, também apresentou choro e grito, porém, nesse momento afastava a tarefa de perto dela, tentando sair do local onde estava sentada, até que a deixaram sair sem fazer a atividade.

Ao finalizar essa etapa, o psicólogo foi dar uma devolutiva para a família sobre os comportamentos apresentados no momento da observação e explicou que chegou à seguinte conclusão: os comportamentos de Maria, de chorar e gritar, tem 2 funções distintas. A criança apresenta a mesma topografia (grito e choro) com função comunicativa.

Na primeira situação, Maria quer acessar o item de preferência e, na segunda, quer fugir de demanda, ou seja, o mesmo comportamento tem finalidades diferentes e, para isso, o ensino de comportamento alternativo adequado também precisa ser diferente para cada função. Como o psicólogo chegou a essa conclusão? Realizando a análise ACC.

Vamos ver o caso novamente dentro da ACC: Maria demonstrou interesse por um brinquedo que estava fora de seu alcance (antecedente – presença do estímulo brinquedo no ambiente), ficou olhando para o brinquedo e chorando (comportamento emitido pela criança), e rapidamente alguém lhe entregou o brinquedo desejado (consequência imediata – recebimento de estímulo desejado), comportamento esse mantido por reforçamento positivo.

Ou seja, Maria aprendeu nessa situação que se quiser algo que esteja fora de seu alcance novamente, basta chorar para que as pessoas entendam o que ela quer e lhe entreguem os itens de interesse, usando o choro como recurso para solicitar algo sempre que precisar.

É possível saber que se trata de uma contingência de reforçamento positivo, pois, após a emissão desse comportamento, obteve como consequência imediata o acréscimo de estímulo gratificante, que neste caso era o brinquedo.

Já na outra situação, dentro da ACC: diante de uma atividade direcionada (antecedente – presença do estímulo atividade no ambiente), apresentou choro e grito, afastava a tarefa de perto dela, tentando sair do local onde estava sentada (comportamento emitido pela criança), até que a deixaram sair sem fazer a atividade (consequência imediata – fuga da atividade apresentada), comportamento esse mantido por reforçamento negativo, ou seja, Maria aprendeu nessa situação que se não quiser fazer algo, basta chorar para que as pessoas retirem a demanda dela, usando o choro para comunicar que não quer fazer algo.

É possível saber que se trata de uma contingência de reforçamento negativo, pois, após a emissão desse comportamento, obteve como consequência imediata a retirada de estímulo aversivo. Somente após compreender o que mantém o comportamento de Maria é que se torna possível elaborar estratégias eficazes de modificação de comportamento. O exemplo descrito acima deixa a função do comportamento bastante evidente, mas no cotidiano, muitos pais têm dificuldade em identificar essas funções. Por isso, é importante exercitar essa percepção constantemente, até porque o objetivo do profissional é dar autonomia aos pais para saberem manejar o comportamento do próprio filho e não para que haja uma dependência de seus serviços.

As estratégias mais comuns para modificação comportamental são a modelagem, a modelação e a extinção operante, que deve ser realizada juntamente com alguma das estratégias anteriores, pois não se realiza extinção puramente.

A modelagem é um procedimento de reforçamento diferencial de aproximações sucessivas ao comportamento-alvo (desejado) e pode ser feita por meio de reforçamento diferencial de comportamento incompatível (DRI, do inglês, *Differential Reinforcement of Incompatible behavior*), reforçamento diferencial de comportamento alternativo (DRA, do inglês, *Differential Reinforcement of Alternative behavior*), e reforçamento diferencial de outros comportamentos (DRO, do inglês, *Differential Reinforcement of Other behavior*).

Antes de introduzir as estratégias de modificação de comportamento, é preciso explicar brevemente o que é reforço, uma vez que se trata de um termo bastante utilizado dentro das técnicas a seguir. Um estímulo reforçador é aquele que aumenta a probabilidade de emissão futura de um comportamento, ou seja, o comportamento teve um determinado estímulo como consequência e, quando aquele organismo quiser ter aquela consequência novamente, irá apresentar o mesmo comportamento.

Sendo assim, não é um determinado objeto ou ação que é um reforçador universal, um estímulo é reforçador a depender da necessidade daquele organismo e do contexto em que ele está inserido. Podemos pensar em beber um copo de água como exemplo. Um copo com água pode ou não ser reforçador para um indivíduo, isso dependerá do contexto, que nesse caso poderá ser o nível de sede/desidratação.

Ou seja, um copo com água pode ser extremamente reforçador para o indivíduo com sede, mas também pode ser aversivo para a mesma pessoa, caso essa tenha acabado de beber muitos outros copos com água.

Neste exemplo, o nível de sede e desidratação é o antecedente, beber o copo com água é o comportamento do sujeito e o que determinará se o copo com água foi ou não reforçador será a consequência observada, que nesse caso poderá ser a sede saciada ou o enjoo por ter bebido muita água.

No DRI, é realizado o reforçamento de comportamentos que são incompatíveis com o comportamento-problema que queremos reduzir, ou seja, comportamentos que são impossíveis de ocorrer ao mesmo tempo (COOPER et al., 2007).

Por exemplo, João se levanta muitas vezes de sua carteira na sala de aula e o psicólogo de João solicitou ao professor a realização do seguinte procedimento: sempre que João estiver sentado, poderá ter acesso aos reforçadores, quando se levantar não poderá mais acessá-los.

Estar sentado ou em pé são comportamentos incompatíveis, ou seja, se reforçarmos o comportamento de João de ficar sentado, diminuiremos a probabilidade de ele engajar em comportamentos fora de sua carteira, pois é motivador para o aluno ficar sentado, tendo em vista que é assim que ele terá acesso a coisas que lhe são gratificantes.

No DRA, é realizado o reforçamento de comportamentos que são alternativos ao comportamento-problema que queremos reduzir, ou seja, eles até podem ocorrer ao mesmo tempo, mas será reforçado apenas o comportamento que serve como alternativa ao comportamento-problema e que seja socialmente aceitável (COOPER et al., 2007).

Por exemplo, Maria demonstra gostar de participar das aulas, porém, ao tentar responder a uma pergunta, grita bastante e isso incomoda os colegas e atrapalha a aula. Assim, o psicólogo de Maria solicitou ao professor que ele escolha Maria para responder à pergunta apenas se ela levantar a mão.

Levantar a mão é uma alternativa ao gritar, mas não impede que Maria grite, ou seja o comportamento-problema pode ocorrer ao mesmo tempo que o comportamento alternativo, porém, com esse procedimento, espera-se que Maria perceba que somente quando levanta a mão é que consegue responder à pergunta e que isso faça com que ela diminua os gritos e aumente o comportamento de levantar a mão.

Já no DRO, é realizado o reforçamento de outros comportamentos adequados, no qual o acesso aos reforçadores só pode acontecer se, dentro de um período pré-determinado não ocorrer a emissão do comportamento-problema (COOPER et al., 2007). Por exemplo, Maria se belisca quando está fazendo atividades direcionadas, o psicólogo de Maria então decidiu usar DRO para reforçar a ausência do comportamento de se beliscar nesses momentos. Para isso, ele usou um cronômetro e definiu o tempo de 2 minutos (tempo hipotético que deve ser definido a depender de cada caso).

Se Maria não se beliscar dentro desse tempo terá acesso aos reforçadores, mas, caso Maria se belisque, será necessário zerar o cronômetro e iniciar a contagem do tempo novamente. Quando a criança tem uma boa compreensão de combinados ou pelo menos segue minimamente algumas demandas, é importante mostrar para ela que será feita essa contagem do tempo e falar o que se espera dela (pode ser usado apoio visual para facilitar essa explicação), já que quando a criança sabe previamente o que se espera dela, engaja mais rapidamente na demanda apresentada.

Essas 3 estratégias descritas acima são apenas algumas das técnicas de modelagem que podem ser utilizadas para modificação de comportamento-problema e todas têm como objetivo se aproximar gradativamente de um comportamento-alvo estabelecido. Ou seja, é traçado um caminho para que a criança, que por exemplo, fica sentada apenas 5 minutos para fazer uma atividade, consiga ficar 30 minutos, pois o aumento de tempo é feito aos poucos e ela é sempre reforçada pelo comportamento adequado.

Outra estratégia de modificação de comportamento é a modelação, que consiste em dar a instrução para que a criança se atente ao modelo de outro indivíduo (pai ou terapeuta, por exemplo) e o reproduza, obtendo consequência reforçadora (COOPER et al., 2007).

Essa técnica é bastante eficaz para crianças que já tem um repertório de imitação e estimula a aprendizagem de uma série de comportamentos sem necessidade de treino direto, pois a criança fica mais observadora e consegue aprender apenas seguindo o modelo de outras pessoas, sem que tenhamos que realizar aproximações sucessivas, por exemplo, sendo esse um processo mais rápido de aprendizagem.

Outro benefício da modelação é a possibilidade de ser utilizada em quase todos os ambientes, sendo essa uma forma de ensino bastante eficaz para pessoas com e sem deficiência (CHARLOP-CHRISTY, LE e FREEMAN, 2000).

A extinção operante consiste em quebrar a relação entre resposta (comportamento) e reforço estabelecida, que irá causar alterações nesse responder devido à ruptura (SKINNER, 1998). É importante destacar que, quando iniciado um procedimento de extinção de um determinado comportamento, poderá haver um aumento abrupto na frequência e intensidade antes de ele começar a diminuir, além de haver variabilidade na apresentação do comportamento.

Por exemplo, se antes João chorava para ganhar atenção dos pais e isso para de funcionar, ele pode começar a chorar mais alto, se jogar no chão, arremessar objetos, etc.

Isso acontece porque, como anteriormente havia uma relação de reforçamento, a criança irá persistir para ter acesso ao estímulo reforçador e quanto mais tempo ela era reforçada, ou seja, quanto mais sucesso ela tinha com esse comportamento, mais demorado será esse processo de extinção.

Por isso é necessário ressaltar que, se for decidido o uso desse procedimento, é fundamental que todas as pessoas do convívio da criança estejam cientes e orientadas para aplicar o procedimento, já que uma vez iniciado deve ser sustentado.

Esse procedimento lança respostas emocionais como raiva, ansiedade, frustração, irritação, etc. E os envolvidos precisam estar cientes disso antes de aceitarem a aplicação dele. Também é importante esclarecer que esse procedimento não deve ser utilizado em crianças que apresentam comportamentos autolesivos, por colocar a integridade delas em risco.

Por último, é preciso esclarecer que extinção operante não deve ser realizada sozinha, uma vez que é fundamental que, ao extinguir um comportamento-problema, seja ensinado ao menos um comportamento alternativo com a mesma função.

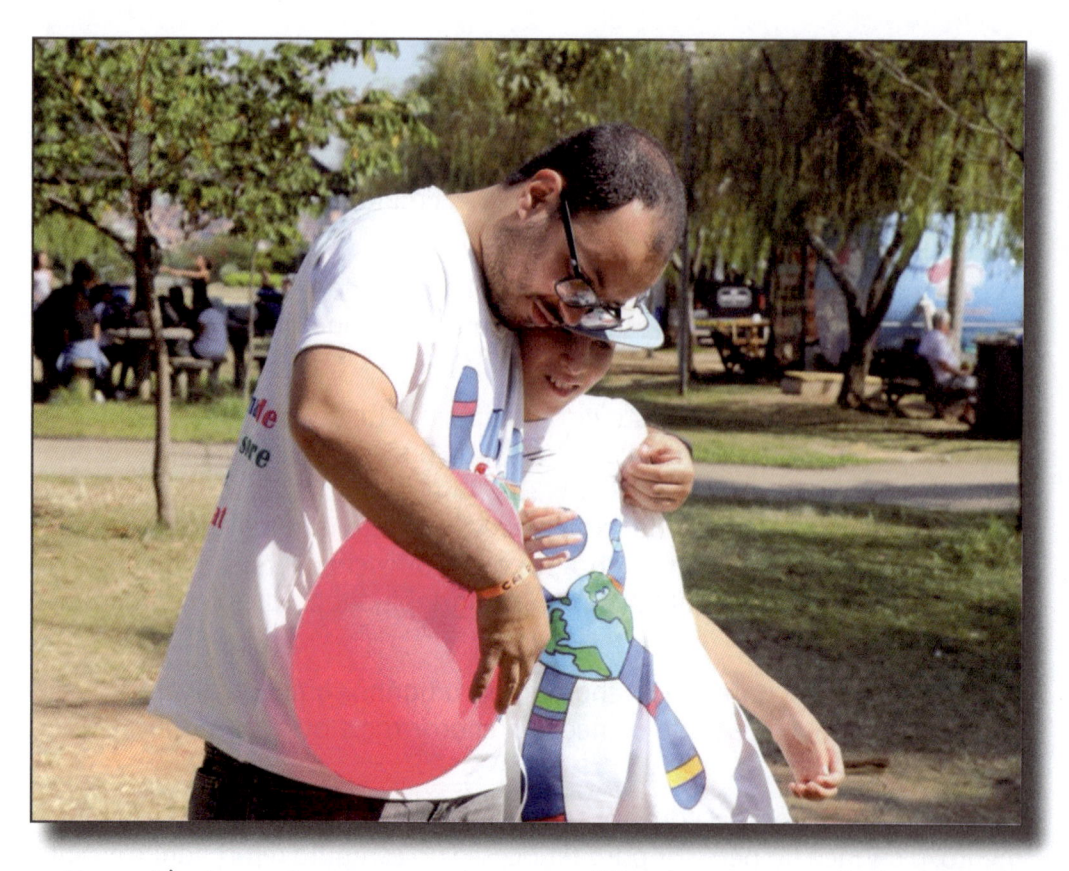

Essas técnicas são apenas algumas utilizadas para a diminuição de frequência de comportamentos indesejados, aumento de frequência de comportamentos desejados e também aumento de repertório comportamental, o que gera maior autonomia para o indivíduo com a síndrome de CDC, facilitando o desenvolvimento biopsicossocial, além de diminuir a carga estressora dos pais e cuidadores, possibilitando melhora no convívio familiar e melhora na qualidade de vida dos envolvidos como um todo.

É importante consultar um psicólogo analista do comportamento para que ele avalie o caso, para que só assim as modificações comportamentais desejadas sejam realizadas de maneira correta, diminuindo os desafios que as mudanças comportamentais envolvem. É esperado que o profissional ensine os pais e cuidadores a avaliar possíveis novos desafios para que, assim, consigam ter autonomia e confiança para realizar as modificações das novas possíveis demandas. ✕

Referências Bibliográficas

ROJAHN, J. et al. The Behavior Problems Inventory: an instrument for the assessment of self-injury, stereotyped behavior, and aggression/destruction in individuals with developmental disabilities. Journal of Autism and Developmental Disorders, [s. l.], v. 31, n. 6, p. 577–588, 2001. Disponível em: https://doi.org/10.1023/a:1013299028321.

MAINARDI P. C. Cri du Chat syndrome. Orphanet journal of rare diseases, [s. l.],v. 1, n. 33, 2006. Disponível em: https://doi.org/10.1186/1750-1172-1-33.

SCHERER, Nathaniel; VERHEY, Ibone; KUPER, Hannah. Depression and anxiety in parents of children with intellectual and developmental disabilities: A systematic review and meta-analysis. PLOS ONE, [s. l.], v. 14, n. 7, p. e0219888, 2019. Disponível em: https://doi.org/10.1371/journal.pone.0219888.

BAKER, Kate et al. Childhood intellectual disability and parents' mental health: integrating social, psychological and genetic influences. The British Journal of Psychiatry, [s. l.], v. 218, n. 6, p. 315–322, 2021. Disponível em: https://doi.org/10.1192/bjp.2020.38.

THOMPSON, R. H.; BORRERO, J. C. Direct observation. In: FISHER, W. W.; PIAZZA, C. C.; ROANE, H. S. (Ed). Handbook of Applied Behavior Analysis. New York, New York: The Guilford Press, 2011. p. 191-205.

COOPER, J. O., HERON, T. E., & HEWARD, W. L. Applied behavior analysis. ed. Upper Saddle River, NJ: Pearson/Merrill Prentice Hall, 2007.

SKINNER, B. F. Ciência e Comportamento Humano. 11. ed. São Paulo -SP: Martins Fontes, 1998.

7 - Fisioterapia na síndrome de Cri du Chat

Georgia de Moura Mazzotti Toledo
Liduina Maria Solon Rinaldi
Roberta Gallacci Metzker

Georgia de M. M. Toledo e Roberta G. Metzker são sócias proprietárias da Integra - Prevenção e Desenvolvimento. Dividimos as alegrias e os aprendizados nos atendimentos de fisioterapia de nossos pacientes Letícia Costallat e Gabriel Jorge Cappelli, ambos com a síndrome de Cri du Chat. Liduina M. S. Rinaldi, convidada para este trabalho por Georgia e Roberta, ex-alunas que me inspiram, assim como meus pacientes, para um aprendizado contínuo.

Por se tratar de uma condição rara (1:15.000 a 1:50.000 nascidos vivos) (1), o desafio para a construção deste capítulo deveria ser a escassez de publicações específicas sobre a síndrome de Cri du Chat (CDC) na área de fisioterapia. No entanto, os conhecimentos que norteiam a atuação dos profissionais devem estar relacionados muito mais aos aspectos funcionais de seus pacientes do que propriamente aos diagnósticos clínicos. Embora a fisiopatologia das condições de saúde seja de grande importância, são os aspectos relacionados às condições corporais, às de atividades e, à participação, às condições ambientais e às características pessoais do indivíduo que irão direcionar os processos de avaliação, metas e escolha de recursos, com base nos objetivos da pessoa ou de sua família (2-6).

Este capítulo foi escrito com o objetivo de trazer informações que propiciem reflexões sobre estratégias da Fisioterapia que podem auxiliar crianças com CDC, a desenvolverem seus potenciais e sua funcionalidade máxima.

Serão abordados alguns conceitos atuais que constituem os principais cenários para a atuação do fisioterapeuta com crianças neuroatípicas, noções e diretrizes sobre o aprendizado motor e, finalmente, algumas sugestões de como é realizada a abordagem fisioterapêutica.

Cenários da Reabilitação Infantil no Século XXI - No século XXI, a fisioterapia pediátrica sedimentou algumas premissas que, embora não sejam exatamente recentes, foram sistematizadas, por meio de estudos que têm contribuído para trazer evidências às suas intervenções. A criação da Classificação Internacional da Funcionalidade (CIF) representou um marco para o planejamento das intervenções junto às várias populações. As práticas centradas na família, as palavras mágicas da reabilitação infantil e o treinamento funcional baseado nos princípios de aprendizagem motora representam os fundamentos para as propostas que aqui serão apresentadas.

A criação da CIF (2) representou novas perspectivas para as crianças neuroatípicas, uma vez que a deficiência passa a ser considerada uma condição dinâmica entre a pessoa e seu meio social e não uma característica interna da pessoa. Sendo assim, para crianças com CDC, a funcionalidade e a participação serão o resultado da interação multidirecional entre as estruturas e funções corporais e as funções contextuais que incluem os fatores ambientais e pessoais. A CIF trouxe, portanto, contribuições importantes para que terapeutas avaliem e compreendam os fatores envolvidos no ambiente da criança e os auxilie nas tomadas de decisões (2,5).

Uma das principais premissas das práticas de intervenção centradas na família é que a família, a criança e/ou adolescente ocupem o lugar de parceira da equipe de reabilitação e, assim, participem ativamente nas tomadas de decisões, tanto nas definições de metas como na escolha das abordagens terapêuticas.

Dessa forma, os objetivos funcionais nos vários ambientes e situações de participação se tornam os principais objetivos a serem alcançados. O empoderamento dos pais por meio de informações claras e baseadas em evidências representa, portanto, elemento chave para tais práticas. As famílias são vistas como únicas e são respeitadas quanto à suas condições, crenças e desejos (5-9).

Em 2011, Rosenbaum e Gorter (9-11) apresentaram seis palavras que iniciam com a letra "F" (na língua inglesa) que, para eles, deveriam ser o foco na reabilitação da criança neuroatípica: *Function, Family, Fitness, Fun, Friends* e *Future*. As palavras baseiam-se na estrutura da CIF e foram traduzidas para o português brasileiro como: função, família, saúde, diversão, amigos e futuro, e receberam a denominação de Minhas Palavras Favoritas (10). Cada uma das palavras se associa com domínios da CIF, sendo elas: saúde – estrutura e função do corpo; função – atividade; amigos – participação; família – fatores ambientais; diversão – fatores pessoais; e futuro – engloba todos os componentes.

Visando facilitar a aplicação prática das Minhas Palavras Favoritas, foram criados quatro instrumentos, traduzidos e adaptados para o português brasileiro por Brugnaro e colaboradores (10,11), cujo trabalho veio ao encontro da necessidade de abordagens que se inspirassem no modelo biopsicossocial em favor da inclusão das crianças neuroatípicas no Brasil.

Os instrumentos traduzidos são: Folha de Metas, Perfil, Colagem, e Termo de Compromisso (10). Estes instrumentos, apesar de ainda pouco divulgados e utilizados em nosso país, certamente, contribuirão para um novo olhar que permitirá o desenvolvimento das crianças com CDC em uma perspectiva do modelo social de deficiência (12).

A criação das Minhas Palavras Favoritas inspira profissionais familiares e fisioterapeutas desde a sua criação; todo o material encontra-se disponível no portal *CanChild*, gratuitamente (10,11).

Aprendizagem motora: interferências no processo terapêutico - O conhecimento dos conceitos básicos sobre aprendizado motor e a compreensão do desenvolvimento cognitivo são ferramentas fundamentais para o fisioterapeuta que atua com crianças na CDC. Ambas estabelecem, entre si, uma relação direta com a aquisição da habilidade motora (13).

Por definição, a aprendizagem motora é um "conjunto de processos associados à prática ou experiência que levam a mudanças permanentes na capacidade de se movimentar" (14).

Os movimentos podem ser categorizados em dois grupos. Os do primeiro grupo são determinados geneticamente e surgem à medida que o crescimento e o desenvolvimento ocorrem, como a marcha por exemplo. O segundo grupo inclui aqueles movimentos que podemos considerar como aprendidos, como andar de bicicleta.

Embora geneticamente determinados, os movimentos do primeiro grupo necessitam ser experimentados e praticados para que se tornem cada vez mais eficientes; os do segundo grupo devem ser praticados por longos períodos e exigem muita experiência para que fiquem bons o bastante.

Considerando que, a maior parte das tarefas funcionais a serem treinadas em crianças com CDC requerem uma combinação de controle motor e aprendizado motor, é essencial conhecer e aplicar princípios de aprendizagem motora na intervenção fisioterapêutica (14).

Diversas perspectivas teóricas sobre o processo de aprendizagem motora e controle do movimento são descritas na literatura, explorando um campo científico vasto.

De um modo geral, envolvem o processamento altamente integrado e interativo dos mecanismos neuromusculares centrais e periféricos. O movimento é significativo apenas quando executado com propósito, intenção e planejamento. Antes de ocorrer um movimento intencional controlado, o cérebro recebe, identifica e reconhece os sinais sensoriais do ambiente. As ações apropriadas são escolhidas e, antes que o movimento seja executado, é necessária uma integração entre a ação neuromuscular, o sequenciamento, o tempo e coordenação da produção motora (15). A interação dos estágios da memória e da atenção complementa esse processo para o controle de movimento direcionado e funcional.

Certamente, nem todos os movimentos são dependentes de processamento de informações cognitivas ou exigem esforço atencional ou de memória. Eles diferem na quantidade e no grau de processamento necessário em cada estágio da aprendizagem. Muitos movimentos são alimentados e executados sem a necessidade de um *feedback* sensorial.

Deve-se considerar, também, que múltiplos componentes sistêmicos interferem para a aprendizagem e qualidade funcional de um movimento, determinados pelos elementos da ação na realização da tarefa motora; dos graus de liberdade articulares possíveis para o movimento; da coordenação dos seguimentos corporais e, controle de mudanças no comportamento motor; e das restrições da ação provocadas pelas tarefas e, ambiente (13).

Independentemente de como se desenvolve o processo de aprendizagem motora, a mudança, relativamente permanente na capacidade de realizar uma tarefa funcional, é alcançada por meio de três estágios básicos, chamados de estágio cognitivo, estágio associativo e estágio autônomo (16).

- **Estágio cognitivo:** compreensão da tarefa motora. Maior demanda de atenção, comando verbal, quantidade excessiva de erros, desempenho inconsistente.

- **Estágio associativo:** aprimoramento da habilidade motora. Menor verbalização do terapeuta. Refinamentos graduais, coordenação e eficiência.

- **Estágio autônomo:** movimento automatizado depois de muita prática e treino. Movimentos refinados, habituais e sem demanda de atenção.

O surgimento e a interpretação das abordagens teóricas fornecem um panorama para investigar as transições de desenvolvimento e maior compreensão de como surgem novos comportamentos motores. Além disso, nos fornece "pistas" sobre o porquê algumas crianças produzem comportamentos atípicos ou inadequados, quando comparados com a tendência típica.

Assim, é possível identificar quais sistemas ou componentes são importantes para determinada tarefa específica e como estão interferindo no desenvolvimento motor. Suas implicações são evidentes em termos de identificação precoce e busca de estratégias para uma intervenção (17).

Assim como os vários sistemas corporais e sensoriais, as habilidades cognitivas, a experiência e a prática, os mecanismos de comportamento, especialmente, os estados de agitação e ansiedade também influenciarão o aprendizado e o controle do movimento (16).

O processo de aprendizagem motora na síndrome de CDC pode ser afetado por diversos desses aspectos concomitantemente, e, à medida que mais sistemas se encontram alterados, o processo de aprendizagem motora torna-se mais complexo para o fisioterapeuta.

Pode-se afirmar que as crianças com CDC necessitam de modificações na abordagem para aprendizagem motora global que irão potencializar suas respostas motoras funcionais e seu desempenho. O fisioterapeuta deve estar preparado para integrar todos esses aspectos durante seu processo terapêutico e reconhecer o papel do processamento cognitivo no treinamento do controle do movimento.

Intervenção fisioterapêutica - A grande dificuldade que os fisioterapeutas enfrentam na reabilitação motora de crianças neuroatípicas é quando o déficit cognitivo e/ou sensorial interfere na interação da criança com o meio e com os objetos.

Isso porque o desenvolvimento motor é dependente da relação entre influências genéticas e experiências pessoais vividas pela criança. O ambiente modera a expressão genética e vice-versa, podendo desencadear eventos neurofisiológicos que facilitam a organização do sistema nervoso e suas funções.

Intervir na condição dessas crianças é de grande importância para diminuir as limitações e promover a maior atividade e participação delas nos contextos familiares e sociais. O trabalho fisioterapêutico depende diretamente da identificação dos problemas e das consequências que podem acontecer pela história natural da criança e sua condição.

Promover aquisições funcionais no ambiente natural da criança facilita a generalização da habilidade e tendem a ser mantidas por reforçadores também naturais em ocasiões contínuas de práticas (18). As habilidades funcionais, que por definição são atividades ou tarefas que alguém tem que fazer pela criança se ela não for apta para isso, são sempre o ponto de partida.

O que queremos melhorar naquela criança? Essa habilidade é apropriada para a idade dela? A família acha pertinente essa conquista? Faz parte do repertório familiar essa função? Obtendo essas respostas, será elaborado uma "Abordagem de cima para baixo" (19).

Denomina-se intervenção precoce o período que vai do nascimento até os 3 anos de idade. Esta fase da fisioterapia baseia-se na noção de que a primeira infância é o período mais sensível ao desenvolvimento, no qual o cérebro e a plasticidade têm um grande e rápido crescimento e sendo assim, a criança torna-se mais responsiva à aprendizagem experimental. A família assume, então, o papel principal de nutrir e fornecer estas experiências de aprendizagem inicial para seus filhos (20).

É neste cenário que as famílias são recebidas ainda muito fragilizadas com um diagnóstico não esperado, cenário este tão sensível no qual deve-se ter uma escuta à demanda familiar, aos questionamentos, dúvidas e angústias, quando se busca acolhê-los para acompanhá-los nessa jornada importantíssima que se inicia neste momento.

O processo da reabilitação começa com uma anamnese adequada sobre os dados gestacionais e o desenvolvimento do bebê até aquele momento, além dos aspectos ambientais e pessoais. Solicita-se para a família informar por escrito a rotina do bebê de uma maneira detalhada, pois, neste contexto e nesta rotina serão inseridas as orientações de estímulos motores adequados.

É necessária, agora, uma visita do profissional ao ambiente natural do bebê; esse momento é um dos mais ricos ao longo do processo. O fisioterapeuta observa o que é possível fazer naquele ambiente e, com base em seu conhecimento e sua experiência profissional, em parceria com a família, o enriquece com estímulos adequados.

Não se pretende transformar os pais ou cuidadores em terapeutas de seus filhos, mas ensiná-los a inserir no cotidiano da criança estratégias que facilitem a aquisição de componentes motores. Exemplo: no momento da troca da fralda, realizar uma rotação de tronco que propicie a tomada de peso lateral com consequente ativação para facilitar o sentar.

Evidências promissoras garantem que o sucesso na reabilitação se dá pela relação entre uma tarefa específica, a modificação do ambiente e um movimento iniciado pela própria criança (21, 22). Tarefa específica significa que a criança irá executar uma atividade com meta dirigida, com uma finalidade de interação ambiental.

Como ter um modelo centrado na família durante o processo fisioterapêutico de crianças com diagnóstico clínico de CDC? A criança com CDC apresenta um quadro de hipotonia, com atraso no desenvolvimento motor. Depois de estudada a rotina da criança com a família, deve-se chegar a um consenso entre família e terapeuta.

A família deixa claro o que gostaria ou o que poderia melhorar naquele momento com seu filho e o terapeuta analisa o desenvolvimento neuropsicomotor da criança e sugere metas realistas em curto prazo, intervém a partir destes dados, as reavalia após um tempo determinado. Exemplo: bebê CDC com 4 meses de idade, com a seguinte fala da família: "Queria que ela ficasse mais firme no meu colo e que ela conseguisse olhar para o ambiente por mais tempo nesta posição".

Com base no desenvolvimento motor típico, por que um bebê fica "firme" no colo de um adulto e interage com o ambiente? Por que o bebê com CDC não faz isso? Talvez, ele ainda não tenha abdominais fortes o suficiente, além de ter extensores de tronco e de cabeça com insuficiente ativação muscular? Será que o ambiente estaria desinteressante para essa criança ou ela não percebe os estímulos adequadamente?

Nesse momento, muitas hipóteses são identificadas e devem ser divididas com a família para alcançar aquela tarefa específica determinada. Meta de curto prazo: estimular a criança a brincar com os pés. Fisioterapeuta ensina o cuidador como fazer para que a criança se interesse por essa parte do corpo.

Pode ser colocando uma meia ou copinhos coloridos, levantá-los na direção do olhar da criança, levando suas mãos ao objeto, estimulando esta interação e também realizando alguns deslocamentos de peso. Essa será a brincadeira da família com a criança durante 15 dias; o terapeuta desenvolverá intervenções específicas no consultório também com esse objetivo.

O resultado deverá ser reavaliado após o tempo estipulado anteriormente; se o resultado for positivo, a equipe irá à busca de outra meta de curto prazo e, se o resultado for negativo, outra estratégia deverá ser elaborada para que, juntos, seja possível atingir o sucesso na tarefa específica.

Atualmente, as intervenções centradas na família têm ocupado lugar de destaque e têm sido de grande ajuda para os fisioterapeutas, uma vez que as famílias se tornam mais empoderadas e engajadas na reabilitação.

Contudo, é importante lembrar que o trabalho será o de proporcionar aquisições de componentes motores essenciais, no qual se tenha sempre uma visão realista da criança e se busque suas necessidades para que sejam atingidos os principais marcos do desenvolvimento motor.

Quando a marcha passa a ser o objetivo desejado pela família e pelos fisioterapeutas, os objetivos de curto prazo são traçados, estratégias específicas são elaboradas para realização durante as terapias e também pelas famílias.

De acordo com Mainardi (23), sabe-se que 50% desses pacientes adquirem marcha independente até os três anos, mas, que todos eles a adquirem após esta idade.

A utilização de andadores específicos com o objetivo de proporcionar mais momentos de deslocamentos independentes e de desenvolver na criança com CDC noções espaciais, direcionamento, interesse, motivação e participação com seus pares em uma postura mais igualitária, é indicada, embora seja uma necessidade transitória.

Não se pode afirmar que isso facilite a aquisição independente da marcha, porém, proporcionar o ortostatismo por mais tempo e na idade adequada (em torno de 9 meses de idade), independente dos marcos motores adquiridos, facilita a aprendizagem motora, previne deformidades musculoesqueléticas e favorece a modelação óssea adequada, principalmente, em quadris (24).

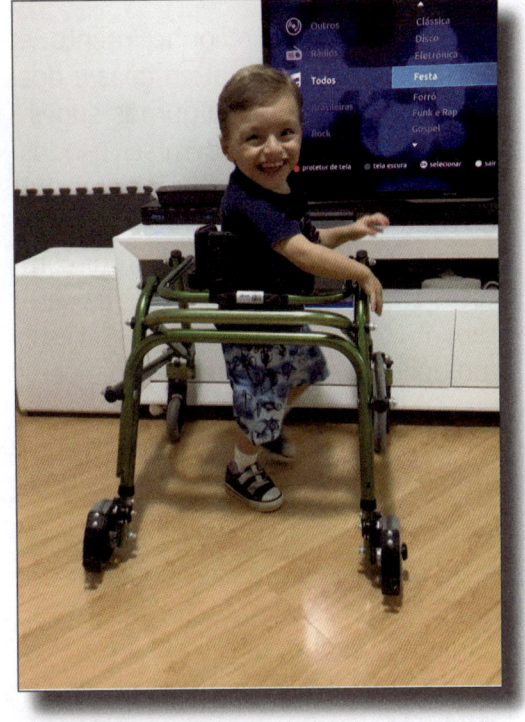

Isso também acontece com treino em esteiras que, por ser uma atividade rítmica e repetida, gera uma série de estímulos sensoriais que promovem uma resposta de sequenciamento de ações motoras, de forma organizada, para o recrutamento seletivo de músculos solicitados em cada etapa da marcha, induzindo o aprendizado motor (22).

O alinhamento biomecânico corporal da criança também é um assunto de relevância para a Fisioterapia. Garantir que haja um bom alinhamento desde a idade que começa a ficar de pé apoiada, faz com que os músculos e as alavancas ósseas sejam usados de maneira mais natural e com tamanhos adequados para ativação e modelação musculoesquelética. O uso de órteses contribui muito com isso, sejam elas os SMOs, AFOs ou coletes e roupas compressivas (25-28).

Considerando que as crianças com CDC apresentam, em sua maioria, algum nível de comprometimento das habilidades cognitivas, deve-se considerar que: (1) são capazes de aprender um menor número de atividades por vez; (2) necessitam de várias repetições para aprender; (3) têm maior dificuldade em generalizar as habilidades aprendidas; (4) têm dificuldade em manter as habilidades que não forem praticadas regularmente; (5) têm o tempo de resposta mais lento; (6) apresentam repertório motor mais limitado.

A partir deste reconhecimento e da identificação das alterações e dos sistemas envolvidos, algumas sugestões de estratégias podem ser usadas para facilitar e maximizar o potencial de cada criança nas sessões de fisioterapia (13, 29-31). Evitar trabalhar com essas crianças em ambientes que causem muita distração das áreas de estimulação, além de materiais irrelevantes e outros estímulos que não façam parte do processo terapêutico, e com o menor número possível de pessoas presentes.

Apresentar cada componente da tarefa separado e de forma clara, dando o tempo necessário para o processamento das informações, e aumentar gradativamente o tempo de atenção para a realização da tarefa. Se necessário, além dos comandos verbais, é possível utilizar outras demonstrações sensoriais, por exemplo, visuais, auditivas, táteis e cinestésicas.

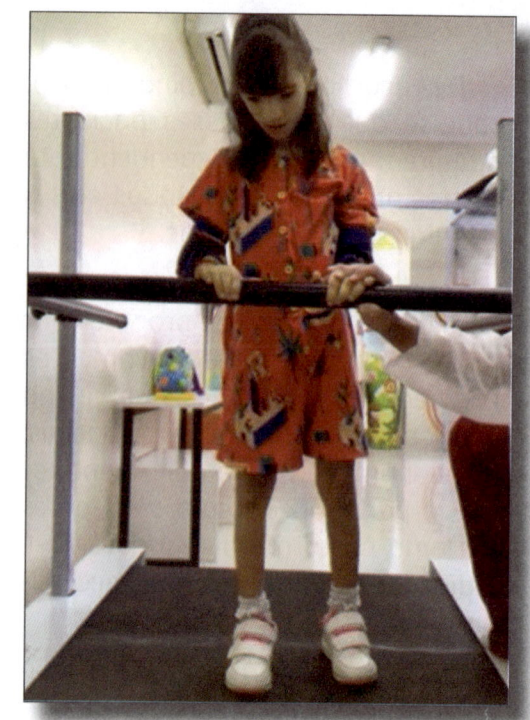

Dar reforços positivos, imediatos e consistentes, é importante, e é por meio desse *feedback* (resposta devolutiva) que a criança recebe informações de como foi seu desempenho na tarefa. Generalizar as habilidades desenvolvidas e aprendidas. Quanto mais variável for a prática, melhor será o aprendizado. Oferecer sempre atividades e tarefas funcionais, que façam sentido para a criança ou que estejam próximas a sua realidade funcional.

É necessário estimular a prática regular da atividade proposta, também fora do ambiente terapêutico, e estender a prática e a comunicação com os demais membros da equipe e família. Realizar a transferência de aprendizado: significância e consistência na tarefa. A transição da fase escolar para a vida adulta é um processo que deve receber a atenção terapêutica. Assim como é feito no ambiente escolar, tornar o ambiente domiciliar e comunitário apropriado para as necessidades específicas de cada criança faz parte desse processo.

Considerações finais - É papel do fisioterapeuta, junto com a família e equipe, decidir, inserir e gerenciar quais as atividades farão parte da vida deste jovem/adulto e, assim, criar estratégias para sua participação. "A capacidade de cada indivíduo não deve ser medida ou julgada pelo seu histórico, devemos ao menos tentar" (31). Esta frase se torna mais real ainda quando pensamos nas crianças com CDC.

Referências Bibliográficas

Corrêa T, Feltes BC, Riegel M. Integrated analysis of the critical region 5p15.3–p15.2 associated with cri-du-chat syndrome. Disponível em: https://www.scielo.br/j/gmb/a/sdQ7Wz3435ZLxcvKxYW8frL/?format=pdf&lang=en. Acesso em: 11 jul. de 2021.

WHO. International Classification of Functioning, Disability and Health (ICF) Disponível em: https://www.who.int/classifications/icf/en/ Acesso em: 11 jul. de 2021].

Mainardi P.C.; Perfumo C.; Calì A; Coucourde G. et al. Clinical and molecular characterisation of 80 patients with 5p deletion: genotype-phenotype correlation. Disponível em: https://jmg.bmj.com/content/jmedgenet/38/3/151.full.pdf. Acesso em: 25 de jul. de 2021.

Rosenbaum P. Developmental disability in the 21st century: New ideas for a new millennium. Disponível em: https://iacp.co.in/wp-content/uploads/2020/03/IJCP-4.pdf#page=8 Acesso em: 11 de jul. de 2021.

Rosenbaum P. Cerebral Palsy in 21st Century: is there anything left to say? Neuropediatric. 2009; 40:56-69.

Gorter J. Rehabilitative therapies for the child with cerebral palsy: focus on family, function and fitness. Minerva Pediatrica. 2009; 61: 425-440.

Darrah J.; Law M.; Pollok N; Wilson B., et al. Context Therapy: a new intervention approach for children with cerebral palsy. Development Medicine & Child Neurology. 2011: 53:615-20.

Family-Centred Service, Disponível em: https://www.canchild.ca/en/research-in-practice/family-centred-service. Acesso em: 20 de jul. de 2021.

Rosenbaum P, Gorter JW. The "F-words" in childhood disability: I swear this is how we should think! Child Care Health Dev. 2012; 38(4):457–63.

Brugnaro BH; Lima CR G; Nelci Campos A C C; Rocha A C F. Tradução dos "Instrumentos das F-Words" para o português brasileiro (2021). Disponível em: https://www.scielo.br/j/fm/a/JKFNSqkWQ6CbTLSwWfb6SRS/?format=pdf&lang=pt. Acesso em 25 de jul. de 2021.

F-Words Tools. Acesso em: 10 de julho de 2021. Disponível em: https://www.canchild.ca/en/research-in-practice/f-words-in-childhood-disability/f-words-tools. Acesso em: 25 de jul. de 2021.

Santos WR. Pessoas com Deficiência: nossa maior minoria (2008). Disponível em: https://www.scielo.br/j/physis/a/SDWpCmFGWGn69qtRhdqqGSy/?format=pdf&lang=pt. Acesso em: 10 de jul. de 2021.

Valvano J. Sistema Neuromuscular. In: Effgen SK. Fisioterapia Pediátrica: atendendo às necessidades das crianças. Guanabara Koogan, RJ, 2007, 473 p.

Montgomery PC. Establishing Functional Outcomes and Organizing Intervention. In: Connolly BM, Montgomery PC. Therapeutic Exercise In Developmental Disabilities. Slack Incorporated, 3ª ed.Thorofare, 2005, 547 p.

VanSant, AF. Motor Control, Motor Learning, and Motor Development. In: Connolly BM, Montgomery PC. Clinical Applications for Motor Control. Slack Incorporated. Thorofare, 2003, 409 p. Disponível em: http://repository.umpwr.ac.id:8080/bitstream/handle/123456789/388/Clinical%20Applications%20for%20Motor%20Control.pdf?sequence=1&isAllowed=y. Acesso em: 20 de jun. de 2021.

Light KE, Issues of Cognition for Motor Control. In: Connolly BM, Montgomery PC. Clinical Applications for Motor Control. Slack Incorporated. Thorofare, 2003, 409 p. Disponível em: http://repository.umpwr.ac.id:8080/bitstream/handle/123456789/388/Clinical%20Applications%20 for%20Motor%20Control.pdf?sequence=1&isAllowed=y. Acesso em: 20 de jun. de 2021.

Piek JP. Infant Motor Development. Human Kinetics. Champaign, USA, 2006. 322 p.

Mc Ewen IR; Hansen LH. Children with motor and Cognitive Impairments.In: Physical Therapy for children. Organizadoras: Campbell SK.,Vander Linden DW. Palisano RJ. 3ª ed.St. Louis, Missouri: Souders Elsevier, 2006.

Campbell PH. Evaluation and Assessment in early intervention for infants and toddlers. Journal of Early Intervention, 15: 42, 1991.

Souza Morais RL; Moreira RS; Costa KB, Intervenção Precoce: Lidando com Crianças de Risco Biológico e Psicossocial e suas Famílias. In: Resende Camargo AC; Ribeiro Leite H; Souza Morais RL. Pereira de Lima V. Organizadoras. Fisioterapia em Pediatria: da Evidencia à Prática. 1 ed. Rio de Janeiro: Medbook, 2019 .

Capati VC; YoCovert S; Paleg G. Stander use for adolescent with cerebral palsy at GMFCS level V with hip and knee contractures. Assistive Technology. Disponível em: https://www.tandfonline.com/loi/uaty20. Acesso em: 12 de julde 2021.

Alcantara de Torre CRM. Efeitos do treino em esteiras em crianças com paralisia cerebral. Dissertação de mestrado. São Carlos 2012.

Mainardi PC. Cri Du Chat Syndrome. Orphanet J. Rare Dis 1, 33 (2006). Disponível em: https://ojrd.biomedcentral.com/track/pdf/10.1186/1750-1172-1-33.pdf. Acesso em: 7 de jun. de 2021.

Macias-Merlo L; Bagur-Calafat C; Farrés MG; Stuberg WA. Effects of the standing program with hip abduction on hip acetabular development in children with spastic diplegia cerebral palsy. Disponível em: https://www.tandfonline.com/doi/full/10.3109/09638288.2015.1100221. Acesso em 10 de jul.de 2021.

Weber A; Martin K. Efficacy of orthoses for children with hypotonia: a systematic review. Fisioterapia Pediátrica. 26 (1): 38-47, primavera de 2014. Disponível em: https://journals.lww.com/pedpt/Fulltext/2014/26010/Efficacy_of_Orthoses_for_Children_With_Hypotonia_.8.aspx. Acesso em 2 de julho de 2021.

Paleg G; Livingstone R; Rodby-Bousquet E; et al. Central Hypotonia: Care Pathways. American Academy for Cerebral Palsy and Development Medicine, 2019. Disponível em: https://www.aacpdm.org/UserFiles/file/care-pathways-central-hypotonia-print.pdf. Acesso em 8 de junho de 2021.

Toledo GMM; Metzker RG. Atualização fisioterapêutica em crianças com distúrbios de movimento que utilizam órteses de membros inferiores: da teoria à prática. In: Carvalho A. Órteses: um recurso terapêutico complementar. 2ª ed. Barueri: Manole, 2013.

Novak I; Morgan C; Fahey M et al. State of the Evidence Traffic Lights 2019: Systematic Review of Interventions for Preventing and Treating Children with Cerebral Palsy. Disponível em: https://doi.org/10.1007/s11910-020-1022-z. Acesso em: 2 de jul. de 2021.

Bertoti DB. Retardo Mental: Foco na Síndrome de Down. In: Tecklin JS. Fisioterapia Pediátrica. Posto Alegre: Artmed, 2002, 479 p.

Martin S. Teaching Motor Skills to Children with Cerebral Palsy and Similar Movement Disorders: a guide for parents and professionals. 1st ed. USA 2006.

Winders PC. Gross Motor Skills for Children with Down Syndrome: a guide for parents and professional. 2nd edition. Woodbine House, 2014, 521 p.

8 - O papel da Terapia Ocupacional na síndrome de Cri du Chat

Maria Emília Pires Briant

Mãe de 3 e Terapeuta Ocupacional, divido a vida entre essas paixões sempre buscando equilíbrio. Tive a honra e a alegria de atender o Fefe e sua família por alguns anos. Atendo crianças para lá de especiais há 21 anos. Uma alegria fazer parte deste projeto!

Paula Vieira Alves

Terapeuta Ocupacional apaixonada pela área da infância. Acredito que a parceria entre terapeutas, criança e família é a chave para uma intervenção de sucesso. Ter a oportunidade de acompanhar o desenvolvimento e suas onquistas é o que me faz querer aprender mais e compartilhar sempre.

O que é a Terapia Ocupacional? - A Terapia Ocupacional pode ser definida como uma área de conhecimento e de intervenção em saúde, educação e na esfera social, que considera estratégias embasadas para a otimização da independência e autonomia de pessoas que apresentam, temporariamente ou definitivamente, dificuldades de desempenho em atividades que resultam em problemas de inserção e de participação na vida social.

Os serviços de Terapia Ocupacional incluem habilitação, reabilitação, e a promoção da saúde física e mental visando o bem-estar para pessoas com todos os níveis de necessidades relacionadas às habilidades. Abrange um público que, por razões ligadas a problemática específica, apresenta ou tem risco de desenvolver alterações físicas, sensoriais, mentais, psicológicas e sociais (1,2).

O elemento centralizador e orientador para a intervenção terapêutica ocupacional é a atividade (2). Ao analisar a atividade, o terapeuta ocupacional consegue identificar áreas de possíveis adaptações e/ou graduações para estimulação de acordo com a capacidade funcional do indivíduo, bem como compreender os aspectos clínicos que correspondem às dificuldades funcionais que impactam em seu cotidiano. A análise da atividade faz parte do processo de avaliação e do plano de tratamento do terapeuta ocupacional.

Pensando no contexto da infância, a atividade central da criança é o brincar. Muitos pais, quando chegam para uma primeira entrevista logo nos questionam: mas ele vem aqui para brincar? Sim, observar o brincar de uma criança nos traz muitos elementos de seu desenvolvimento, nos fala de sua motivação intrínseca, como afirmado por Bundy (2020).

O brincar de crianças com atraso no desenvolvimento, incluindo crianças com a síndrome de Cri du Chat, é característico. Muitas vezes, seus pais não identificam uma preferência, ou trazem a queixa de que há uma baixa exploração do brinquedo, um baixo repertório ou motivação. Dessa forma, auxiliar essa família a ampliar esse repertório deve fazer parte do nosso plano de metas no processo de intervenção.

O olhar da Terapia Ocupacional no desenvolvimento - A fim de descrever e segmentar as habilidades da infância, Ridz e colaboradores (2005) listaram de maneira conceitual quatro áreas de domínios do desenvolvimento (3).

Desenvolvimento motor: engloba os componentes de habilidades motoras grossas e finas. Ou seja, compreende transferências, aspectos de mobilidade e de mudanças posturais, e também a manipulação de objetos com as mãos com a finalidade de realizar atividades do dia a dia, como comer, escovar os dentes, e atividades diversas como desenhar, escrever e brincar.

Desempenho da linguagem: compreende habilidades de articulação, de linguagem receptiva e expressiva e a utilização de símbolos não-verbais para comunicação.

Desenvolvimento adaptativo ou cognitivo: consiste na habilidade de resolução de problemas por meio da intuição, percepção e raciocínio verbal e não-verbal. Refere-se à capacidade de aprender, entender, mas, principalmente, reter as informações para utilizá-las em situações pertinentes.

Desenvolvimento social ou pessoal: consiste não apenas nas interações da criança ligadas às relações e respostas na presença de outros, mas também na capacidade de desempenhar tarefas de autocuidado, como alimentação, higiene e vestuário. As três principais áreas de ocupação na infância incluem o brincar, as Atividades de Vida Diária (AVD) e a educação, ou seja, a funcionalidade é avaliada com base no desempenho de tarefas relacionadas a essas áreas (4).

O brincar é fator essencial na infância para o desenvolvimento de todos os domínios do desenvolvimento. É por meio do brincar que a criança interage com o mundo, reproduz, cria, imita, movimenta-se, desenvolve noções sociais e se descobre.

Quando brinca, a criança cria possibilidades para extrair significados de situações com a finalidade de entendê-las melhor e vivencia oportunidades para lidar com criação de modelos de situações e exercer o domínio da realidade por meio da experiência e do planejamento. Em razão da importância dessa habilidade para o desenvolvimento, essa torna-se a ocupação principal na infância, e componente essencial na avaliação e intervenção da terapia ocupacional (5).

As atividades de vida diária dizem respeito às tarefas presentes no repertório do cotidiano do indivíduo. Destacam-se, principalmente, as tarefas de autocuidado, como, alimentação, uso de talheres, manejo de vestimentas e higiene pessoal. É importante ressaltar que, na infância, a aquisição de autonomia e independência na realização dessas atividades ocorre de maneira progressiva, ou seja, é necessário compreender o que se espera em cada faixa etária para garantir a funcionalidade.

Para muitas crianças e adolescentes com a síndrome de Cri du Chat, alcançar a autonomia nessas atividades e é complexo e devemos fazer uma análise da práxis em todos os seus elementos, como veremos mais a frente. Muitas vezes, quando uma criança não consegue usar talheres ou amarrar os sapatos, a família traz o pedido de fazermos um treino dessa habilidade, mas, como terapeutas ocupacionais, entendemos que a execução é o produto final da práxis. Assim, retomamos com os pais qual a base para que essa atividade seja desempenhada.

A terceira ocupação importante na área da infância é a relacionada às atividades de educação. Inclui a capacidade de compreender e acompanhar conteúdos pertinentes às tarefas pedagógicas que demandam aspectos intelectuais, sensoriais, motores e de habilidades ligadas ao processo de leitura, escrita, alfabetização, cálculos, e demais áreas dos processos de ensino. Compreender o nível de complexidade, bem como a evolução gradativa, é de extrema importância quando se trata de funcionalidade e participação na infância.

Sob a ótica da Terapia Ocupacional, o atraso ou desvio no desenvolvimento relaciona-se à incapacidade de engajamento e desempenho na realização de atividades e tarefas com um propósito contextualizado dentro de um ambiente, o que pode ser denominada como transtorno no desempenho ocupacional (6). Por meio de levantamento de informações com a família, observações diretas da criança a partir de conhecimentos sobre o desenvolvimento infantil e com a utilização de avaliações padronizadas, o terapeuta ocupacional é capaz de avaliar e planejar a intervenção.

A intervenção terapêutica ocupacional se dá com base em uma avaliação adequada e no bom planejamento para os objetivos a serem alcançados, visando sempre a melhora do desempenho em atividades que são pertinentes ao contexto da criança e que são relevantes para ela e para sua família, a fim de ampliar suas possibilidades de participação.

A participação da família é essencial no processo, não apenas no que se refere ao fornecimento de informações, mas principalmente na compreensão dos objetivos terapêuticos, na adesão às orientações, com o intuito de criar uma parceria que faça a diferença na vida real da criança. A intervenção adequada deve pautar-se nos princípios relacionados à terapia centrada na família para garantir a evolução no ambiente real da criança.

Tendo em vista esse primeiro contexto, ilustraremos, por meio de um estudo de caso, uma intervenção de Terapia Ocupacional utilizando a abordagem da Integração Sensorial junto a uma criança diagnosticada com a síndrome de Cri du Chat.

Relato de caso - Fefe, um menino de 3 anos, diagnosticado com a síndrome de Cri du Chat, veio para uma avaliação de Terapia Ocupacional acompanhado de sua mãe, Sandra. Sua família buscava uma terapia que pudesse o ajudar a brincar de forma mais funcional e interagir mais com seus pares.

Fefe era um menino alegre, que gostava muito de futebol, de brincar no quintal da casa da sua avó, Maria Lucia, com o Mickey e com o Pateta. Esses personagens e interesses sempre circulavam no espaço terapêutico e nos ajudavam a enfrentar alguns desafios comportamentais sempre presentes.

Diante de alguma frustração ou de algo inesperado, ele rapidamente fazia cara de bravo e colocava as mãos cobrindo o rosto e abaixando a cabeça. Como pontos fortes para auxiliar-nos na intervenção, podemos afirmar que ele sempre foi um menino alegre, com senso de humor, carismático e com bom potencial de inteligência.

Seu repertório de brincar era bem restrito, levava muito os objetos à boca, incomodava-se com alguns barulhos levando as mãos aos ouvidos e seu tempo de permanência na atividade era pequeno.

Seus avós, Maria Lucia e Angelo, eram responsáveis por trazê-lo em muitas sessões e eram grandes parceiros e coterapeutas, auxiliando a todo momento no manejo de seu comportamento, trazendo elementos de seu interesse para a sessão.

A família, como já foi dito por outros colegas aqui no livro, é a base de suporte para o sucesso do tratamento, e Fefe teve a chance de estar em um ambiente que favoreceu suas conquistas. A partir de seus interesses iniciais, fomos buscando oferecer os desafios na medida certa para favorecer seu desenvolvimento global.

Ele apresentava um atraso global em seu desenvolvimento, mas naquele momento tinha muitos desafios de base sensorial. Funcionalmente, tinha dificuldades de ordem práxica e de percepção das sensações, o que tecnicamente nomeamos de uma disfunção de integração sensorial.

Vamos entender melhor isso? O que seria uma disfunção de integração sensorial? Que impactos isso pode trazer na vida da criança e de sua família? Você conhece nossos oito sentidos?

Integração sensorial - Ayres (2004) definiu a integração sensorial como: a organização das sensações para o uso". A integração sensorial está presente em nosso cotidiano, vestir-se sozinho, pedalar uma bicicleta, explorar texturas variadas. Apesar disso, para muitas crianças essas atividades não ocorrem de uma forma natural.

Nossos sistemas sensoriais desempenham um papel fundamental em nosso desenvolvimento: tátil, olfativo, gustativo, paladar, vestibular, proprioceptivo, visual, auditivo e proprioceptivo. Alguns deles são mais conhecidos para todos nós, outros conhecemos menos.

De acordo com Lane (2020), o sistema vestibular está relacionado à detecção da posição da cabeça e do corpo no espaço assim como do controle da postura. Já o sistema proprioceptivo está relacionado à percepção das sensações do próprio corpo. Sherrington (1906) definiu a propriocepção como a percepção das articulações e do movimento do corpo, assim como a posição do corpo, os segmentos do corpo no espaço.

Não podemos deixar de falar da interocepção, nosso oitavo sentido, ainda pouco conhecido por muitos de nós, mas, muito importante para entendermos as sensações trazidas por nossos órgãos internos, como a bexiga cheia, dor, fome ou sede. Fazendo uma correlação com a prática, o desfralde de muitas crianças com disfunção de integração sensorial é mais difícil, porque muitas delas têm uma discriminação interoceptiva reduzida.

Quando iniciamos o processo de desfralde do Fefe, tenho a lembrança do quanto fomos e voltamos muitas vezes. Não é um processo linear, fácil, rápido, e exige muito planejamento e participação ativa da família.

Quando não há um bom processamento das informações sensoriais, denominamos disfunção de integração sensorial, que é uma disfunção na qual a informação sensorial não é integrada ou organizada adequadamente no cérebro. Crianças com disfunção de integração sensorial podem apresentar alguns sinais ou sintomas como os descritos abaixo, mas temos sempre que ter em mente que esses sinais não devem ser vistos de uma forma isolada e que, para ser uma disfunção, deve trazer impacto no cotidiano.

Miller (2006) descreveu alguns pontos que nos ajudam a identificar se há uma disfunção de integração sensorial. A seguir, pontuamos alguns deles:

- Fica incomodado com texturas nas mãos.
- Não tolera alguns tipos de cheiros.
- Fica irritado quando é tocado.
- Tem muita dificuldade com transições.
- Não chora quando cai ou se machuca.
- Não gosta de algumas atividades motoras típicas para idade.
- Passivo, quieto demais.
- Move-se de forma intensa e constante.
- Tem dificuldades de planejamento motor.
- Dificuldade com atividades que envolvem sequência.
- Parece desajeitado.
- Dificuldade para andar de bicicleta, aprender a nadar.
- Pendura-se em objetos e pessoas.
- Brincar pobre e pouco exploratório.
- Leva tudo à boca.
- Leva as mãos aos ouvidos diante de algum barulho.

Esses são apenas alguns sinais. Existem muitos outros e eles devem sempre ser encarados em um contexto, causando uma ruptura no cotidiano. Quando há suspeita de uma disfunção de integração sensorial, é fundamental que a criança seja avaliada por um terapeuta ocupacional com especialização na área. Fefe apresentava muitos desses sinais e a família trazia o impacto disso em seu cotidiano, incluindo a baixa interação com seus pares.

Um dos fatores que leva a uma interação reduzida com outras criança é uma práxis ideatória inferior. Mas afinal, o que seria isso? Vamos falar de práxis?

Práxis - Ayres (1985) definiu práxis como: "um processo neurológico pelo qual a cognição dirige a ação motora; planejamento ou ação motora é o processo intermediário que une a ideação e a execução motora para permitir interações adaptativas com o mundo físico". A práxis envolve a ideação, o planejamento e a execução do ato motor.

Em outras palavras, a práxis é um processo completo e que impacta muitas atividades cotidianas relacionadas ao auto-cuidado, às habilidades motoras, e ao brincar. Quando observamos uma criança com baixo repertório de brincadeiras, crianças que se mantém pouco tempo em uma mesma atividade, ou ainda crianças que interagem pouco com seus pares, é fundamental fazer uma avaliação considerando a práxis em todos os seus aspectos.

Após uma avaliação criteriosa, verificamos que muitas crianças, e aqui podemos colocar nossos pacientes com a síndrome de Cri du Chat, podem ter uma disfunção chamada dispraxia, uma disfunção do planejamento motor. De acordo com Miller (2006), crianças com dispraxia podem apresentar dificuldades com habilidades motoras novas, parecem desajeitadas, quebram frequentemente brinquedos, e tem menor independência em atividades de vida diária.

A criança com ideação reduzida tem dificuldades em acompanhar o brincar, as ideias de outras crianças, e, por isso, muitas vezes, relacionam-se melhor com adultos ou crianças mais velhas que percebem a dificuldade e podem moldar-se a ela. Vivenciar ações motoras com o próprio corpo, nomeá-las, ter oportunidades de planejar, replanejar e ter o auxílio do movimento coativo, são ações fundamentais para auxiliar a criança e sua família.

Considerações finais - Crianças com atraso no seu desenvolvimento, incluindo àquelas com a síndrome de Cri du Chat, nos trazem muitos desafios. Existem muitos que vão sendo colocados ao longo de seu desenvolvimento, mas uma das chaves para um caminho menos desafiador é visualizar desde o início os potenciais e interesses dessa criança. Sim, elas têm muitos potenciais e devemos usar isso a favor de todos.

A Terapia Ocupacional e a abordagem da integração sensorial podem favorecer um maior desenvolvimento dessas crianças e orientar as famílias, fazendo com que tenham maior autonomia e independência. Dificuldades de ordem práxica e de modulação sensorial trazem grande impacto no cotidiano de todos e a criação de um estilo de vida sensorial dentro das próprias rotinas pode facilitar a vida de toda comunidade no entorno dessa criança.

Fefe sempre foi um menino alegre, que gostava de futebol e de diferentes personagens. Houve dias mais difíceis, mas usando seu repertório de interesses foi possível alcançar muitas das metas que foram estabelecidas.

A parceria com a família, a formação e construção de uma rede de apoio também foram fundamentais para o alcance de uma maior autonomia. Andar sozinho, falar as primeiras palavras e construir as primeiras frases foram possíveis, porque existiram pessoas que acreditaram em seu potencial e, respaldadas por critérios técnicos e afetivos, favoreceram essa caminhada. Pais, avós, amigos da escola, a presença de um irmão, foram e são, sem dúvida alguma, grandes coterapeutas que sempre nos ajudaram a oferecer o desafio na medida certa.

Referências Bibliográficas

1. Definition of Occupational Therapy Practice for the AOTA Model Practice Act. [Internet]. [citado 08 de outubro de 2021]. Disponível em: https://www.aota.org/media/Corporate/Files/Advocacy/State/Resources/PracticeAct/OT-Definition-for-AOTA-Model-Practice-Act.pdf.

2. About Occupational Therapy. [Internet]. [citado 08 de outubro 2021]. Disponível em: https://wfot.org/about/about-occupational-therapy.

3. Ridz D, Shevell MI, MajnemerA, Oskotui M. Developmental screening. J Child Neurol v.20,n. 1, 2005. P.4-21.

4. Coelho ZAC, Rezende MB. Atraso no Desenvolvimento. In: Cavalcanti A, Galvão C. Terapia Ocupacional Fudamentação & Prática. Rio de Janeiro: Guanabara Koogan, 2007.

5. Reis NMM, Rezende MB. Adaptações para o Brincar. In: Cavalcanti A, Galvão C. Terapia Ocupacional Fudamentação & Prática. Rio de Janeiro: Guanabara Koogan, 2007.

6. Occupational Therapy Practice Framework: Domain and Process. American Journal of Occupational Therapy v.56, n. 6, 2002. 609-633.

7. Bundy, A. , Lane. S. Sensory Integration. Theory and Practice. F.A.Davis, 2020.

8.Miller, L.J. Sensational Kids. Perigee Books, 2016.

9 - As dificuldades alimentares na síndrome de Cri du Chat

Denise Lopes Madureira
Luciana Serdeira Silva Foltram

Muitas das características encontradas nos indivíduos com síndrome de Cri du Chat carregam forte predisposição para ocorrência de dificuldades alimentares, como a hipotonia, problemas de sucção, refluxo gastroesofágico, micrognatia e retrognatia (região do queixo pequena e posicionada para trás). Por se tratar de síndrome rara, existe ainda escassez de estudos que abordem o risco nutricional secundário a um distúrbio alimentar que pode acentuar e agravar questões tanto de sobrevivência quanto do desenvolvimento desses sujeitos.

O objetivo deste capítulo é o de despertar a atenção dos profissionais que lidam com recém-nascidos e bebês pequenos com características da síndrome de Cri du Chat para o risco iminente de alterações alimentares e o impacto delas no crescimento e desenvolvimento desses indivíduos.

Distúrbios alimentares pediátricos - Os distúrbios alimentares pediátricos (DAP) são comuns ao longo do desenvolvimento, podendo afetar tanto crianças com neurodesenvolvimento típico como aquelas que apresentam comprometimento neuropsicomotor ou ainda em situações crônicas. Estima-se que a incidência de distúrbios alimentares pediátricos cresce proporcionalmente aos avanços médico-científicos que proporcionam sobrevida em condições adversas. Os DAP têm o potencial de impactar negativamente a saúde, o aspecto nutricional, o desenvolvimento e a relação entre pais e crianças.

A prevalência dos DAP é comprovadamente mais elevada em bebês prematuros, com alterações no trato aerodigestivo superior, malformações do sistema nervoso central, atraso do neurodesenvolvimento e síndromes craniofaciais (1).

Sintomas como tosse, asfixia, alteração do padrão respiratório, perda de peso ou dificuldade para ganhar peso são algumas das evidências de problemas alimentares em recém-nascidos e crianças.

Quando subvalorizados ou não tratados, os sintomas podem evoluir para tosse recorrente, bronquiectasia, doença reativa das vias aéreas e pneumonias. O ciclo de sintomas e doenças é frequentemente estressante para os pacientes e seus cuidadores, podendo levar a períodos de internações repetitivas e prolongadas (1).

Atraso nos reflexos, hipotonia e incoordenação generalizada complicam o controle da função normal de deglutição em crianças comprometidas neurologicamente ou com atraso de desenvolvimento.

Algumas podem prescindir de vias alternativas de alimentação ou ainda indicação de dietas modificadas para assegurar e manter a nutrição adequada. Dependendo da condição subjacente, a disfagia pode levar muitos anos para melhorar ou ainda nunca alcançar uma condição satisfatória (1).

A natureza crônica dos DAP e as complicações associadas requerem uma equipe dedicada que atenda às necessidades médicas, sociais e alimentares desses pacientes. Essa equipe multidisciplinar deve ser composta por otorrinolaringologista, pneumologista, gastroenterologista, cirurgião pediátrico, fonoaudiólogo, radiologista, nutricionista, terapeuta ocupacional, psicólogo e assistente social (1).

Distúrbios alimentares pediátricos - Um dos critérios adotados para a liberação de recém-nascidos e lactentes no momento da alta hospitalar é a garantia de uma função alimentar segura. Sabemos que as estruturas da boca se desenvolvem e amadurecem precocemente na vida intrauterina e caminham para garantir a harmonia das funções respiratórias e de alimentação no momento do nascimento (2).

A função da sucção deverá estar intacta para que o recém-nascido consiga ingerir a quantidade suficiente de leite para assegurar a sua sobrevivência. Já a função da deglutição requer a integridade das estruturas da faringe, laringe e região oral que interagem para a realização das funções de respiração e fonação (2).

A sucção é uma importante função fisiológica, que depende da coordenação com a deglutição e a respiração, para que ocorra uma alimentação segura e bem sucedida.

Em conjunto, essas funções compõem a "via nutritiva" e são responsáveis pelo transporte rápido e seguro de leite, a partir da cavidade oral, ao estômago (3). Alimentação segura por via oral implica em risco mínimo de aspiração e exige maturação adequada e coordenação entre sucção/deglutição/respiração (4).

Pacientes com anomalias craniofaciais e distúrbios genéticos relacionados podem ter uma ampla variedade de anormalidades que causam problemas de alimentação, deglutição e ou disfagia. A maioria tem fatores funcionais e anatômicos que contribuem para sua disfunção de alimentação e deglutição, e muitos apresentam anomalias associadas, como doenças cardíacas congênitas, que podem piorar suas habilidades gerais de alimentação.

Esses pacientes se beneficiam da avaliação da alimentação precoce no período neonatal e do monitoramento rigoroso do ganho de peso e do crescimento. Uma abordagem multidisciplinar com profissionais experientes no tratamento especializado desses pacientes é a chave para o seu manejo (5).

Com base nos dados estudados entre os casos analisados de crianças diagnosticadas com síndrome de Cri du Chat, 100% têm como manifestação o choro típico, 66,6% apresentam baixo peso ao nascer, e a hipotonia por volta de 25% (6). A dismorfia craniofacial é caracterizada pela microcefalia; "a cara de lua"; assimetria facial; palato ogival, podendo ocorrer lábio leporino ou palato fendido (6).

No período neonatal dos indivíduos com síndrome de Cri du Chat, é muito comum a ocorrência da dificuldade para se alimentar. No estágio da infância, eles podem se apresentar com infecção frequente das vias aéreas superiores, otite média e diarreia.

O problema da alimentação, particularmente frequente durante o período neonatal, é um problema grave que pode até ameaçar a sobrevivência do bebê; portanto, o tratamento da disfagia durante essa fase é altamente crítico (2).

A intervenção precoce nestes bebês torna-se essencial para estabelecer o trabalho com habilidades orais buscando uma alimentação segura no momento de alta hospitalar. O seguimento das intervenções interdisciplinares é fundamental ao longo do seu desenvolvimento.

Intervenção fonoaudiológica nos pacientes - A alimentação segura por via oral deve ser avaliada pelo fonoaudiólogo assim que, o bebê com síndrome de Cri du Chat, apresentar condições clínicas favoráveis com prioridade na estabilidade respiratória.

A avaliação deve elencar o ganho de peso e a análise do padrão oromotor, como fatores preponderantes, propor o melhor momento para dar início ao treino motor oral e mensurar periodicamente a sua evolução. A atuação fonoaudiológica contempla a decisão de uma via de alimentação segura para o paciente com a síndrome de Cri du Chat.

Uma abordagem holística é indicada com o objetivo principal de garantir nutrição e hidratação adequadas, sem complicações de saúde e sem estresse para a criança ou cuidador. Exames instrumentais da deglutição que auxiliem na definição do estado fisiológico da deglutição são indicados para elucidação diagnóstica. O sucesso da alimentação por via oral deve ser medido pela qualidade das experiências durante as refeições, com as melhores habilidades sensório-motoras orais possíveis e deglutição segura, sem comprometer o estado de saúde funcional da criança ou a relação mãe-filho (7).

A avaliação clínica inclui (8):

- Anamnese com base em uma revisão abrangente de registros médicos e clínicos, bem como entrevistas com a família e outros profissionais de saúde.

- Avaliação do desenvolvimento físico, social, comportamental e comunicativo geral.

- Avaliação estrutural da face, da mandíbula, da lábios, da língua, do palato duro e mole, da faringe oral e da mucosa oral.

- Avaliação funcional dos músculos e estruturas orais, incluindo avaliação de simetria, sensibilidade, força, tônus, amplitude e coordenação de movimento.

- Avaliação do controle cabeça-pescoço, da postura, dos reflexos orais e faríngeos, das respostas e dos movimentos involuntários no contexto de desenvolvimento da criança.

- Observação da criança se alimentando ou sendo alimentada por um membro da família ou cuidador usando alimentos de casa e utensílios normalmente usados, bem como aqueles que a criança pode rejeitar ou que podem ser desafiadores.

- Avaliação funcional da capacidade de deglutir, incluindo, mas não se limitando a, habilidades de desenvolvimento típicas e componentes de tarefas (sucção e sucção em bebês), mastigação em crianças mais velhas, contenção oral, manipulação e transferência do alimento.

- Avaliação de fatores comportamentais, incluindo, mas não se limitando a aceitação de chupeta, mamilo, colher, xícara, extensão e textura de alimentos e líquidos tolerados.

- Avaliação da consistência das habilidades ao longo das oportunidades de alimentação para descartar qualquer impacto negativo da fadiga na segurança de alimentação/deglutição.

- Impressão da adequação das vias aéreas e da coordenação da respiração e da deglutição.

- Avaliação do manejo de secreções, que pode incluir frequência e adequação da deglutição seca espontânea e capacidade de engolir voluntariamente.

- Avaliação das modificações na administração do alimento e/ou uso de técnicas reabilitativas/habilitativas ou compensatórias na deglutição.

- Consideração para intervenções e encaminhamentos para especialistas médicos ou cirúrgicos, nutricionista, psicólogo, assistente social, terapeuta ocupacional e fisioterapeuta.

A atuação fonoaudiológica com ênfase na deglutição/alimentação deve ser realizada no início da vida dos portadores da síndrome de Cri du Chat e ao longo do seu crescimento, visando uma alimentação segura, minimizando e adequando as possíveis dificuldades alimentares dentro de cada estágio do desenvolvimento desses indivíduos.

O atendimento precoce e acompanhamento destes pacientes resultam em um desempenho alimentar mais eficiente e seguro, com orientações constantes e intervenções nas questões alimentares, consistências, apresentação de novos alimentos e possíveis manejos de dificuldade alimentar ao longo do desenvolvimento.

As consequências a longo prazo dos distúrbios de alimentação e deglutição incluem: aversão alimentar, aversão oral, pneumonias por aspiração ou estado pulmonar comprometido, desnutrição, desidratação, complicações gastrointestinais, como distúrbios de motilidade, prisão de ventre e diarreia, distúrbios de ruminação, necessidade contínua de nutrição enteral ou parenteral, efeitos psicossociais na criança e em sua família, e problemas de alimentação e deglutição que persistem na idade adulta (8).

Considerações finais - A variedade extensa de fatores que resulta em distúrbios alimentares pediátricos vem aumentando na mesma proporção em que os recursos técnico-científicos possibilitam a sobrevivência, o crescimento e o desenvolvimento de bebês e crianças de alta complexidade.

Mesmo antes da conclusão diagnóstica, é possível definir, por meio de características, sinais e sintomas presentes no recém-nascido, condições predisponentes para dificuldades de alimentação e, assim, preconizar a intervenção. Intervenções precoces nos distúrbios alimentares pediátricos resultam em melhores condições de alimentação desde o nascimento, fator preponderante para o crescimento, e potencialização do seu desenvolvimento.

O atendimento do recém-nascido de alta complexidade contempla uma infraestrutura composta de recursos físicos, materiais e humanos que, quando bem instrumentalizados, capacitados e atentos, poderão minimizar danos e favorecer não somente as melhores condições de crescimento e desenvolvimento, como também garantir a melhor relação entre o bebê e seus pais.

Ainda dentro desta esfera, cabe à equipe de cuidadores desenvolver nos pais a consciência dos riscos inerentes desta população de bebês muito vulneráveis ao longo de cada estágio do seu desenvolvimento a fim de despertar a necessidade de seguimento da intervenção iniciada nos primeiros dias de vida.

O quadro clínico da síndrome de Cri du Chat é mais fácil de se reconhecer no período neonatal, em que há microcefalia, déficit de crescimento, hipotonia, dificuldade para se alimentar, e dismorfismos faciais, caracterizados por face arredondada, hipertelorismo, fissura palpebral inclinada para baixo, epicanto, orelhas de baixa implantação, ponte nasal alargada e micrognatia.

O "choro miado de gato", achado característico nesse período, mas não patognomônico da síndrome de Cri du Chat; é definido como um choro de alto volume, monocromático e que desaparece com a idade, tornando o diagnóstico da síndrome mais difícil (9). O diagnóstico tardio dificulta a identificação e intervenção precoce das alterações na síndrome de Cri du Chat, sendo que características da doença podem ser confundidas com outras doenças neurológicas.

Na literatura, encontram-se ainda referências de que bebês de alto risco apresentam maiores chances de apresentar problemas motores e de fala, linguagem e aprendizado. O convite a pais e familiares a um diálogo aberto e verdadeiro é essencial para criar as condições de consciência e poder definir o planejamento terapêutico individualizado capaz de priorizar as necessidades reais em cada etapa do desenvolvimento.

Referências Bibliográficas

1. Durvasula, VS, O´Neil AC, Richter GT. Oropharyngeal Dysphagia in children: mechanism, source and management. Otolaryngologic Clinics of North America. 2014. Oct;47(5):691-720.

2. Bosma J. Development and impairments of feeding in infancy and childhood. In: Grower M. Dysphagia: diagnosis and management. Boston: Butterworth-Heinemann;1997;131-67.

3. Neta, Vitória Oliveira Santos. Orientadores: Gonçalves, R. Junqueira, P. Validação de conteúdo de instrumento de rastreamento para dificuldades alimentares pediátricas e/ou disfagia orofaríngea na infância. Content validation of a screening instrument for pediatric eating difficulties and/or oropharyngeal dysphagia in childhood. Dissertação de Mestrado, 2021, Unesp.

4. Kim, M.K, Kim, D.J. Effects of Oral Stimulation Intervention in Newborn Babies with Cri du Chat Syndrome: Single-Subject Research Design.https://www.hindawi.com/. Maio, 2018.

5. Moore, E.E., Rosenberg, T.L. Dysphagia in Patients with Craniofacial Anomalies.Pediatric Dysphagia pp 271-279|. Outubro, 2018.

6. Machado, N.C.S.S, Cecílio R. A. F, Takeshi S.T., Lima M. O. e, Lazo_Osório,R.A. Principais características clínicas da síndrome cri-du-chat: revisão de literatura. XI Encontro Latino Americano de Iniciação Científica e VII Encontro Latino Americano de Pós-Graduação – Universidade do Vale do Paraíba.

7. Arvedson, J.C. Assessment of pediatric dysphagia and feeding disorders: Clinical and instrumental approaches. Developmental Disabilities Research Reviews. https://doi.org/10.1002/ddrr.17.

8. Ribeiro, E. M. et al. A síndrome de Cri Du Chat em adolescentes. The Cri du Chat syndrome in adolescents. Relato de caso. J. Health Biol Sci. 2020;8(1):1-3.

10 - O sono na síndrome de Cri du Chat

Sandra Doria Xavier

Mãe do Fefe, de 16 anos com síndrome de Cri du Chat, e do Caio, de 9 anos. Médica otorrinolaringologista e especialista em sono. Devo ao Fefe a minha subespecialidade em Medicina do Sono.

O sono do Fefe - "Madrugada quente de janeiro/2006. Eu andava pela sala, balançando Fefe no colo, tentando encontrar uma posição na qual ele se aconchegasse em mim. Era isso. Não havia posição que o acomodasse. Ele parecia não conseguir desligar todo seu circuito neuronal típico da vigília durante o sono. Era incessante a sua inquietude então eu o balançava, na ânsia de acalmá-lo e, assim, ele (e eu) conseguiríamos descansar.

Do meu colo, ele foi para bola de pilates, para minha mama, tudo em vão. Não queria mamar e não conseguia se desligar. Eu olhava pela janela do nono andar e via outros apartamentos todos com luz apagada, e eu me questionava quando ele iria conseguir dormir melhor. Foram horas e horas seguidas balançando-o, quando parecia que tinha acalmado e eu fui colocá-lo no berço, ele voltou a agitar e de novo eu iniciei o ritual do balanço. Às 4 horas fui até o quarto da Didi (minha funcionária), e pedi para trocar comigo. Às 7 horas, despertador tocou e os cacos se juntaram para ir trabalhar".

Esse relato está no meu diário que fiz durante todo o primeiro ano de vida do Fefe, hoje com 16 anos. Ao relê-lo, sinto de volta a sensação de cansaço, mas, mais ainda, de impotência perante ao seu sono nada consolidado e muito conturbado.

A angústia de ele dormir mal foi aumentando cada vez mais, principalmente quando já haviam se passado os primeiros 3-4 meses. Ué, não eram somente os 3 primeiros meses os mais difíceis? Nada... Queria poder dizer para os leitores que logo essa dificuldade foi embora da nossa vida, mas não. Procurei ajuda em muitos lugares: igrejas católicas, umbanda e centro espírita.

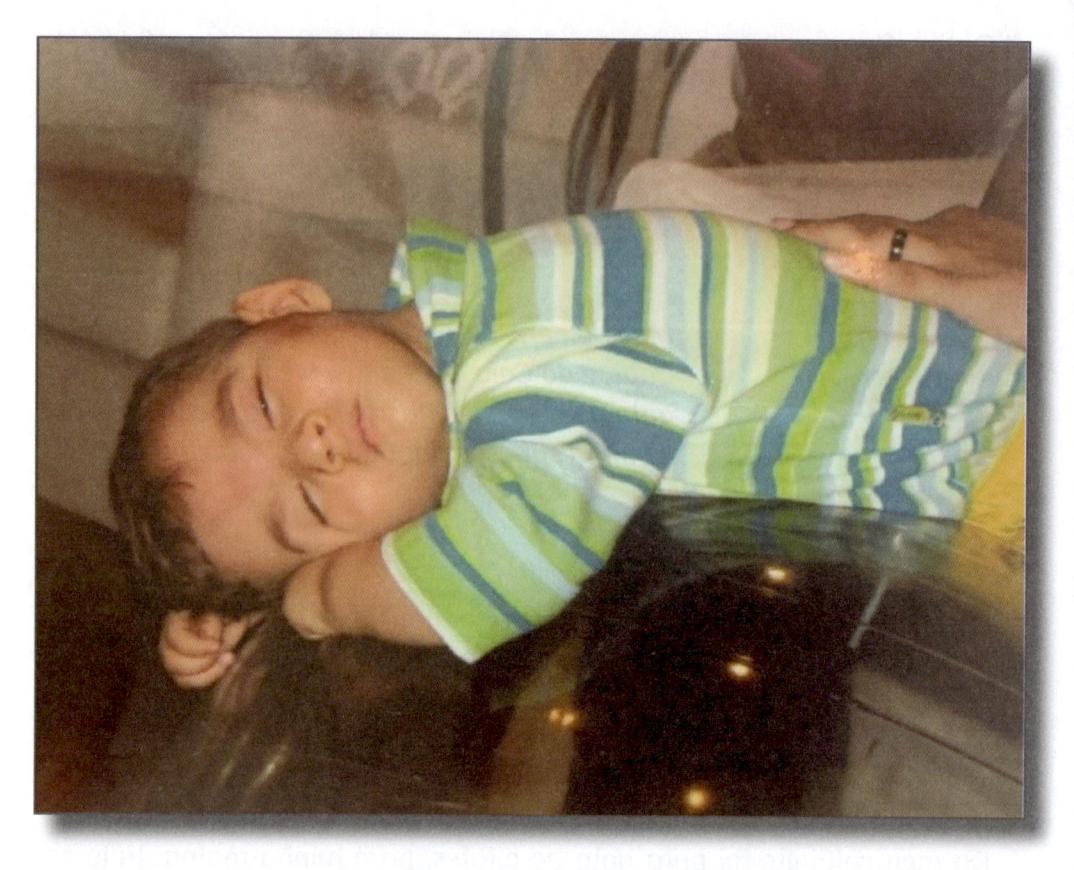

Não desmereço nenhum deles, aliás cada um deles foi capaz de me ajudar em momentos diferentes, para me fortalecer, para me dar garra, para não desistir. O sono do Fefe sempre foi um desafio. Eu compartilhava com toda a minha família o quão difícil era e, com isso, inúmeros conselhos chegavam, mas nada, nada era a solução. Ele dormia em torno de 21 horas e antes da meia noite já começava a se agitar e chorar no berço. Neste momento começava a saga das noites mal dormidas. Durava horas, muitas horas essa agitação. Todos diziam para eu não perder a fé, mas ninguém estava na minha pele, tentando fazê-lo descansar para ter um dia mais produtivo.

Uma pessoa em especial me marcou. Minha querida tia Marlene se ajoelhava e pedia para Jesus a ajuda para meu filho, para que intercedesse e nos mostrasse o caminho para um sono tranquilo. Sono é uma entrega, e ele não se entregava. Sem sono, os dias ficavam pouco produtivos, ele não conseguia render nas terapias, não comia bem, enfim, não se desenvolvia. Chegamos a procurar ajuda médica para que alguma medicação pudesse minimizar a situação. No entanto, nem com medicamentos sedativos ele dormia. Experimentou vários, sem sucesso.

Eu me lembro de que sempre bem cedinho de manhã, quando eu ligava para os meus pais do carro, indo para o trabalho, antes de eles me darem "bom dia", perguntavam "como foi a noite?". Era a nossa maior preocupação, nossa maior angústia. Atraso do desenvolvimento já estava dentro do pacote, vamos dizer assim. Eu me sentia, junto com Fefe, dentro do olho do furacão: dormíamos mal, ele rendia pouco nas terapias – essenciais para seu desenvolvimento. Eu ficava exausta pela privação de sono, sem perspectivas de melhora. Somente com a fé de noites de sono decentes.

Foram 3 longos anos com madrugadas e madrugadas em claro quando, subitamente, ele teve uma noite ininterrupta de sono. Sabem quando? Exatamente no dia do aniversário da minha tia Marlene, que tanto tem fé. Para mim, isto não foi coincidência e sim uma ajuda Divina para que o assunto "insônia" passasse a ser algo do passado na vida do Fefe. Desta data em diante (10-10-2008, nunca vou esquecer – poucos dias depois do Fefe fazer 3 anos), ele passou a dormir a noite toda.

No entanto, apesar de não mais me requisitar para adormecer, ele até hoje tem um jeito particular de se ninar. Ele dorme sentado, com pernas "de índio" e balança seu tronco em direção às pernas, onde coloca um travesseiro. Fica no vai e vem de sobe e desce do tronco todo até pegar no sono, usualmente ,deitado em cima de suas próprias pernas.

De madrugada, faz repetidas vezes estes movimentos, provavelmente nos despertares, na tentativa de voltar a dormir. Até hoje ainda busco ajuda na tentativa de minimizar estes movimentos, mas ainda sem sucesso. O nome científico para este jeito um tanto quanto peculiar de dormir é *head banging*, o qual pode ocorrer em crianças neurotípicas, mas tende a desaparecer com o crescimento.

Atualmente, a única questão ainda que se mantém em relação ao sono é o *head banging*. Insônia ficou como marca do passado. Como dorme fazendo esse movimento, não é incomum encontrá-lo de modos bastante esquisitos após pegar no sono.

Até no ano passado, quando o Fefe se levantava de madrugada gritando "Mãeeeeee", eu podia ter certeza de que estava com febre, ou que ia vomitar, ou que havia feito xixi ou cocô na cama. Para minha grata surpresa, em uma madrugada deste ano ele me surpreendeu.

Ouvi um grito vindo do quarto dele "Mãeeeeeee" e eu pulei da cama, com coração a 1000 por hora, certa de que algo ruim estava acontecendo. Cheguei no quarto dele e perguntei "O que foi Fefe, o que houve?". Ele me respondeu "xixi".

Eu então já fui procurar lençol e fronha para trocar no armário, absolutamente certa de que a cama estava molhada. Quando ele me viu abrindo o armário e procurando lençol, disse-me "Não, hummm", e apontou-me o pipi, o que sempre faz quando quer fazer xixi. Eu perguntei para ele: "Você está querendo me dizer que quer fazer xixi agora?" Ele então abriu um sorriso como quem diz "você me entendeu!!!". E fez xixi no vaso sanitário, como um mocinho. Abriu-se, desta forma, mais uma possibilidade para quando ele me chama de madrugada, ainda que muito raro atualmente.

Em um dos lugares que fui para pedir ajuda quanto ao sono do Fefe, disseram-me que eu iria me especializar no problema dele. Saí sem entender nada, pois não tinha a menor pretensão de abandonar a otorrinolaringologia e me dedicar à neuropediatria. Só mais tarde é que entendi que o "problema dele" que se referiram era relacionado ao sono. Quando Fefe tinha 2 anos, iniciei um curso de Medicina do Sono no Instituto do Sono e me apaixonei. Sempre que vou dar uma aula mais informal, faço questão de mencionar a razão da minha escolha profissional e minha profunda gratidão pelo Fefe ter me mostrado esse caminho.

Esta escolha foi um dos frutos que consegui colher destes 3 anos de madrugadas em claro. O outro fruto foi a gratidão pelas pessoas que dividiram as noites comigo: a Didi (minha funcionária), minha mãe Maria Lucia e minha sogra Helena, quando estava em São Paulo. Geralmente, a primeira metade da noite era minha e a segunda era delas. Quando eu chamava uma ou outra, às 3 ou 4 horas da manhã, assumiam o posto e me deixavam descansar para poder trabalhar no dia seguinte. Meu marido na época ainda era escalado para plantões noturnos, não podia contar com a ajuda dele na maioria das noites. Didi também é minha comadre - sou madrinha do seu filho Enzzo, que nasceu quando Fefe tinha 2 anos, época que ainda dormia mal.

Fefe tem suas manias e uma delas tem relação ao sono. Ele tem 2 travesseiros que os acompanha na cama e não pode ter nada fora do lugar no seu quarto antes de se apagar a luz. A tampa do creme (hidratante) deve estar fechada, a pomada deve estar dentro da caixa, a bola para fora do quarto, as gavetas todas fechadas, assim como a porta do armário e a porta do quarto dele.

Os cobertores que o acompanham pela casa no período noturno (outra mania...) não podem estar no quarto na hora de dormir (vai entender?!). Então, faça chuva ou sol, frio ou calor, ele não se cobre nunquinha. Para contornar essa situação, no frio, colocamos 2 calças, 2 meias e blusas grossas no mocinho.

Sinto que ele gosta de dormir quando está bem cansado. Toma melatonina pontualmente às 20:30 e às 21 horas vai para seu quarto. Tem a rotina de escovarmos seus dentes (ele está aprendendo a fazer sozinho, mas ainda longe de autonomia total), faz xixi sentado no vaso sozinho, e vai para a cama. Não luta contra o sono, exceto quando o pai dele o convida para assistir jogo do Flamengo.

Nessa situação, ele mesmo fala "Hoje não vou tomar melatonina", e vai dormir mais tarde. Uma figura (risos). Compramos uma cama de casal para ele para ele ter mais espaço para seus movimentos do *head banging*. Ele gostou muito e nos disse "que bom, não tenho namorada mesmo".

Ele dorme, em média, 9 a 10 horas por noite, contando da hora do boa noite até a hora em que ele abre sua porta do seu quarto. No entanto, pelo *head banging*, passa às vezes horas tentando voltar a dormir, fazendo esses movimentos repetitivos. Não vejo associação entre as noites nas quais escuto mais ele se "batendo" com os dias com humor mais instável ou com maior irritabilidade. Como ele mesmo fala, ele acorda "no pique da Globo".

E haja energia! Apesar de ele ter horário muito regular para ir dormir, o horário de acordar varia muito. Parece brincadeira, mas varia de acordo com quem ele sabe que ficará com ele na manhã do dia seguinte. Aos sábados e domingos ele acorda mais cedo, pois sabe que eu e meu marido estaremos em casa com ele.

Há quem pense, "que meigo!", mas olha, quando ele resolve se levantar, no pique da Globo, às 5:30 da manhã... eu tiro do além um punhado a mais de paciência para distraí-lo até o resto da casa acordar. Já durante a semana, que sabe que há terapias (apesar de gostar muito das terapeutas), costuma acordar em torno de 7:30-8:30.

Eu questiono-me até hoje se o fato de o ter balançado por tantas e tantas horas a fio durante inúmeras madrugadas, na tentativa frustrada de adormecê-lo, o fez ter a necessidade de se balançar para dormir. Pode ser que sim, mas não tenho o sentimento de culpa a esse respeito, pois não via outra alternativa para acalmá-lo madrugada adentro.

Desconheço outra criança com síndrome de Cri du Chat (CDC) com estes mesmos movimentos para adormecer, mas conheço inúmeras famílias que sofrem com o sono fragmentado e de curta duração de seus filhos com esta síndrome.

Até agora, eu descrevi aqui como foi e é atualmente o sono do Fefe, um adolescente com 16 anos com CDC. Porém, nem todas as pessoas com a mesma síndrome terão as mesmas características ou as mesmas dificuldades. Há criança com esta síndrome SEM problemas com o sono? Sim! No grupo de conversa virtual do qual participo com outras 120 mães de filhos com CDC, a maioria apresenta alguma questão com o sono, com graus diferentes de acometimento.

As queixas são variadas: (1) Demora para pegar no sono, também chamada de latência aumentada de sono; (2) Múltiplos despertares ao longo da noite; (3) Despertar prolongado no meio da noite; (4) Despertar precoce, por exemplo, às 4-5 horas da manhã; (5) Sono agitado, com choro e inquietude.

Para quem está no começo da caminhada com um filho, neto, sobrinho, primo ou vizinho com CDC, não quero trazer angústia ou medo a respeito do sono. Cada criança com CDC é única e pode ter características de sono muito singulares, não necessariamente assemelhando-se ao meu Fefe.

Assim, ao ler este capítulo, concentre-se nas frases engraçadas do Fefe, na fé gigantesca da minha tia (eu me inspiro nela) e, principalmente, na finitude das noites tão difíceis. Nada é para sempre, nem as coisas boas nem as ruins.

Precisamos de introspecção e reflexão sobre o que podemos tirar de bom de uma situação aparentemente sem saída imediata. Acredito muito que nada é por acaso nesta vida e que tudo, TUDO tem um porquê de acontecer.

Independentemente de sua religião, a mensagem que quero deixar é de esperança, de fé, de superação, de motivação e de amor. Com amor, o difícil torna-se não tão difícil. Sem amor, o fácil se torna imensamente pesado e difícil. Se não há como ter "plano B", vamos ver o que fazer com o único caminho que Deus está nos dando.

Ampare, ouça, dê seu ombro e, principalmente, admire quem segue a vida FELIZ com um filho com CDC. Não precisamos de pena de ninguém, somente de amor pelos nossos filhos. Colocarei na segunda parte do capítulo um levantamento da literatura científica e o que venho pesquisando a respeito do sono nas crianças com CDC.

O sono das crianças - A prevalência dos distúrbios de sono mostra-se maior no grupo de pessoas com transtorno do espectro do autismo (TEA), assim como nos pacientes com CDC (1-4). Estima-se prevalência de 50-80% de distúrbios de sono em crianças com TEA (1), 50% em crianças com síndrome CDC (2) e 20-30% nas crianças sem atraso do neurodesenvolvimento, chamadas "neurotípicas" (NT) (3,4).

A interferência da privação ou da fragmentação de sono no comportamento, na atenção, na memória e na modulação de humor das crianças NT já está bem estabelecida na literatura (5-8).

Dormir pouca quantidade ou com qualidade ruim – por roncos, apneia, despertares, movimentos excessivos – ou ainda com ritmo irregular pode afetar o desempenho em terapias, a aquisição de novas habilidades, diminuir o limiar de tolerância e de paciência e ser o estopim para uma desregulação de comportamento diurno.

O sono é um fator regulador importante de comportamento e emoções e, dessa maneira, um padrão de sono fragmentado pode, por sua vez, induzir e agravar distúrbios de comportamento (9). É importante salientar que sono sem qualidade e/ou quantidade e/ou ritmo não só prejudicam o dia da própria criança com CDC, mas também o cuidador, por exaustão marcante causada pela privação crônica de sono. Quem consegue ficar bem humorado caindo de sono? Difícil, não é mesmo?

No ano de 2020, quando a pandemia de COVID-19 iniciou, recebi um convite extremamente gratificante, apaixonante e irrecusável da Profa. Dra. Monica L. Andersen, Diretora de Ensino e Pesquisa do Instituto do Sono em São Paulo. O convite envolvia o desenvolvimento de uma pesquisa sobre o sono das crianças de 0 a 18 anos com TEA, CDC e crianças neurotípicas (dá-se este nome às crianças sem alteração do desenvolvimento neurológico).

Questionários sobre o sono foram enviados virtualmente para vários grupos de pais de escolas diversas do Brasil todo, para o grupo de pais filhos com CDC e também para pais com filhos com TEA.

Eram perguntas sobre o sono de seus filhos: número de despertares por noite, tempo acordados durante a madrugada, necessidade de companhia para pegar no sono ou durante a madrugada, onde dormiam, entre outras. Todas elas basearam-se em 2 momentos distintos: pré-pandemia e durante a pandemia de COVID 19. A ideia era entender como o sono destes 3 grupos distintos era caracterizado e se houve mudança no sono pela chegada da pandemia.

Obtivemos 319 questionários respondidos, sendo 160 de neurotípicos, 53 CDC e 106 com TEA. Para uma síndrome tão rara como a síndrome de CDC, fiquei muito feliz com o número significativo de 53 pais de CDC terem respondido o questionário.

O levantamento constatou que, antes da pandemia, as crianças com CDC apresentaram 4 vezes mais chances de despertar ao longo da noite e 16 vezes mais chance de permanecer acordado mais de 30 minutos na madrugada, quando comparadas com as crianças sem essa síndrome (grupo NT).

Ainda, as crianças com CDC apresentaram quase 6 vezes mais chance de dormir no quarto dos pais, tanto antes quanto durante a pandemia. Quase 60% desse grupo referiram dormir no quarto dos progenitores em comparação com 48% do grupo TEA e 34% do grupo NT antes da pandemia. Durante a pandemia, todos os grupos aumentaram a porcentagem de crianças necessitando dormir no quarto dos pais: 64,2 % (CDC), 60,4 % (TEA) e 49,4 % (NT).

Com este estudo, confirmamos o relato frequente das mães de filhos CDC pertencentes ao grupo de WhatsApp. As queixas são muito, muito comuns, e infelizmente há poucas descrições científicas sobre o tema. Mas no que pode ajudar constatar cientificamente o que já se sabe na prática? É simplesmente um primeiro passo para um leque de possibilidades de pesquisas que podem surgir a partir disso, com propostas de intervenções comportamentais e medicamentosas.

Será que as questões de sono que as crianças com CDC têm podem ser minimizadas ou maximizadas a partir de ajustes comportamentais e ambientais? Eu acredito que sim, embora não tenha encontrado nenhum relato na literatura a esse respeito. Infelizmente, não pude aplicar nenhuma intervenção comportamental/ambiental no meu Fefe por puro desconhecimento na época.

Depois que terminei a especialização em Medicina do Sono em 2009, Fefe já dormia bem (com o *head banging*, mas tudo bem...), mas muito do que aprendi fez dar sentido ao que vivi nos anos que precederam meu conhecimento mais profundo sobre o assunto.

Vou colocar, na terceira e última parte do capítulo, algo mais científico (em uma linguagem acessível) para mostrar a complexidade do sono bem como algumas formas de ajudar as crianças a dormir.

Como melhorar o sono? - É importante saber que em cada célula do nosso corpo há um sistema temporizador regido por um "relógio" que fica no hipotálamo, região muito importante do sistema nervoso central. Ele comanda todas as funções corporais, como liberação de hormônios, temperatura, sono, metabolismo em geral, entre outros. É o que chamamos de ritmo circadiano (*circa*= cerca de, *diem*= um dia, em latim).

A cada 24 horas, aproximadamente, há momento propício para dormir, mas não é só isso. Existe também a "pressão de sono", ou seja, quanto mais tempo a pessoa passar acordada durante o dia, mais vontade de dormir ela terá. O ideal é coincidir o ritmo circadiano com a pressão de sono, para maximizar a propensão para o sono. Assim, dormir sempre no mesmo horário, não tirar sonecas no final de tarde ou à noite são medidas que ajudam a dormir.

Outro aspecto importante relaciona-se à luz. A luz que é captada pelo olho humano é capaz de informar o relógio central se é dia ou noite. Entre as diferentes formas de luz que existem, a luz azul (muito presente nos LEDs, TV, tablets e celulares) é a que possui maior capacidade de informar para todo nosso corpo que é dia, e que hormônios compatíveis com o alerta devem ser liberados, por exemplo serotonina e cortisol.

Quando não chega mais luz azul, a melatonina é produzida e o nosso organismo entende que chegou à noite e, por isso, diminui a temperatura corporal, desacelera o metabolismo. e, consequentemente, a cascata para iniciar o sono é desencadeada.

Se no período noturno há exposição à luz azul, o organismo entende que é dia, e não noite! No passado, antes da chegada da energia elétrica, os nossos avós e bisavós iniciavam o processo de dormir quando anoitecia, já desacelerando suas atividades, culminando com o sono propriamente dito.

Com a chegada da energia elétrica e a exposição à luz artificial à noite, nosso corpo fica exposto à luz em horário em que já deveria ter reduzido o ritmo e ir vivenciando o escuro. Na hora de dormir, não temos um cérebro com botão ON-OFF. As crianças (e todos nós!) precisamos ir desacelerando para mostrar para o cérebro que é noite, é hora de diminuir atividades e luz, para culminar com o sono.

Assim, deve-se encorajar os pais de evitar equipamentos eletrônicos à noite, criar estratégias para diminuir o ritmo, e ter uma rotina pré-sono calma e relaxante. Quando digo "rotina", é muito importante que ela seja sistematizada, ou seja, que haja um ritual pré-sono.

Vou dar um exemplo: diminuição de luz no ambiente, banho, momento de leitura, ou conversa ou música, massagem e cama! Esse é um exemplo, que pode ser adaptado para cada família e para cada faixa etária, mas o que importa é não ser cada dia de um jeito.

A rotina é essencial para o cérebro entender que chegou a hora de descansar. E isso tudo não é nada diferente para as crianças com CDC. Aliás, não é incomum as questões de sono nas crianças com CDC serem exclusivamente atribuídas à síndrome em si. Não necessariamente.

Há estudos mostrando que a insônia secundária a uma questão comportamental é a principal causa de insônia em bebês com ou sem TEA (10). Não há estudos sobre insônia comportamental especificamente em crianças com CDC, mas por analogia, acredito que seja semelhante.

Assim como a criança com CDC aprende a sorrir no seu ritmo, a se equilibrar sozinha, a sentar, ela deve aprender a dormir. É um ato a ser aprendido, ela não nasce sabendo. Cabe aos pais dar o modelo e quanto mais esse modelo for sistemático, dia após dia, mais fácil será para a criança assimilar que é assim que funciona. E, acima de tudo, dar o exemplo. Pedir para criança desligar a TV e os pais estarem fixados nos seus respectivos celulares, não dá certo.

Por que é tão importante se preocupar com as crianças com CDC dormirem bem? Além de ser grande fonte de desajuste conjugal, distúrbios de sono na criança geram extremo cansaço parental. Mas não termina aí. Sono com qualidade, quantidade e ritmo adequados é fundamental para a atenção, o foco, a memória, a modulação de comportamento e o humor.

Quanto maior alteração de sono, mais comportamentos desafiadores e maior a ansiedade, comum nas crianças com CDC. Por último, mas não menos importante, sono em quantidade ou qualidade inadequada afetam a porcentagem de sono profundo, absolutamente necessária ao sistema imune, para a defesa e prevenção de doenças.

Será que consegui convencer você, leitor? - Por fim, deixo aqui a última mensagem sobre minha eterna gratidão ao Fefe por ter me colocado, de uma forma um tanto quanto sacrificante, no mundo da Medicina do Sono. Faço com tanto amor, que para mim virou lazer, e não trabalho. Culpa sua, Fefe... Que este capítulo traga sementes para ações frutíferas rumo à melhora do sono das crianças com CDC.

Referências Bibliográficas

1. Richdale AL, Schreck KA. Sleep problems in autism spectrum disorders: prevalence, nature, & possible biopsychosocial aetiologies. Sleep Med Rev. 2009;13,403-11.

2. Cornish K, Oliver C, Standen P, Bramble D, Collins M. Cri-Du-Chat Syndrome: Handbook for Parents and Professionals, 2nd ed. Cri du Chat Syndrome Support Group, Earl Shilton. 2003.

3. Mindell JA, Kuhn B, Lewin DS, Meltzer LJ, Sadeh A. Behavioral treatment of bedtime problems and night wakings in infants and young children – An American academy of sleep medicine review. Sleep. 2006; 29,1263-76.

4. Mindell, JA, Moore M. Bedtime problems and night Wakings. In SH Sheldon, R Ferber, MH Kryger, D Gozal (Eds.), Principles & Practice of Pediatric Sleep Medicine, (pp. 105-110). London: Elsevier. 2014 .

5. Gozal D. Sleep-disordered breathing and school performance in children. Pediatrics. 1998;102:616-20.

6. Maquet P. The role of sleep in learning and memory. Science. 2001;294:1048-52.

7. Goodlin-Jones BL, Tang K, Liu J, Anders TF. Sleep patterns in preschool-age children with autism, developmental delay, and typical development. Journal of the American Academy of Child and Adolescent Psychiatry. 2008;47:930-8.

9. Mazurek MO, Sohl K. Sleep and Behavioral Problems in Children with Autism Spectrum Disorder. Journal of autism and developmental disorders. 2016;46:1906-15.

10. Navelet Y. Disorders in sleep organization in pediatric diseases. Presse Med. 1990;19:1863-8.

11. Malow BA, Adkins KW, Reynolds A, Weiss SK, Loh A, Fawkes D, Katz T, Goldman SE, Madduri N, Hundley R, Clemons T. Parent-based sleep education for children with autism spectrum disorders. J Autism Dev Disord. 2014;44:216-28.

11 - Como a Odontologia trata pacientes com síndrome de Cri du Chat

Adriana Gledys Zink
Dentista de muitas crianças com deficiência, com muito amor.

Marcelo Furia Cesar
Amigo e dentista do Fefe, com síndrome de Cri du Chat. Exerço o atendimento odontológico infantil e para pacientes com necessidades especiais com muita dedicação há 30 anos.

Atualmente, a Odontologia tem dado mais atenção às condições genéticas e o acompanhamento individualizado de cada paciente. O profissional realiza uma entrevista minuciosa com os responsáveis, colhendo todas as informações necessárias para a elaboração de um Plano de tratamento e de um Plano preventivo de acompanhamento do paciente para a vida toda. Ressalta-se que nossos pacientes passam por todas as fases da vida e precisam de um acompanhamento odontológico até sua fase senil.

Algumas características da síndrome de Cri du Chat têm relação direta com a Odontologia por afetarem o sistema estomatognático. Os indivíduos com essa síndrome podem apresentar alguns sinais ou sintomas que o cirurgião-dentista precisa conhecer para poder tratar, como:

- Mandíbula pequena (micrognatia);
- Olhos grandes e separados (hipertelorismo), inclinados para baixo;
- Implantação baixa da orelha;
- Dedos das mãos e dos pés parcialmente fundidos;
- Desenvolvimento lento de habilidades motoras e dificuldade na coordenação motora fina;
- Problemas cardíacos e respiratórios graves;
- Dificuldade na realização da higiene bucal;
- Gengivite ou periodontite;
- Cárie;

- Hipomineralização do esmalte dos dentes;
- Protusão da maxila;
- Palato ogival;
- Má oclusão;
- Respiração bucal;
- Alterações cognitivas;
- Déficit intelectual.

Após anamnese e entrevista detalhada o cirurgião-dentista vai definir as formas de tratamento e podem ser de acordo com a Figura 1.

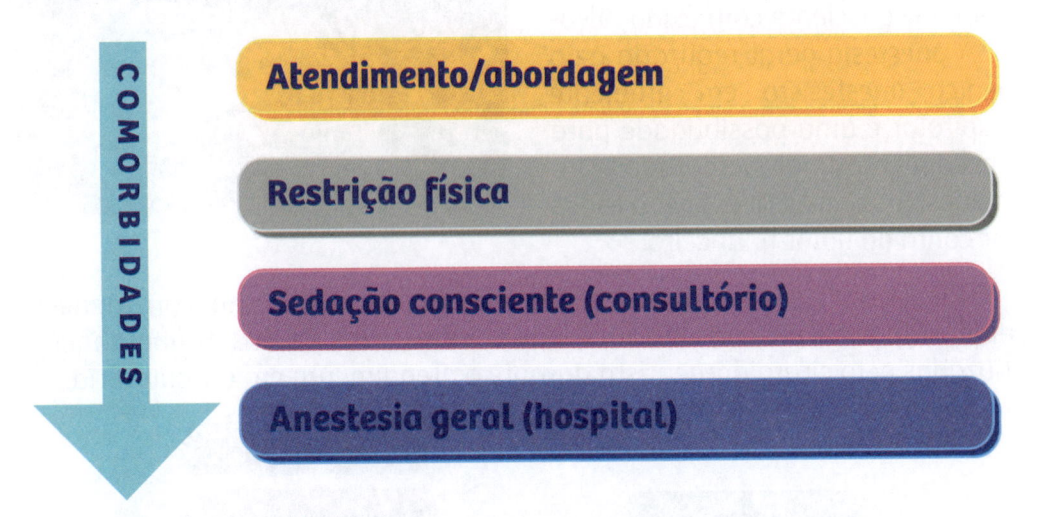

COMORBIDADES ↓
- Atendimento/abordagem
- Restrição física
- Sedação consciente (consultório)
- Anestesia geral (hospital)

Figura 1: possibilidades de atendimento odontológico.

Podemos atender seguindo uma abordagem voltada para o lúdico, com utilização de materiais estruturados, pistas visuais, objetos concretos, vídeos antecipatórios, linguagem adaptada e tudo que o profissional tiver técnica para utilizar. Esse padrão de abordagem é sempre a mais indicada por se tratar de uma ação menos invasiva e possibilitar um processo de educação e aprendizado por parte do paciente com relação às rotinas e procedimentos usuais no consultório odontológico. Veja nas fotos abaixo o Fefe, com 16 anos e com síndrome de Cri du Chat, sendo atendido calmamente, com muita conversa e brincadeira.

A utilização das restrições físicas é indicada para casos de urgência e emergência em que precisamos atuar e não temos colaboração do paciente. Utilizamos estabilizadores próprios para adaptação na cadeira odontológica e necessitamos da autorização dos responsáveis para estabilizar o paciente. As sedações são indicadas desde que o profissional tenha treinamento para utilização e saiba agir em casos de intercorrências durante o procedimento. A respiração bucal contraindica a sedação consciente com óxido nitroso. A anestesia geral realizada pelo médico anestesista em ambiente hospitalar é uma possiblidade para procedimentos mais demorados e invasivos, mas não é acessível a todos por conta do valor financeiro.

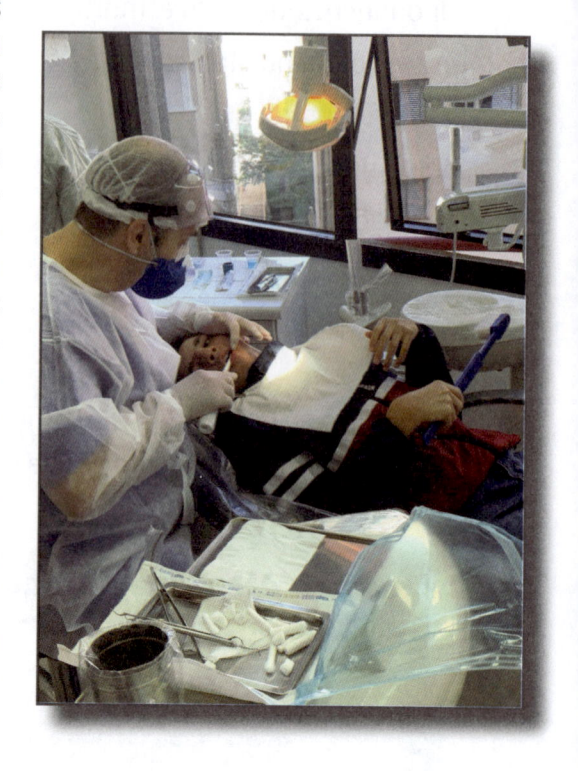

O ideal é realizar prevenção e visitas rotineiras para trabalhar com manejo comportamental em consultório. A Figura 2 mostra as formas de abordagem utilizadas pelo cirurgião-dentista durante o atendimento em ambulatório.

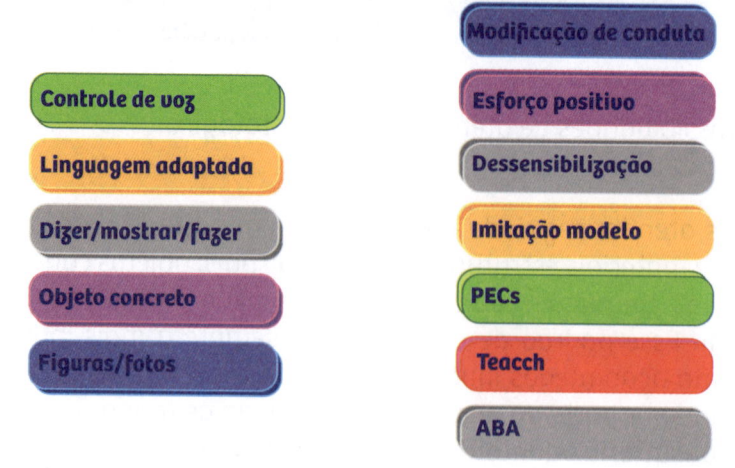

- Controle de voz
- Linguagem adaptada
- Dizer/mostrar/fazer
- Objeto concreto
- Figuras/fotos

- Modificação de conduta
- Esforço positivo
- Dessensibilização
- Imitação modelo
- PECs
- Teacch
- ABA

Figura 2: técnicas de manejo em odontologia para pacientes com necessidades especiais. PECS (*Picture Exchange Communication System*) é um sistema de comunicação alternativa/aumentativa. TEACCH (*Treatment and Education of Autistic and related Communication-handicapped Children*), em português significa Tratamento e Educação para Autistas e Crianças com Déficits relacionados com a Comunicação e ABA (*Applied Behavior Analysis*) – análise do comportamento aplicada.

O cirurgião-dentista especialista em Odontologia para pacientes com necessidades especiais tem o treinamento para acolher o paciente utilizando diversas técnicas desde que estejam baseadas em evidências científicas como mostra a Figura 3. Acreditamos que essa conduta permita estabelecer um vínculo gradual e consistente, possibilitando uma relação favorável entre o profissional dentista e o paciente, respeitando sua capacidade cognitiva e comportamental, e minimizando situações de estresse ou desconforto.

Treinamento do profissional + Conceitos (evidências científicas) = Tratamento ambulatorial

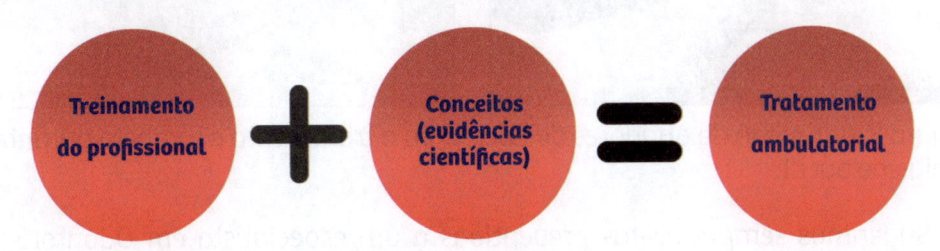

Figura 3: atendimento odontológico ambulatorial.

Para orientação de higiene bucal sugerimos a utilização de pistas visuais e treino de habilidade motora. A terapeuta ocupacional e o cirurgião-dentista podem trabalhar juntos nesse processo, assim como a fonoaudióloga pode contribuir no trabalho de dessensibilização oral (Figura 4).

Em 2018, Zink e colaboradores publicaram um artigo mostrando a utilização de um aplicativo antes das consultas odontológicas a fim de minimizar a ansiedade e dar previsibilidade aos pacientes. O aplicativo é gratuito e ee pode ser encontrado nas plataformas de download de aplicativos pelo nome "Vamos ao dentista?". Os pais podem antecipar toda a rotina do consultório odontológico, minimizando o estresse durante os procedimentos. Nossa missão é facilitar o atendimento, educar sobre saúde bucal, criar vínculos e prevenir doenças.

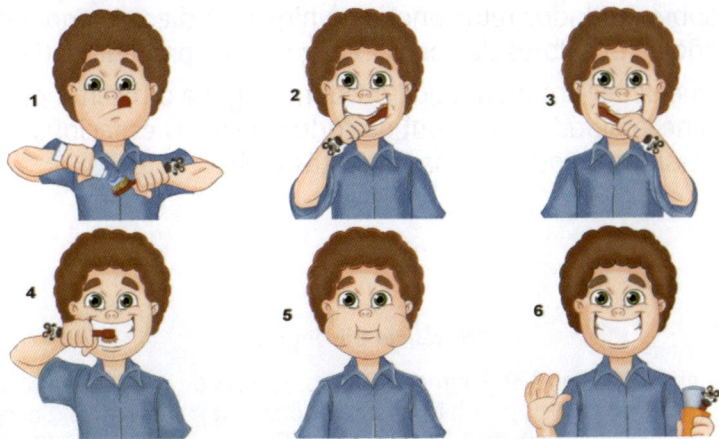

Figura 4: pistas visuais para ensino de higiene bucal.

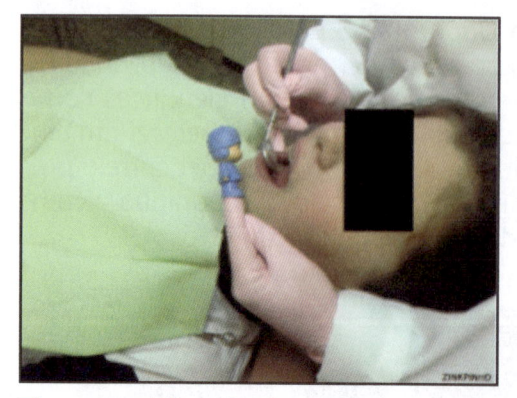

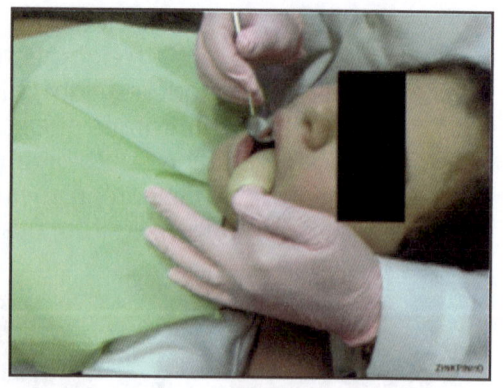

Figura 5: utilização de abridores de boca para o tratamento e também durante a higiene bucal.

Sugerimos sempre visitas preventivas a um especialista em Odontologia para pacientes com necessidades especiais. Para encontrar o especialista, o responsável pelo paciente deve buscar a indicação no site do Conselho Regional de Odontologia de seu estado.

Nenhum tratamento é totalmente contraindicado em pacientes com síndrome Cri du Chat. O cirurgião-dentista irá avaliar individualmente e elaborar um Plano de tratamento que deverá ser apresentado aos responsáveis e eles a fim de eles consentirem para sua a realização. Visto que os pacientes e cuidadores têm dificuldades para manter a higiene bucal adequada devido à falta de coordenação motora fina adequada, recomenda-se que o paciente visite o cirurgião-dentista com mais frequência e siga um programa educativo-preventivo adaptado às suas necessidades.

Dessa forma, o profissional conseguirá manter a saúde bucal do paciente em dia, com limpezas frequentes. Essas visitas também favorecerão o vínculo e o aceite da intervenção. Sugerimos que a visita ao consultório aconteça antes da erupção dos primeiros dentes para que o responsável já receba todas as orientações sobre cuidados relacionados à higiene e dieta, como manipular a boca, utilização de abridores de boca e realização de prevenção (Figura 5).

Por fim, deve-se ter em mente que a Odontologia é a mesma para todos, o que muda é a necessidade individual de cada pessoa. O especialista irá identificar essa necessidade e adequar as consultas à ela.

Referência Bibliográfica

1. Zink AG, Molina EC, Diniz MB, Santos MTBR, Guaré RO. Communication Application for Use During the First Dental Visit for Children and Adolescents with Autism Spectrum Disorders. Pediatr Dent. 2018 Jan 1;40(1):18-22.

PARTE III

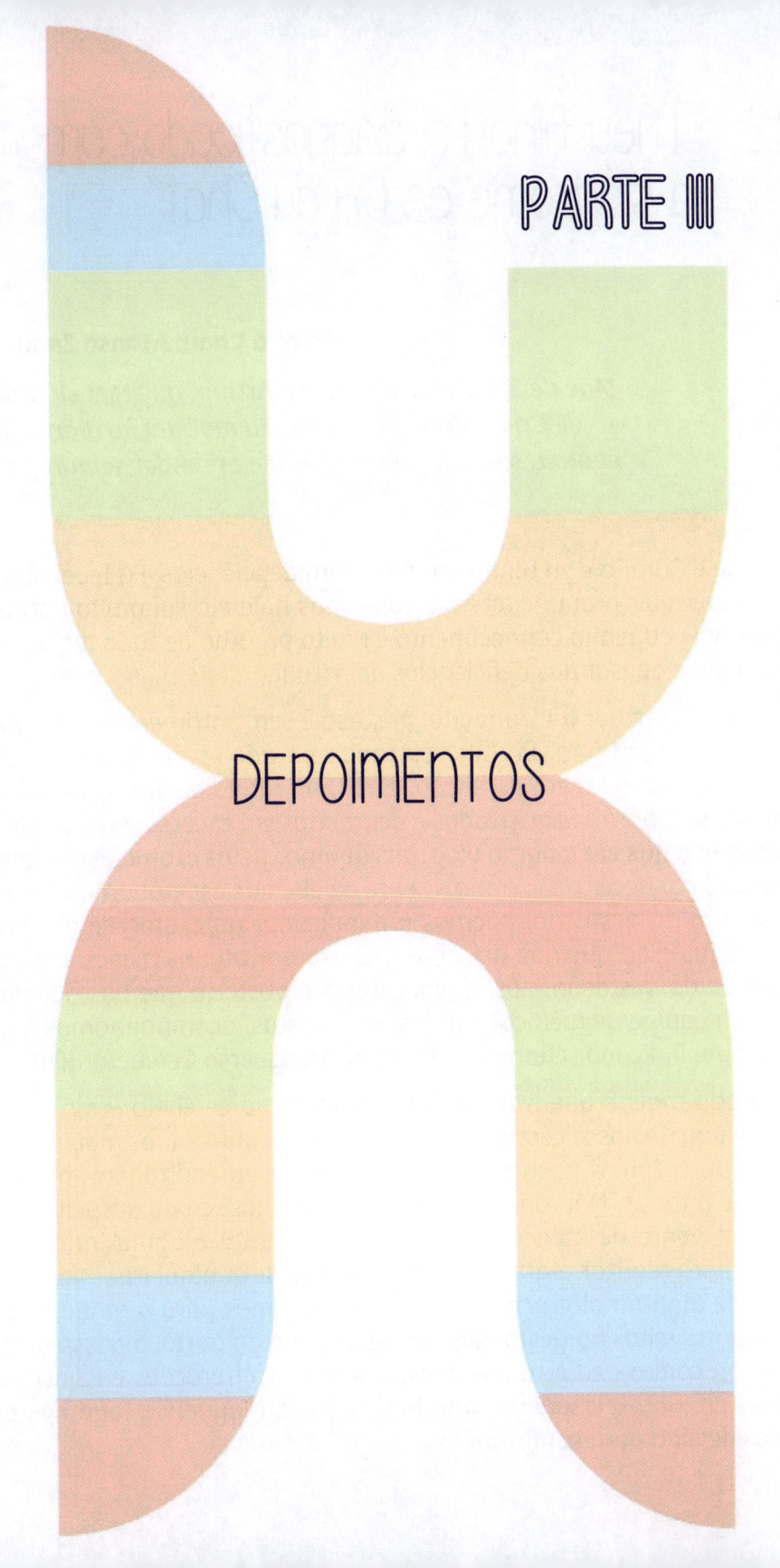

DEPOIMENTOS

12 - "Meu filho foi diagnosticado com a síndrome de Cri du Chat"

Camila Chain Alonso Zampieri

Mãe de 3, sendo o do meio o Arthur, que tem síndrome de Cri du Chat. Tutu é minha motivação diária para evoluir, superar, lutar, ajudar e aprender sempre mais.

Meu nome é Camila e eu tenho um filho com deficiências. Eu levei algum tempo até conseguir pronunciar essa frase, mas hoje ela sai muito naturalmente, pois hoje eu tenho conhecimento e muito orgulho de tudo o que conquistamos com e apesar das deficiências do Arthur.

A gestação do Arthur foi tranquila, gostosa e sem sofrimentos. Na época eu tinha 30 anos, já tinha um filho entrando na adolescência, trabalhava fora e tinha uma carreira em ascensão, com uma rotina bastante intensa de reuniões, viagens, horários apertados e demandas em excesso. Apesar da rotina e da correria que era a nossa vida, ansiávamos pelos exames e consultas pré-natal para conhecer e saber mais sobre o bebê que esperávamos. Em um dado momento da gestação, tivemos um indicador no exame de ultrassonografia morfológica que nos deixou em alerta por alguns meses. Durante quase metade da gestação, nós, o ginecologista obstetra que nos acompanhava e uma equipe de médicos ultrassonografistas, acompanhamos quinzenalmente um indicador chamado Diâmetro Transverso Cerebelar (DTC).

O DTC nada mais é que a medida transversal do cerebelo, uma região importantíssima do nosso cérebro, responsável por controlar os movimentos voluntários do corpo, a postura, a coordenação e aprendizagem motoras, o equilíbrio e o tônus. Não tínhamos nenhum diagnóstico ou suspeita, mas tínhamos um ponto de atenção para todo o pré-natal e aguardaríamos o nascimento para realizar alguns exames e descartar qualquer possibilidade indesejada de alguma alteração com o bebê. Levamos para a maternidade todos os exames feitos na gestação, e antes mesmo do parto, o nosso obstetra conversou com a pediatra plantonista sobre as alterações encontradas nos exames pré-natal, e sugeriu uma Ressonância Magnética logo nos primeiros dias de vida para confirmar.

Arthur nasceu dia 10 de outubro de 2014, às 18 horas e 18 minutos, com 38 semanas de gestação, através de um parto normal induzido, com 2 voltas de cordão no pescoço e 1 nó verdadeiro no cordão. O nosso obstetra ficou surpreso, pois são muitas condições incomuns juntas (mal sabia ele o que ainda estava por vir). Ele nasceu muito bem e imediatamente veio para o colo. Fez xixi na mamãe, depois foi levado para pesar, medir e ser avaliado. Ele era um bebê grande e forte, mas chorava bem fraquinho, e isso causou estranheza nos profissionais.

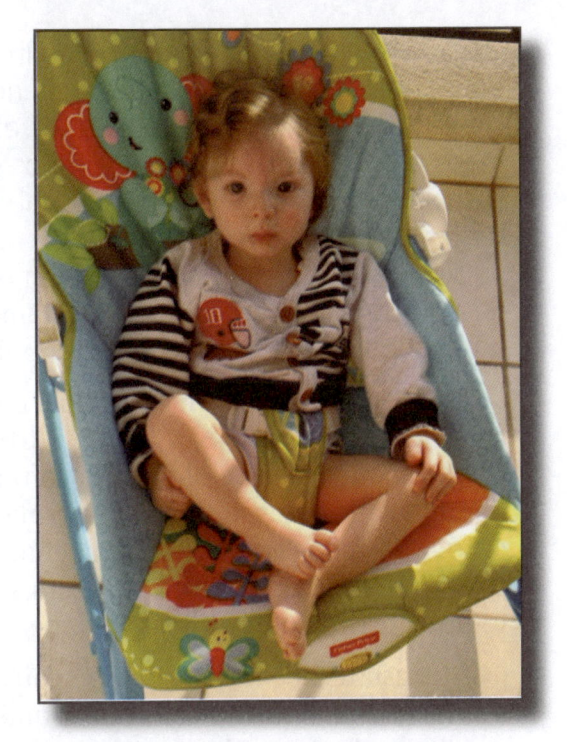

Minutos após o nascimento, ele foi levado para o berçário para observarem o chorinho e para aguardar o primeiro banho, que não chegou a acontecer. Por volta das 23:30, o Arthur teve uma cianose (a primeira de muitas) e foi levado às pressas para a UTI neonatal para receber suporte de oxigênio, onde ficou por alguns dias. No dia seguinte, bem cedinho, a equipe de enfermagem, ao ouvir o chorinho, imediatamente suspeitou da síndrome de Cri du Chat. A pediatra responsável pela sala foi chamada e, após examiná-lo, pediu um exame chamado cariótipo, que foi coletado antes mesmo da mamãe e do papai acordarem para vê-lo.

Nos dias que se seguiram, enquanto aguardávamos o resultado desse exame que sequer conhecíamos, Arthur realizou outros exames e apresentou diversas características e comportamentos que já indicavam a confirmação que logo viria. A ressonância magnética foi o pior dos exames para mim, como mãe. Arthur teve absorção altíssima do sedativo e, ao receber dose para 6 horas, ficou 24 horas desacordado e entubado. Quando despertou, não conseguia respirar sozinho e precisou ficar com o cateter de oxigênio por alguns dias, necessidade que não existia antes do exame. Aquele já era o primeiro sinal das regressões musculares que ele apresenta até hoje.

O resultado da ressonância magnética mostrou hipoplasia cerebelar, que é uma malformação em que o órgão se forma menor do que deveria, malformação de corpo caloso e de tronco encefálico, e hipoplasia de nervo óptico.

Essa hipoplasia cerebelarm confirmada na ressonância magnética, era aquela alteração que encontramos nos exames pré-natais e que ninguém conseguiu identificar ou suspeitar de algo. Com o resultado desse exame em mãos e após avaliar clinicamente o Arthur, a neurologista imediatamente suspeitou da síndrome de Cri du Chat, mas não quis me falar, disse que voltaria para conversar comigo após o resultado do cariótipo. Ela nunca mais voltou. Àquela altura, nós já sabíamos que havia algo de diferente com o nosso pequeno bebê, mas não fazíamos ideia do que podia ser, e nenhum profissional queria se comprometer antes de os resultados saírem.

Com 13 dias de Tutu nascido, saiu o resultado do tão famoso e aguardado cariótipo. Resultado: 46, XY, del (5) (p15) compatível com síndrome de Cri du Chat. Ninguém podia falar nada com a gente a respeito do exame, e fomos obrigados pelo hospital a marcar uma consulta particular com um geneticista. Não conhecíamos nenhum, então aceitamos a indicação do hospital e pagamos por uma consulta com um suposto profissional renomado e absolutamente desumano. Imenso arrependimento.

A consulta aconteceu no dia seguinte, no final da tarde. O médico, um senhor grisalho no alto dos seus 70 anos de idade, examinou o Arthur pelo vidro da incubadora. Olhou, olhou, olhou. Ele não falava nada, não nos olhava, não perguntou nada. Olhava os exames e o menino. Então nos chamou para uma salinha. Lá ele nos deu o diagnóstico: "Seu filho tem uma síndrome rara, que eu conheço desde 1970. Ele provavelmente é o único vivo com essa síndrome no Brasil, talvez exista mais um ou dois".

Sem muita cerimônia ou qualquer delicadeza ele continuou: "Não existem dois casos iguais, eu conheci alguns durante minha vasta carreira. A expectativa de vida é de um ano. Será um ano difícil, cheio de internações e hospitalizações, com muito sofrimento e pouca qualidade de vida para todos. Se com muita sorte ele sobreviver ao primeiro ano, será como uma planta, e não passará da expectativa máxima de 14 anos para meninas e 16 para meninos. Não se apeguem muito a ele, ele não vai viver muito e vocês nunca serão felizes com ele". E foi assim que recebemos o diagnóstico do nosso já tão amado bebezinho.

Eu mal conseguia respirar, imagine raciocinar. Meu marido, que é muito mais tranquilo e um tanto questionador, tentou perguntar algumas vezes sobre vida adulta, expectativas e contatos de outras famílias, mas ele era limado pelo doutor todas as vezes com respostas como "nenhum caso é igual, mas vai ser assim", "é absolutamente impossível que seja diferente" ou "eu tenho mais de 40 anos de experiência com essa síndrome, sei o que estou dizendo".

Desistimos de tentar saber mais naquele momento. Sequer estávamos conseguindo absorver o que nos era dito, não havia como, ou por que, tentar mais. Pegamos "o nosso diagnóstico" e fomos para casa digeri-lo. Não conseguimos trocar uma palavra após a consulta, nem por todo o trajeto de volta para casa ou qualquer outro momento naquela noite. O ar parecia faltar, não havia o que dizer. Foi uma longa noite para nós dois.

No dia seguinte à consulta com o geneticista acordamos bem cedo para voltar ao hospital. Após despertarmos (se é que algum de nós realmente conseguiu dormir alguma coisa naquela noite), nos sentamos na cama e ficamos nos olhando por um bom tempo, ainda sem conseguir trocar uma única palavra. Tudo tinha mudado.

A partir daquele dia, éramos pais de uma criança com deficiência, de um bebê que talvez nem chegasse a ser uma criança um dia. Passaríamos a fazer parte de um mundo completamente desconhecido, sobrecarregado de medos e preconceitos, dúvidas, questionamentos e mais alguns medos.

Não sabíamos o que pensar, o que esperar e nem como lidar com tudo aquilo. Era muita e nenhuma informação ao mesmo tempo. Naquela manhã, quase madrugada, fizemos um trato, um tipo de pacto: Não pensaríamos no futuro. Viveríamos um dia de cada vez, uma batalha de cada vez. Daríamos o nosso melhor para o Arthur pelo tempo que ele pudesse ficar conosco. Os dois concordaram e, assim, seguimos de volta para o hospital para encarar a primeira grande batalha dessa nova vida que era trazer o Arthur para casa.

Nosso olhar para o pequeno era o mesmo de antes, mas víamos o mundo à nossa volta de forma diferente. Ele não tinha mudado, era o mesmo bebê gostosinho, loirinho e curioso de antes. Nós é que mudamos muito após o diagnóstico. Agora eu queria saber mais, eu precisava saber mais. Eu perguntava o triplo, observava cada detalhe e queria aprender tudo. Eu havia entendido que os cuidados de UTI neonatal não seriam algo passageiro na nossa vida, e que eu precisaria saber muito mais para conseguir cuidar bem dele após a alta hospitalar.

Ainda na UTI, comecei a pesquisar muito e ler tudo o que encontrava sobre a síndrome. Tentei não me apegar a informações técnicas, eu queria casos reais e encontrei a Associação Internacional 5p-, que possui uma quantidade grande de materiais, pesquisas e pessoas.

Uma luz se acendeu para mim, uma esperança. Havia vida! Encontrei grupos de famílias e muita informação, mas quase nada em português. O mais próximo do real que eu encontrava eram publicações de pessoas se apresentando e dizendo nomes, cidades e idades de seus filhos. Não era exatamente o que eu queria, mas era muito do que eu precisava. Ali, eu via apresentações e fotos de adultos com a mesma síndrome, me mostrando com sorrisos imensos que era possível viver muito mais que um ano com o meu bebê.

O Arthur teve alta depois de quase 2 meses do seu nascimento, e foi somente aí que consegui procurar e finalmente encontrar algumas famílias no Brasil. Foi somente aí que comecei a aprender de verdade sobre a síndrome. Eu encontrei pessoas que sabiam exatamente o que eu estava passando e o que vinha pela frente. Que falavam a minha língua, entendiam as minhas dores e os meus medos, já haviam enfrentado grande parte das batalhas que eu enfrentaria, e estavam dispostas a me preparar de verdade para elas. Mergulhei fundo, consumi toda informação que encontrei. Deixava de comer e dormir para pesquisar e me informar, entender e conhecer mais sobre a síndrome, sobre o que esperar do nosso futuro.

Ainda nos primeiros meses de vida do Arthur, eu percebi que precisaria saber mais que os médicos, mesmo porque eu já havia entendido na prática que eles sabiam muito pouco sobre a realidade da síndrome. Eu notei que eu teria que ser a detentora do conhecimento sobre o Arthur e sobre a síndrome para trabalhar sempre em conjunto com os profissionais que o atenderiam, mas era muito difícil conseguir informação real. Eu estava conseguindo sair de um buraco de medo e desesperança, sentia que havia muita luz para nós e achava um absurdo tantas mães terem passado pelo mesmo que eu, e saber que muitas ainda passariam.

Aos poucos foi nascendo uma nova Camila, decidida a mudar um pouquinho do mundo, e dedicada a não deixar nenhuma mãe sentir o desespero e a solidão errônea que senti quando pegamos o diagnóstico do Arthur. Eu queria muito ter a oportunidade de falar com aquela Camila daquela época. Eu começaria minha conversa com ela dizendo: calma! Não é nada disso que estão te dizendo, nada do que você tem encontrado em pesquisas e nem o que seus medos têm te trazido. Não acredite totalmente em nada do que ninguém te disser sobre a síndrome.

Você vai encontrar pouquíssimas pessoas que conhecem realmente a síndrome e ninguém conhece o Arthur como você. Não permita que ninguém tente minar suas esperanças. Coragem! Não vai ser fácil, mas vai ser menos difícil do que você está achando nesse momento. Pesquise fora do Brasil, procure outras famílias, o Arthur não é o único vivo no Brasil, como lhe disseram, e você vai aprender muito com a experiência de outras mães, e um dia vai poder compartilhar a sua experiência também. Ele vai andar SIM, vai comer, vai se mexer, e mais importante que tudo, vai sobreviver.

Apegue-se sim, apegue-se muito. Ele vai ser seu segundo bebê delícia, seu segundo menino pestinha, ele vai ser SEU por muito tempo. Durma enquanto pode, você vai ficar sem conseguir por muitos anos. As pessoas vão se afastar, os amigos que você tanto considera vão embora, os parentes vão amar a distância. Não sofra por isso, guarde suas energias, você fará novos amigos e criará novas relações lindas que compreenderão a sua nova vida.

Exercite a sua paciência, você vai precisar dela num nível inimaginável! Dê tempo ao tempo, tudo o que tiver que acontecer, vai acontecer no tempo de Deus e do Arthur, nunca será como você quer. Siga seu coração. Ele sabe muito mais sobre o Arthur que todos os médicos, enfermeiros, livros, pesquisadores e qualquer um no mundo. Quando der medo, vai com medo mesmo, seu coração vai te guiar pelo caminho certo.

Eu queria ter dias para conversar com aquela Camila, queria poder acalmá-la, pegá-la no colo e deixá-la chorar, ela não teve tempo para isso. Para ela e por ela eu escrevi esse texto, que acabou dando voz a muitas outras mães de crianças e adultos com a síndrome de Cri Du Chat, e até mesmo com outras síndromes raras.

"A quebra.

Do cromossomo ou do sonho?

Receber o diagnóstico de uma alteração genética rara é assustador.

O médico não sabe o que te falar, mesmo por que ele realmente não sabe.

A falta de informação leva ao desespero.

Os médicos não conhecem a condição genética apresentada, não sabem o que ela acarreta, muitas vezes nunca ouviram falar.

E aí, como lidar? Como apresentar? O que esperar?

A medicina exige que eles ajam de forma pragmática, sejam diretos, claros e por que não, frios.

Sim, melhor apresentar o pior cenário, para que não sejamos pegos de surpresa.

E é aí que os sonhos são quebrados juntamente com os cromossomos.

É aí que os médicos se esforçam para que você não tenha esperanças. Mas é possível que mães e pais não tenham esperança? Eu acho que não.

Eu já vi casos muito, muito, muito graves, e pais muito, muito, muito esperançosos.

Já ouviu aquele ditado que diz: "Quando eu sou bom, eu sou muito bom, mas quando sou ruim, sou melhor ainda?"

Acho que foi criado para médicos que passam diagnósticos para pais de recém-nascidos com condições desconhecidas. Eles são muito bons, muito mesmo. Chegam a ser cruéis. E a nós pais, o que resta? Ter uma esperança tão forte, que derrote o medo.

Ter sonhos tão fortes que não sejam possíveis de serem destruídos. Ou melhor, não ter sonhos. Não planejar. Grande parte do desespero que vejo em colegas mães vem da idealização da criança durante a gravidez. Dos planos feitos para aquele bebê, que não existe. Do Balé, do casamento, da faculdade, da bicicleta sem rodinhas.

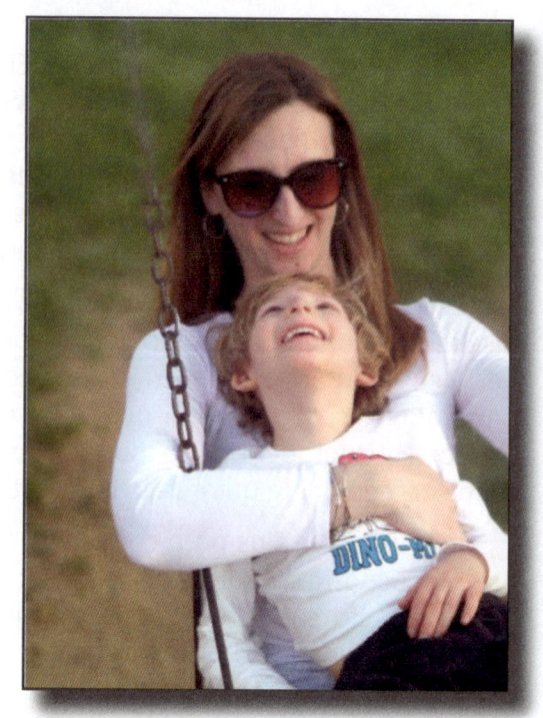

Às vezes o sofrimento de perda desses desejos é maior que a dor do diagnóstico. O amor pelo filho é tão intenso, mas ele vive em conflito com a desilusão desses sonhos criados antes mesmo de conhecer esta nova criança. Existe um termo usado para a fase do diagnóstico: A luta pela perda do filho idealizado. Enquanto não "matarmos" o filho idealizado, não é possível ser feliz com o filho real.

Vivamos então o sonho diário, o momento, o segundo. E daí que o filho da vizinha andou com 10 meses? E daí que o filho da prima já fala 4 línguas? E daí que o filho da amiga faz balé, judô, nada e dá piruetas? Nenhum deles passou por 1 décimo do que o meu passou.

Dói olhar aquela criança no shopping andando e correndo? Dói.

Dói ir na festa de aniversário e não poder soltar a criança no Buffet? Dói.

Dói ver as terceiras pessoas reclamarem de coisas banais que meu filho talvez nunca faça? Dói.

Dói ver as pessoas olharem com dó ou com julgamento? Dói.

Dói, mas passa. Passa a cada barreira quebrada, a cada luta superada, a cada desfio novo.

Nosso foco é outro, nossa realidade é outra, nossos sonhos também precisam ser. Que possamos nos adaptar à vida nova e possamos viver intensamente o sonho de ter um filho especial. Que seja mágico, encantado e maravilhoso, como nunca seria com aquele sonho que não era nosso. Que a felicidade esteja no que é possível e não na idealização. E que sejamos muito felizes apesar de tudo.

13 - "Eu tenho um irmão com síndrome de Cri du Chat"

Paloma Carrilli Ribeiro da Silva

Sou uma das irmãs mais felizes do mundo. Junto do Messias e do Thiago, com síndrome de Cri du Chat, somos um trio infalível. As coisas na nossa vida muitas vezes acontecem sem planejarmos, sem convite e sem preparo. Ter sido convidada para participar desse livro, simplesmente por ser irmã de uma pessoa com síndrome de Cri du Chat foi uma das surpresas mais lindas da minha vida. Agradeço ao meu irmão Thiago por tanto amor, que não me deixa outra saída que não retribuir.

É como dizem... tem frases que a gente não precisaria dar mais detalhes para saber a quem nos referimos. Eu tenho um irmão com síndrome de Cri du Chat é, sem dúvidas, a minha frase! Talvez isso seja pelo fato de eu ser a irmã caçula, então, ter um irmão com a síndrome de Cri du Chat é parte da minha vida, desde o meu nascimento, ou até há mais tempo.

Curioso, porém, é pensar em tudo que essa frase representa. Sempre digo que sou o que sou, muito pelo que meus pais me ensinaram e mostraram, mas, ter a oportunidade de ser irmã de uma pessoa com síndrome de Cri du Chat me faz, sem mesmo que eu perceba, ser uma pessoa mais feliz, mais animada, espontânea e sem tantos julgamentos na mente. Não são apenas momentos fáceis de lidar em locais controlados e com pessoas que estejam dispostas a conhecer o novo e respeitar, mas isso também faz parte de toda a nossa evolução, minha, do meu irmão e das pessoas com as quais nos relacionamos. E ter a capacidade de olhar para tudo isso e aprender, é fantástico!

Vamos lá... deixa eu contar para vocês um pouco de mim e do Thiago, meu irmão com síndrome de Cri du Chat. Meu nome é Paloma, sou a caçula de 3 irmãos... o Thiago é o mais velho, com 7 anos de diferença comigo, depois, veio o Messias com 12 meses menos um dia que nos separa de sermos gêmeos de fato, isso teria economizado muitas respostas dizendo que não somos gêmeos, apenas visualmente muito parecidos, mas isso já seria história para um novo capítulo.

Nós três sempre tivemos um relacionamento muito próximo, como bons irmãos; também tivemos momentos de brigas, chantagens e provocações, mas o amor e respeito sempre estiveram à frente. Lembro-me de quando Messias e eu éramos crianças e queríamos brincar sem o Thi, então, não nos restava dúvida... pegávamos um boneco do Papai Noel, desses que toca música e dança, que o Thiago tinha pavor, e colocávamos em cima da cômoda, para que assim, o Thi nem quisesse chegar perto do quarto onde estávamos brincando. É, trazer essas histórias sempre arrancam sorrisos de uns, gargalhadas de outros, mas também sentimentos de dó e espanto. Mas calma lá, eu não disse que éramos próximos?

Quem tem irmão sabe e quem não tem, certamente já ouviu falar muitas histórias malucas, engraçadas, preocupantes e inspiradoras. Quero aproveitar essa oportunidade para compartilhar com vocês algumas que vivi com o Thi, já adianto, foram tantos momentos que escolher quais escrever aqui não foi uma tarefa simples.

O Thi não é uma pessoa que verbaliza como a maioria de nós, ele pronuncia pouquíssimas palavras, mas se faz entender a todo momento. Ele desenvolveu ao longo da vida seu jeito particular de se comunicar, costumo dizer que, como ele entende tudo o que está sendo falado ao seu redor, faz boas associações com gestos para se expressar. E nós, também aprendemos a entender e mostrar que ele está sendo ouvido – que é o mais importante. Por exemplo, Moma é a forma como ele me chama, e eu só posso dizer o quão agradecida eu sou por ter a chance de conhecer um amor puro, mas tão puro, que eu nem saberia descrever.

Ser irmã do Thi é ter uma vida ouvindo Moma sendo as primeiras e últimas palavras a serem ditas por alguém ao acordar e antes de dormir. Meus pais costumam dizer que vão enlouquecer de tantos Momas que escutam todos os dias, mas para mim, é lembrar a todo momento o quanto ele me ama, simplesmente pelo que sou! Isso é muito louco, sabe? Para mim, para o meu desenvolvimento como pessoa e evolução isso tudo é maravilhoso! Foi com o Thi que, mesmo sem saber, aprendi sobre empatia, respeito, paciência, dividir, sobre chorar minhas angústias e comemorar minhas conquistas, sobre não ter medo de desafios e gostar de competições, que aprendi a me expressar e entender que mais extraordinário do que comunicar, é se fazer entender.

Não sei dizer como tudo isso se formou, esse amor e cumplicidade que temos um pelo outro, quando olho uma foto de quando eu era uma bebê, tirando um cochilo da tarde na cama dos meus pais e o Thi ajoelhado me dando beijinhos e admirando por quase todo o tempo do cochilo, penso que talvez ali foi onde tudo começou. E quando digo que tenho um irmão com síndrome de Cri Du Chat, é muito sobre amor e respeito. Esses são os dois principais combustíveis dessa engrenagem.

Assim, tenho o mais essencial para saber aproveitar e criar momentos de alegria, ao mesmo tempo que lido com os momentos de estresse, falta de controle e até os de falta de respeito de pessoas da vida. Sou muito feliz em dizer que, ao longo desses mais de 30 anos, colecionamos infinitamente mais momentos de alegrias e boas conquistas do que os ruins e de estresse, mas sei que, muitas vezes, são nos momentos mais difíceis e desafiadores que aprendemos boas lições.

Certa vez, estávamos numa loja de roupas de bebê para comprar um presente para o filho que ainda iria nascer de uma amiga. Sempre deixo o Thi confortável para olhar as coisas que interessam para ele, observando para que ele não mexa onde não precisa ou acabe atrapalhando alguém. Eis que uma senhora que aparentava uns 45 anos que estava olhando o Thiago de longe, ao ver que ele estava simplesmente andando em direção à sua filha, pegou ela pelos braços em um movimento brusco e disse para mim: - "tira ele daqui, tira ele de perto da minha filha". Nossa, aquilo foi muito inesperado para mim, já que eu tinha certeza de que o Thiago não havia feito nada e nem causado nenhum desconforto para ninguém.

Num segundo de impulso, lembro de apenas ter falado: - "Eu não, tira você a sua filha e sai daqui com esse tom de preconceito, sua ridícula". Hoje, dou risada quando conto essa história, mas essa situação realmente me marcou. Sei que não somos obrigados a estar de bom humor todos os dias e a realidade da maioria das pessoas é não ter tido oportunidade de contato com pessoas com deficiência, logo, muitas vezes, o novo e desconhecido causam desconforto.

Mas ser mal educado e desrespeitoso não pode ser o caminho para nenhuma insegurança ou falta de conhecimento. Esse episódio e os ensinamentos de uma amiga, mãe de alguém com Cri du Chat, fazem-me refletir o quanto sou também responsável por tornar cada experiência externa à minha casa, uma experiência positiva para mim, para o Thi e para as pessoas que interagimos. Assim, da próxima vez que essas pessoas encontrarem pessoas atípicas, será muito mais positivo, sem dúvidas, para todos.

Falando em experiências boas e momentos de infinitos sorrisos, lembro-me de todos os anos que pudemos passar as férias em nossa casinha da praia. Nossa, quantas histórias colecionamos nas deliciosas praias de Barequeçaba e Guaecá! Meus pais construíram a nossa casa quando eu ainda nem existia.

Desde que me lembro, vamos para São Sebas, como chamamos carinhosamente a cidade de São Sebastião no litoral norte paulistano. Já na minha adolescência, certa vez meus pais apoiaram a ideia de levar uma amiga, a Lara, para passar uns dias conosco. Aquela foi apenas a primeira de muitas viagens com amigos nos acompanhando. As minhas amigas do colégio e os amigos do trabalho do Messias se tornaram uma turma única e parte da nossa família. Todos são superamigos do Thi também! Fomos à praia, fizemos luau, fomos a shows e até curtimos carnavais juntos em São Sebas.

Uma das histórias mais ilustres foi quando perdemos o Thiago na rua da praia em pleno carnaval! Vocês podem imaginar o que foi o meu pai vindo perguntar para nós onde estava o Thiago, já que ele estava sob nossa atenção. Porém, num momento de "guerra" de espuma entre os meninos e as meninas, nos distraímos e perdemos o Thi.

Tenho certeza de que todos irão contar essa história rindo, mas na hora, foi um desespero só! Cada um saiu para um lado buscando encontrá-lo, até que, finalmente, o Samir, nosso querido amigo, volta com o Thi dizendo que ele apenas havia ido passear com 2 garotas que passaram caminhando por nós. Elas já conheciam o Thiago de outros anos ali na rua da praia, então, imaginaram que teria alguém por perto ou vindo atrás dele logo.

Essa é uma clássica história que conto quando digo que tenho um irmão com síndrome de Cri du Chat, mas a história que vou contar agora é uma das viagens mais lindas que fiz até hoje. Desde que o Thi teve oportunidade de ir para a Argentina com a escola, ele ficou fissurado em viajar de avião (nada bobo esse menino, não é mesmo?).

Fui com ele para o parque do Beto Carreiro, e antes de continuar vou fazer uma pausa aqui. Não tenham dúvidas de que, muitas vezes, saímos de casa com tudo planejado, cada etapa do passeio, até mesmo quando é apenas uma volta no quarteirão. Mas, é muito comum que as coisas não saiam tudo como planejamos. Nessa ida ao parque do Beto Carreiro, eu havia planejado que conheceríamos praticamente todos os brinquedos, pois eu sabia que o Thiago gostava de parque de diversões, não à toa eu havia decidido levá-lo até lá. No entanto, quando chegamos e passamos pela ala dos cavalos, o Thi simplesmente não quis mais sair de lá.

Não havia o que eu dissesse ou mostrasse. Para não dizer que ficamos só lá, consegui que a gente saísse para almoçar e para fazer o passeio de trem, mas apenas porque garanti que teria cavalo também. Resumindo, foram 2 dias inteirinhos vendo cavalos nas baias. Nessa ocasião, o Thiago estava um pouco abalado emocionalmente pela morte de uma tia muito querida dias antes de viajarmos.

Por outras vezes, tivemos que mudar os planos pelo comportamento inadequado do Thi. Todas as vezes que saio com ele, eu explico o que faremos e como serão as coisas e pessoas que encontraremos; isso para ajudar com a ansiedade dele, para que vá lidando com as emoções aos poucos e não deixe para sentir tudo de uma vez.

Sei que, por vezes, ele quer se expressar e não consegue, e isso o irrita, mas também não posso me deixar enganar quando é pura birra e vontade de testar o nosso limite. Já perdi a conta das vezes que chegamos ao local pretendido, e após algumas cenas de mau comportamento e sem vontade de colaborar, tivemos que voltar para casa.

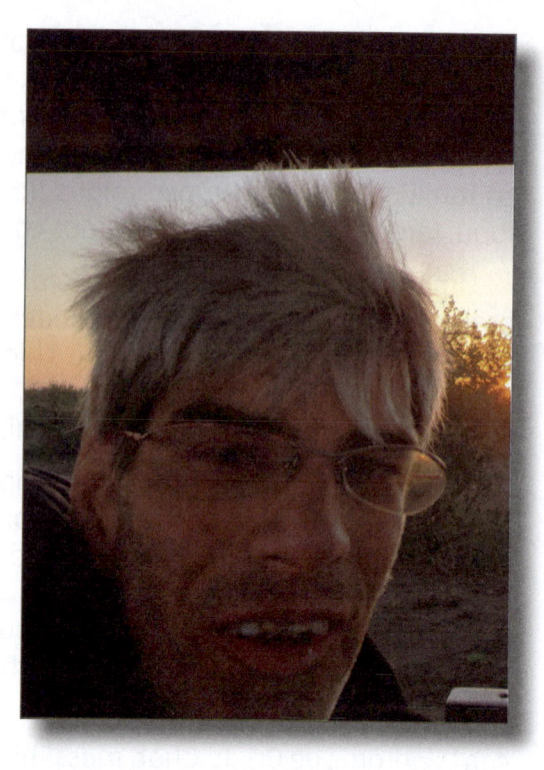

Afinal, comigo não tem essa de ameaça, falei que a próxima é casa, não tem jeito. Voltando para os passeios... depois visitamos as Cataratas do Iguaçu com ele e meus pais, foi então que pensei... poxa, onde seria bacana levar o Thi, que ele pudesse aproveitar, que fosse de fato uma viagem para ele? Foi aí que tive uma ideia louca, sugeri ao meu esposo Rafael e ele topou na hora. Vamos levar o Thi para um safari na África.

Sempre assistimos muitos programas de animais e vida selvagem na televisão e o Thi sempre amou. Sabe imitar todos os bichos e até o comportamento deles na natureza. Foi uma viagem curta, 7 dias ao todo, entre safari, traslados e a visita à praia dos pinguins, mas o suficiente para eternizar a raiz aventureira que existe no Thi.

Ele estava tão animado e ansioso que não pregou o olho por nem um minuto no voo da ida. Foram 10 horas e nenhum cochilo. Desembarcamos e pegamos um transporte que nos levou até o safari, 4 horas de carro e, novamente, nenhum cochilo do Thi!

Chegamos finalmente ao resort, um lugar lindo, no meio da África do Sul. Já com o time da recepção, em menos de 10 minutos que havíamos chegado o Thiago percebeu que não estávamos falando português e fez então a primeira associação que, ao meu ver, foi fantástica.

Disse "oi" puxando os olhos para o lado, como que imitando japoneses, para a moça que estava nos mostrando as acomodações. Algo como "se ela não está falando português, só pode ser japonês para ser assim tudo enrolado".

Seguimos na mesma tarde para o primeiro safari. Eu havia explicado que nós não tínhamos tido jamais contato tão próximo com animais, mas que o Thiago entendia tudo o que eu dizia e que, provavelmente, na primeira vez que visse algum animal, iria querer imitar com sons para me dizer que estava vendo de fato o animal.

A moça me respondeu com receio e preocupação dizendo que,k se ele não pudesse ficar quieto e seguir as recomendações do motorista, nosso guia, que ele não poderia ir, pela segurança dele e dos demais no veículo; já que não poderiam garantir que os animais não se estressariam ou estranhariam a reação dele.

Eu entendi o ponto dela e até concordei, mas pedi compreensão e que pudéssemos tentar uma vez, pelo menos. E assim foi feito. O guia iria com o carro não tão longe para encontrar algum animal e sentirmos a reação do Thi. E ele foi maravilhoso. É como digo, as pessoas com síndrome de Cri du Chat são muito mais inteligentes do que imaginamos. Claro que ele viu o elefante e começou a imitar, como imaginei, mas bastou repetir duas vezes que ele precisaria ficar quietinho, que ele entendeu. E por mais que alguém não acredite em anjos da guarda, eu digo que o Thi tem alguns bons.

Nessa viagem, vimos elefantes, zebras, rinocerontes, veados, pumba, crocodilos, pássaros, macacos, chita e, não poderia faltar, o espetáculo dos leões e leoas. Vimos de tão pertinho que o Thiago até sentiu medo do leão. Todas as tardes ele admirava os elefantes beberem água na nascente bem próxima ao nosso chalé. Resumindo, já estava o melhor amigo do "Dumbo" e fazia questão de contar isso para todas as pessoas que ele encontrava. E nada de errado aconteceu.

Ah, e lembram que eu disse que o Thiago tinha percebido que estávamos falando em outra língua? Pois bem, se estávamos falando de uma forma diferente e as pessoas estavam nos entendendo, ele pensou, porque então eu também não falo diferente? Assim eles vão me entender! Acreditem vocês ou não, o Thiago começou a falar em outra língua.

Claro, do modo dele, sem verbalizar, mas de uma forma que eu simplesmente não conseguia compreender, e ele estava certo que estava falando com as pessoas estrangeiras na maior naturalidade! Falava com os garçons, outros turistas, com o guia do safari. Foi muito divertido.

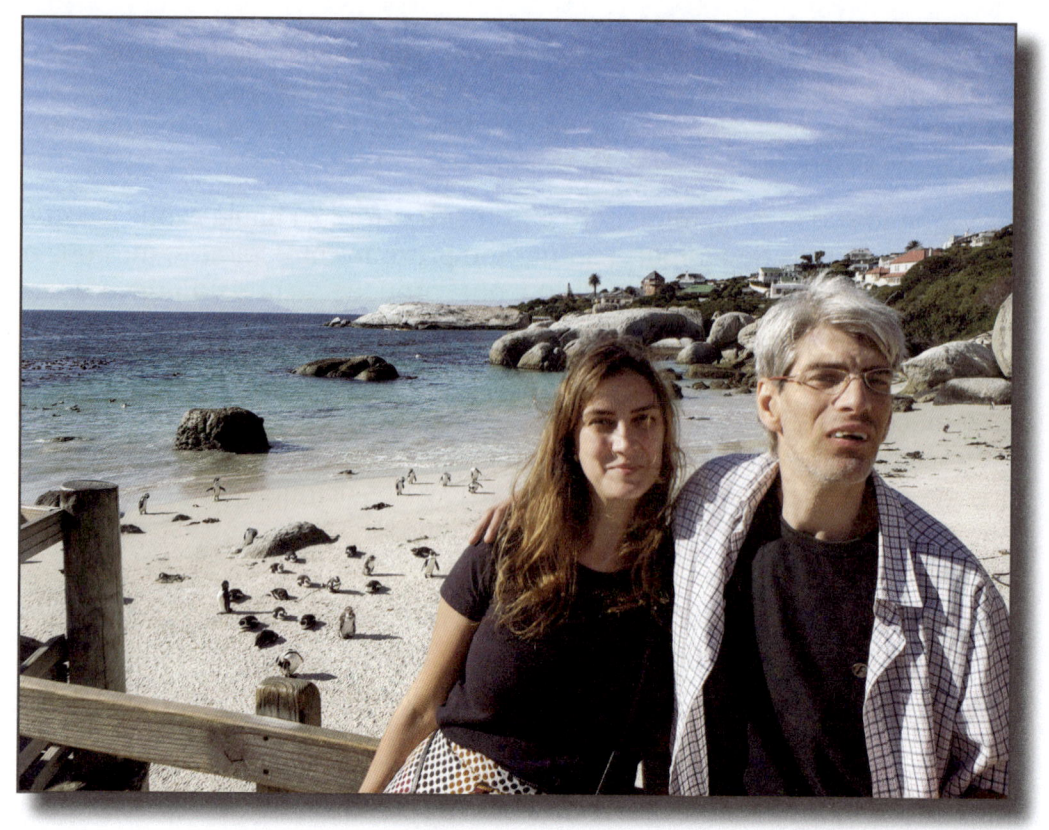

E por fim, aprendeu a falar "Hello".

Mesmo com a barreira da língua, encontramos pessoas simpáticas e que em momento algum sentiram que o Thiago atrapalhou o passeio delas. Desde o primeiro dia, era tão natural o modo como estávamos agindo com o Thiago, que muitas pessoas apenas realizaram que ele tinha alguma deficiência quando de fato ele decidiu ir falar com elas.

Na volta do safari, a caminho da praia dos pinguins, o Thiago já havia aprendido outra lição, cochilar no carro era bom! Fizemos uma parada de uma noite na capital sul-africana e de lá seguimos para Cape Town, visitar a praia Boulders beach. Foram 2 dias muito gostosos, acordamos cedo, tomamos café no hotel e seguimos para a praia. Não são praias para se banhar, mas sim para conhecer e apreciar os pinguins. O Thi adorou. Até hoje, ele brinca que o Rafael anda igual aos pinguins.,

Finalmente foi hora de voltar para casa. No aeroporto, haviam feito nossas marcações de assento separados, Rafael num lado, eu em outro e o Thi em outro. Eu, com toda calma, fui explicar que não poderíamos viajar assim, que justamente o Thiago estava com passagem diferenciada para pessoas com necessidades específicas em voo e que não poderia viajar sem acompanhante perto.

Detalhe: enquanto eu explicava tudo isso, o Thi estava ao meu lado no guichê. A atendente da companhia aérea aparentemente ignorou tudo o que eu disse e falou que apenas teria assentos juntos se eu pagasse a mais para isso, que o voo estava cheio.

Eu, novamente expliquei o caso para ela e disse que não pagaria nada a mais por isso. Ela insistiu que não tinha o que fazer. Então, eu agradeci e disse que ok, no avião, os comissários de bordo e piloto teriam que dar um jeito de conseguir pelo menos 2 poltronas juntas, despachamos as malas e fomos embora.

Tínhamos ainda alguns minutos antes de ir para a área de embarque, então fomos rodar o aeroporto para o Thi comprar lembrancinha para os nossos pais. Eis, que chega correndo a atendente da companhia aérea, toda preocupada dizendo que havia conseguido poltronas juntas. Eu simplesmente agradeci e seguimos nosso caminho.

Ela não se contentou, veio até nós e fez questão de nos acompanhar até a área de embarque, garantindo nosso embarque preferencial. Pediu desculpas pelo "mal entendido" e agradeceu nossa compreensão. Com isso, quero me despedir de vocês, leitores e leitoras queridos, e dizer que sempre teremos momentos bons e ruins, mas minha dica é: sempre devemos nos concentrar-nos momentos bons e em todas as experiências felizes que vivemos com nossos Cri du Chat.

O amor deles e todo o carinho conosco é uma das coisas mais intensas e prazerosas de nossas vidas, até nas vezes que demonstrados por um puxão de cabelo ou um beliscão, por não conseguirem expressar de outra forma que estão com ciúmes e querem nossa atenção todinha para eles.

14 - "Desafios na adolescência e idade adulta"

Paloma Carrilli Ribeiro da Silva

Sou uma das irmãs mais felizes do Mundo. Junto do Messias e do Thiago, com síndrome de Cri du Chat, somos um trio infalível. As coisas na nossa vida muitas vezes acontecem sem planejarmos... sem convite e sem preparo... Ter sido convidada para participar desse livro, simplesmente por ser irmã de uma pessoa com síndrome de Cri du Chat foi uma das surpresas mais lindas da minha vida. Agradeço ao meu irmão Thiago por tanto amor, que não me deixa outra saída que não retribuir.

Este capítulo foi escrito por mim, Paloma, irmã de uma pessoa com síndrome de Cri du Chat (CDC), mas contém também bastante influência da minha família, principalmente de minha mãe e das memórias dos relatos contados pelo meu pai.

Quando penso nos desafios da adolescência e idade adulta, a primeira coisa que me vem na mente são as vezes que minha mãe se preocupou com a aparência do Thiago. Por ele não ter mais aquela "aparência fofa" de uma criança, com isso, o receio de preconceito e um sentimento de que o Thiago poderia "assustar" as outras crianças. Isso é muito louco! E eu, como irmã, sempre tive um jeito mais leve de lidar com o Thi. Mas, tenho certeza de que todas as mães e pais que lerem este capítulo irão se identificar e se reconhecer nos pensamentos e aflições dos meus pais.

É fato comprovado que muitas vezes as crianças não entendem o porquê de um homem já grande e "adulto" querer brincar no balanço ou gira-gira do parquinho. Aqui, é um pouco das escolhas que fazemos todos os dias e não tem certo e errado, se a gente fosse seguir a preferência do meu pai por exemplo, levaria o Thi muito menos aos parques para brincar quando lá tivesse também outras crianças. Meu pai, pelo amor infinito pelo Thi, sempre quis preservá-lo de situações de constrangimento, isso sempre parecia a melhor ideia. Já eu não penso assim, acho que é muito importante tanto para o Thi, quanto para os demais terem essas interações, e quanto mais, melhor.

Não é fácil para os pais e imagino que seja cansativo todas às vezes ter alguma situação em que seja necessário explicar o que ele tem, que ele apenas está querendo brincar como uma outra criança qualquer e ver que, algumas vezes, as crianças vão ignorar a presença dele ou tirar sarro. E que os pais, por sua vez, não farão nada para mudar isso, ou pior, farão questão de levar seus filhos embora para justamente não interagir com uma pessoa diferente para eles.

E isso deve doer para uma mãe e um pai... não tenho palavras para descrever isso, mas meu sentimento é que sempre vale a pena levá-los para conhecer o mundo, mesmo que o mundo seja um passeio pelo quarteirão de casa! Ter o reconhecimento dos nossos filhos, irmãos... por um sorriso, um abraço e um beijo é tudo o que precisamos para sentir que estamos no caminho certo. Outro aspecto tenso e que costumamos ouvir questionamentos é em relação à sexualidade.

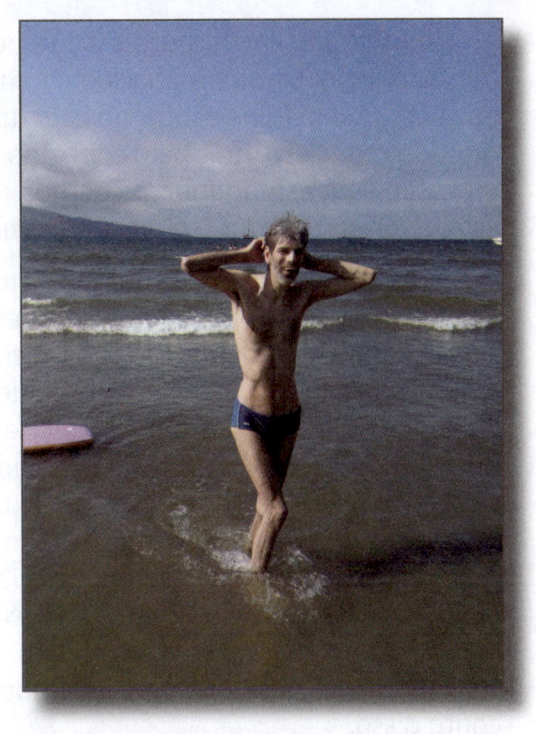

O Thi está com 42 anos, um dos CDC mais velhos no Brasil. A nossa experiência em casa foi de não incentivar o sentimento de sexualidade dele. Sim, ele sabe a diferença de um beijo de irmãos, amigos, família e um beijo de namorados ou com "malícia". Ele já assistiu novelas conosco, e viu alguns clipes musicais com danças bem provocantes, afinal, quem tem amigo, tem tudo.

E os nossos amigos fazem questão de mostrar essas "sacanagens" para o Thi. E ele percebe o tom de brincadeira. Mas, nunca passamos disso. Um bom exemplo é que ele adora ouvir e ver os clips do antigo grupo de axé "É o Tchan", imita as dançarinas dançando, mas sem malícia alguma.

Existem manhãs que ele acorda excitado, mas logo que entramos no quarto dele (ele dorme sozinho em seu quarto) ele logo se recompõe, e seguimos como se nada tivesse acontecido. Então, acho que fisicamente ele passa por vontades como qualquer homem, mas como não é incentivado ou provocado, acaba que fica por isso mesmo.

A minha percepção para esse tema é que, no geral, são as pessoas que têm a malícia. E não é instintivo entender que ele está, por exemplo, dizendo para alguma menina sentar no colo dele não porque ele queira alguma coisa maldosa com isso, mas pelo contrário, muito provavelmente ele vá dizer que a pessoa está esmagando as pernas dele e fazer "manha" para alguém que esteja por perto, para "salvá-lo" de ser esmagado.

Com isso, tentamos ensinar para ele que algumas brincadeiras que ele faz em casa não pode fazer com outras pessoas. Bater na bunda para dar bronca é uma delas... ele costuma fazer isso em casa, com todos nós, minha mãe, eu, meu esposo, sobrinho... é a forma que ele diz que a pessoa fez algo errado, vai levar bronca e apanhar... ok, pode ser que tivesse sido melhor jamais ter alimentado esse raciocínio e ter cortado isso desde a primeira vez, mas cada conquista e associação que ele faz é tão incrível que, por mais bobo que pareça, é motivo sim de comemorar e mostrar que ele fez entender a mensagem que estava querendo passar. Então, vez ou outra, rola uns tapas em bundas de pessoas de fora de casa, e aí, não tem jeito, o que nos resta é estar próximo, pedir desculpas e explicar o contexto. Normalmente, fica tudo bem. Não me recordo de um caso que tenha gerado mais constrangimento ou brigas por conta disso.

Outra situação comum, é quando casais de amigos ou parentes estão conosco e o Thiago dá beijo no rosto da mulher, olhando para o homem e dizendo que este ficará bravo, com ciúmes e que vai dar porrada no Thi. O Thi faz isso por pura diversão e provocação, mas é uma provocação diferente de quando ele quer testar os limites de paciência, por exemplo. Nos casos do beijo, ele quer interagir com o casal e essa é uma forma que ele encontrou para brincar. Mesmo assim, instruímos o casal a brincar um pouco e depois não insistir na mesma brincadeira... sempre é bom cortar e desviar a atenção para qualquer coisa que pareça um impulso... se não, o Thiago vai ficar por horas querendo brincar de provocar com o beijo no rosto (por conta do espectro autista); não por ser essa brincadeira especificamente, mas no geral, brincar por horas seguidas da mesma coisa costuma cansar a gente.

Em 2010, o Thiago participou de sua primeira viagem totalmente sem os pais ou algum parente! Foi convidado pela Federação das Entidades de Educação Terapêutica e Terapia Social de Orientação Antroposófica no Brasil a participar do I Congresso Ibero-americano para Jovens e Adultos com Deficiência no Brasil – Liberdade no Caminhar da Vida. Foram quatro dias em Bertioga (SP), apenas com os professores e terapeutas envolvidos no projeto. Como o Thiago estava muito bem acostumado com praia, meus pais o deixaram ir sem hesitar.

Foi uma experiência muito bacana para nós, família, e, principalmente, para o Thi. Ele sempre gostou de ter os momentos e compromissos dele e esse era, sem dúvidas, o auge de sua independência.

Mais tarde, em 2014, foi a vez de ser convidado pelo *El Movimiento de Pedagogia Curativa Y Terapia Social de Argentina* como um dos representantes brasileiros para o *IV Congreso Latinoamericano para Jovenes y Adultos com Capacidades Diferentes*, "*La Amistad En El Camino Del Ser Humano*". Uau, essa foi bem intensa, afinal, como seria o Thiago viajar de avião, sem nenhum de nós por perto, sem ter alguém da família que estivesse no momento do banho, de se arrumar, de dormir. Enfim, muitas incertezas e inseguranças.

Lembro que na época eu fiquei muito animada e queria muito que o Thiago fosse. Ele estaria o tempo todo com um professor que iria para lhe acompanhar, logo, para mim e para minha mãe, era o necessário. Mas entendi o sentimento do meu pai, que lógico, os pais possuem diferentes preocupações que uma irmã. Fico feliz em dizer que o convencemos e, assim, iniciamos todo o processo para a viagem, pedido de passagem com direito a acompanhante, vacinas necessárias, roupas, tudo. Foram quatro dias de viagem, mas a despedida no aeroporto era digna de mais de mês de saudade!

O querido professor que o acompanhou nos disse que o Thi foi ótimo, participou de todas as atividades e encantou a todos! Sempre muito animado e participativo. Alimentou-se bem, tomou banho e se virou muito bem em todas as atividades. Para a nossa surpresa, até dormir ele dormiu bem. E isso nos fez acreditar que, de fato, ele havia amado a experiência e aproveitado cada minutinho, que na noite, não restou energia para outra coisa, a não ser dormir. Aliás, um detalhe: ele tirava sua mochila das costas apenas para dormir.

Essas duas experiências de viagens independentes nos fizeram ver o quão são importantes - as escolas, os professores, terapeutas ocupacionais, fisioterapeutas e tantos outros profissionais - que interagem com as pessoas com síndrome de CDC ou com qualquer outra necessidade específica. Por mais amor, carinho e boa vontade que tenhamos em casa, nem sempre somos tão preparados para oferecer as melhores técnicas a eles. Além disso, é saudável aos pais e às pessoas que têm mais contato com a pessoa com síndrome que tenham o tempo para si próprias. Que possam também ter algumas horas do dia para cuidarem de si. E, muitas vezes, os momentos de escola ou terapias são os únicos momentos de "descanso" ou de responsabilidades inerentes.

Para o Thiago, é notável o quanto ele gosta de ter sua rotina na escola, nas terapias e atividades que passou ao longo da vida. Ele se sente feliz e mostra com orgulho as atividades que fez durante as aulas.

Isso é também parte do desenvolvimento e da independência dele. Penso que, talvez, sem todo esse contato e preparo, ele não se sentisse tão bem longe de nós e confiante para encarar os desafios da vida. Quando penso em todas as professoras e professores que ele teve (desde que me lembro), é impossível não abrir um sorriso no rosto e não escorrer uma lágrima de saudades.

Foram tantas pessoas incríveis, amizades que seguiram para a vida! Como eu era feliz em poder estar junto com o Thi e fazer parte das escolas por onde ele passou... cada bingo beneficente, cada festa junina para arrecadar recursos para que as escolas fossem mantidas, foram incríveis e amei cada momento em que pude aprender com cada profissional e sentir o amor de cada criança que estudava nas escolas (todas elas). Se participar de uma festa junina de uma criança típica é bom, convido vocês a participarem das festas e eventos das escolas das crianças atípicas e sentir todo o amor que tem no ar!

Por fim, o próximo relato traz um pouco da experiência recente que tivemos de um acidente doméstico com o Thiago. Digo experiência recente, porque durante a vida, o Thi teve algumas imobilizações por torções ou fratura no pé e teve também algumas internações por pneumonia. Mas esta que vou trazer aqui aconteceu na virada do ano 2017 para 2018. Algumas horas antes da meia noite, nosso irmão e meu sobrinho estavam brincando de pega-pega com o Thi, foi quando o meu irmão me chamou com um grito lá do térreo, no prédio em que nossos pais moravam. Ele disse, "Pá, vem aqui, porque acho que o Thi torceu o pé e não está conseguindo colocar no chão". Lá fui eu, e quando cheguei, o Thi sempre brincalhão estava rindo da situação quando eu dizia que ele havia caído.

Levamos ele para o apartamento, fiz massagem no pé, para ver se ele iria reclamar de dor ou se tinha algum ponto que incomodava mais. Tentamos fazer com que ele andasse, mas, como ele estava mancando, achamos por bem não forçar e ver como estaria na manhã seguinte – já se passava das onze horas da noite nesse momento, então preferimos não o levar ao hospital naquele horário, às vésperas da virada de ano.

Na manhã seguinte, o pé do Thi não estava inchado, mas ele ainda não conseguia firmar o pé para andar. Tomamos café e fomos ao pronto-socorro. Quando fomos atendidos, o médico havia praticamente descartado uma fratura, já que, se tivesse mesmo fraturado algum osso, ele não estaria deixando a gente mexer nele de dor... Mas, para ter certeza, fomos fazer raio X. Como ele detectou que no pé não havia nada e pelo nosso relato da queda, a suspeita foi quadril ou fêmur. Pois bem, fizemos o primeiro raio X e o médico na hora pediu para refazer.

Achamos estranho, mas nessa hora o médico queria mesmo apenas ter certeza. Foi com o segundo raio X que essa certeza chegou. O Thiago havia quebrado o fêmur. Na verdade, tecnicamente não saberei dizer exatamente o que ele quebrou, mas para os leigos, foi a cabeça do fêmur. Nesse momento o médico nos disse "o Thiago precisa ser internado agora, com urgência para que a gente o direcione para a cirurgia o mais breve possível". Nossa, aquilo foi um susto para todos nós, afinal, em menos de duas horas passamos de um, "não deve ter sido nada grave" para um "teremos que fazer uma cirurgia o quanto antes".

A equipe médica foi muito bacana e, pela condição atípica do Thiago, tiveram todo um cuidado de debaterem bastante o caso e as possibilidades para que não restassem dúvidas que a cirurgia era o melhor caminho. Após dois dias o Thi foi operado, colocaram uma prótese e daí veio a parte mais desafiadora: 90 dias sem pensar em colocar os pés no chão.

O Thi fica ansioso quando não consegue compreender direito o que está acontecendo e nosso pai já tinha sentido bem isso naqueles dias no hospital – o Thi simplesmente não queria dormir. Brigava com o sono que nem os médicos acreditavam; não havia calmante que fizesse ele pegar no sono. Como seriam 90 dias em uma cadeira de rodas?

Já na primeira noite em casa, meus pais arrumaram os quartos e colocaram o Thiago para dormir junto com eles, no mesmo quarto as três camas. Assim, poderiam estar mais próximos e atentos a qualquer movimento... A minha mãe acordou com o barulho da descarga, olhou para o lado da cama para certificar que o Thiago estava bem e quando percebeu, quem estava no banheiro não era o meu pai, e sim o Thi. Ela deu um pulo da cama que até hoje não sabe explicar... pegou ele no colo e com todo o tumulto, meu pai acordou e juntos colocaram ele na cama novamente.

A manhã seguinte foi a maior tensão, até levarmos ele ao hospital para fazer um novo raio X e ver o que aquela levantada poderia ter causado. Pensar em uma nova cirurgia naquele momento era desesperador.

Para nossa felicidade e por Graça Divina, o médico nem sabia explicar como, mesmo ele tendo dado alguns passos, a movimentação dos parafusos havia sido mínima e que, por hora, não seria motivo para uma nova cirurgia, mas que de fato, apenas o tempo saberia dizer o que seria necessário. Ele pediu para reforçarmos o cuidado, pois agora, qualquer movimentação forçada dos parafusos seria catastrófica.

Finalmente, conseguimos passar por essa fase e tudo isso nos mostrou o quanto o Thiago é resistente à dor e o quanto o seu organismo é capaz de se recuperar. Mais do que nunca, vimos que com amor e muita paciência, as coisas se encaixam e tudo segue em frente.

15 - "Meu neto tem síndrome de Cri du Chat": o relato de avós fora de série

Helena Bárbara da Silva Xavier

Sou avó do Fefe, meu primeiro neto. Minha obra de arte tão especial e muito amada.

Maria Lucia Caló Doria

Senti muita força para poder ajudar o Fefe nos primeiros anos de sua vida. Foi muito gratificante. Anos depois, mais um netinho, o Caio. Essa dupla é minha alegria de viver.

Maria Salete Quintana Nunes

Tenho 54 anos e uma filha que me mostrou que amor não tem medida. Se eu julgava amá-la mais do que tudo, caíram por terra minhas verdades ao ser avó do Otto, uma criança com uma luz que nos norteia desde que chegou em nossas vidas.

Relato de Helena, avó paterna do Fefe

Quando nosso neto Luís Fernando (Fefe) nasceu em 2005, nós morávamos em Brasília. Posteriormente, nos mudamos para São Paulo para ficarmos mais perto dos filhos e do Fefe. Na véspera do dia 28 de setembro, data do nascimento do nosso neto, Fernando, seu pai, nos telefonou avisando que a Sandra estava entrando em trabalho de parto e que provavelmente o bebê nasceria naquela madrugada. Dito e feito.

Por volta das 2 horas da manhã Fernando nos telefonou avisando que o bebê já tinha nascido. Nós o esperávamos para o dia 30 e, inclusive, já tínhamos comprado a passagem para aquele dia. Mas ao saber da antecipação do parto, também antecipei minha ida para São Paulo. Assim, às 6 horas da manhã do dia 28, embarquei para conhecer meu neto. Fui sozinha. Meu marido iria no dia 30, como estava marcado.

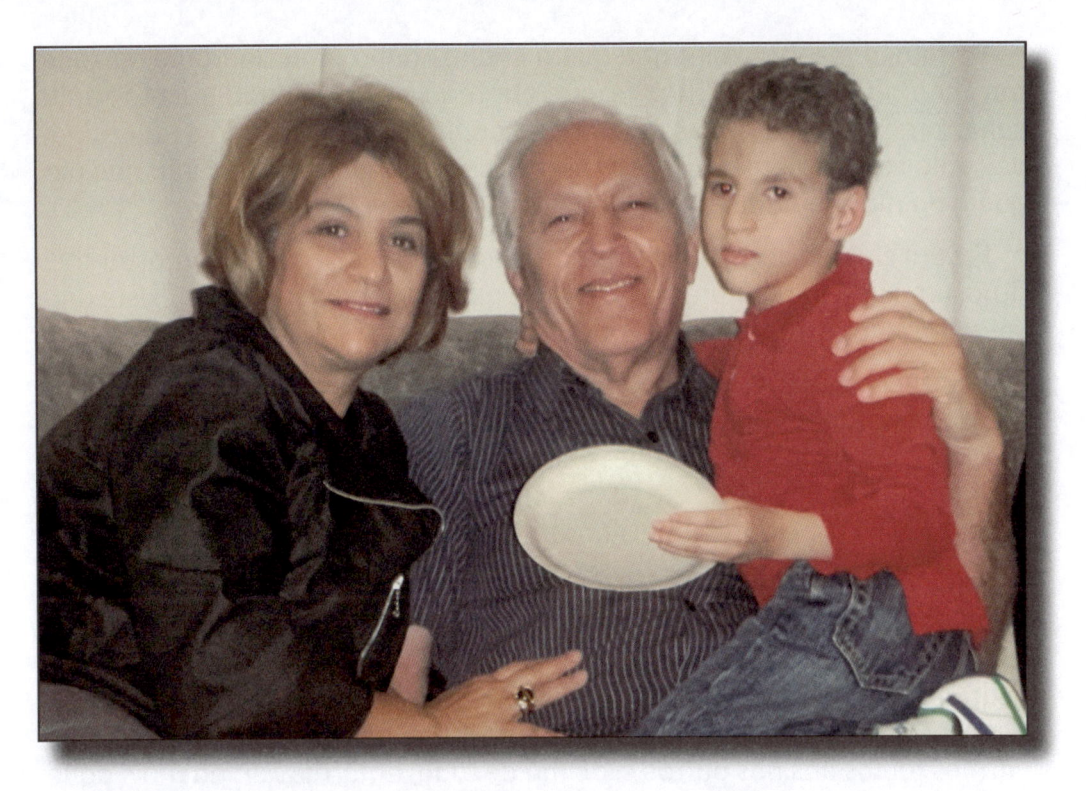

Naturalmente, era muito grande a nossa expectativa pelo nascimento dessa criança, pois era nosso primeiro neto. A princípio, parecia-nos que estava tudo dentro da normalidade.

Ao chegar em São Paulo, fui direto para a maternidade e lá fiquei até quando minha nora teve alta e fomos todos para casa. Fiquei felicíssima no meu primeiro encontro com meu neto. Tinha uma sensação de continuidade. A vida ia seguindo seu curso.

Nada nele me parecia diferente. Eu tive 3 filhos e aquela criança era para mim igual aos meus filhos. Na verdade, apenas o choro dele era diferente, pois parecia o miado de um gatinho. Mas isso para mim não pareceu importante ou relevante naquele momento. Minha nora estava feliz, os pais dela também estavam.

Meu filho parecia um pouco preocupado, mas nada que me despertasse qualquer suspeita do que estava por vir. No dia que eu cheguei em São Paulo, Fernando à tarde me convidou para tomar um café com ele numa cafeteria dentro da própria maternidade, pois queria conversar comigo. Lá, ele me comunicou que tinha contratado um geneticista para examinar o Fefe e dar um diagnóstico sobre a suspeita da presença de uma síndrome.

De fato, o médico confirmou que a criança tinha uma síndrome bastante rara chamada "Cri du Chat" e que ele teria seu desenvolvimento muito comprometido. Meu filho estava muito abalado com a notícia e mais ainda de como contaria para a Sandra sobre esse diagnóstico. Ele pediu que ninguém da maternidade falasse com ela antes dele.

Foi um choque para mim, mas naquele momento procurei confortar meu filho, uma vez que sempre tenho a fé de que para todo problema existe uma solução, e nós estávamos ali para apoiá-los.

Retornei ao quarto sem falar nada a respeito com a Sandra ou os pais dela. Eles estavam felizes acreditando que, se o Fefe tivesse algum problema, seria algo simples. No dia seguinte à minha chegada, no entanto, o pediatra que atendeu o Fefe no nascimento, entra no quarto e diz para a Sandra que o bebê tinha uma síndrome, embora ele não soubesse qual era.

Aquela informação caiu feito uma bomba em todos. O pai da Sandra, Ângelo, saiu do quarto, ela começou a chorar e sua mãe, Maria Lúcia, também. Eu não estava muito consciente das dificuldades que essa síndrome acarretaria ao bebê, então consegui manter uma certa serenidade para poder confortar os outros. Sabia que era um momento para nos unirmos, buscarmos forças uns nos outros e, acima de tudo, amarmos ainda mais aquela criança tão frágil que tinha vindo ao nosso encontro. Abria-se diante de nós um mundo completamente novo e desconhecido, cheio de desafios, que precisaria ser trilhado com muita abnegação e paciência.

Do momento que voltamos para casa até a confirmação do diagnóstico feita através do exame do cariótipo, ficamos cheios de esperança de que talvez houvesse um engano. A confirmação do diagnóstico foi um segundo momento de muito sofrimento para todos, mas principalmente para os pais. Muitas perguntas surgiram na nossa mente naquele momento. Dúvidas sobre o futuro dessa criança, indagações sobre tratamentos, procedimentos e terapias. Compreendi que eu precisava ficar em São Paulo por mais um tempo para poder apoiá-los naquilo que eu pudesse.

Meu marido retornou para Brasília e eu lhe disse que não tinha prazo para voltar. Normalmente, sou uma pessoa forte e muito otimista. Isso me ajudou muito naqueles dias iniciais de convívio com aquela criança que aparentemente era igual às outras. Procurei ajudar como me fosse possível. Ficava com o Fefe à noite e na madrugada. Ele dormia pouco e tinha muita dificuldade para mamar, não conseguindo sugar o peito da mãe. Ele era mais molinho (hipotônico) e frágil. Acima de tudo, era meu neto. Algo de mim estava nele e ele precisava perceber o quanto era amado. Aconchegá-lo... niná-lo... embalá-lo.

Para mim, ele era o meu "Campeão". Era assim que o chamava, e como um campeão ele venceria todas as batalhas superando um prognóstico muito comprometedor: não vai andar, não vai falar e vai ter um retardo mental grave. Fiquei em São Paulo até novembro.

O tempo que passei lá, criou um elo muito forte entre nós, família, que só se fortalece com o passar dos anos. Minha ligação com o Fefe existe até hoje. É forte e inquebrantável o laço que nos uniu desde o princípio. Sempre que possível, eu voltava a São Paulo. Sabia que os sinais do seu retardo iriam aparecendo à medida que crescia. Não faltavam estímulos diversos e terapias que ajudavam e ainda ajudam a superar suas dificuldades.

Finalmente, em 2011 decidimos nos mudar para São Paulo. Foi a melhor decisão que tomamos, assim poderíamos não só acompanhar, mas participar e sermos mais presentes na vida do Fefe. Apoiar seus pais, não os deixar esmorecer mesmo diante de tantas dificuldades e desafios. Aos poucos, o mundo está se abrindo para aceitar e criar políticas de inclusão para esse contingente numeroso de pessoas com alguma deficiência. Naturalmente, isso é o resultado do trabalho incansável de tantos pais e mães e profissionais comprometidos em dar uma melhor qualidade de vida para eles.

Não é fácil. Mas já foi mais difícil. À medida que o Fefe cresce, crescem com ele nossas esperanças de que o meu "Campeão" é e será sempre um vencedor. Cada pequena conquista é comemorada como uma vitória excepcional. Fefe andou aos 3 anos desafiando o seu prognóstico. Eu me lembro de um Natal em que ele entregou os presentes se dirigindo a cada pessoa. Que alegria! Que vitória! Quando eu vinha de Brasília para visitá-lo, Fefe pulava no meu colo e não queria se desgrudar mais. Nosso elo continuava sólido. Ele nunca falou o meu nome ou me chamou de vovó, não sei porquê. Mas não importa. Sei do amor que nos une. Para mim, importa que ele falou mamãe, papai, irmão Caio, vovô, vovó Ma, vovô Toni e tantas outras palavras que nos enchem de admiração e orgulho.

Em 2012, a chegada do Caio, irmão do Fefe, trouxe um novo foco na relação familiar. Fefe não era mais o único centro de atenções. Era preciso dividir espaços. Coisa que acontece entre irmãos. O que é muito saudável. Fefe se encantou com o irmão. Curte a companhia dele e demonstra muito amor por ele.

Com certeza, a presença do Caio serve também de parâmetros para o que o Fefe possa fazer ou imitar. Por exemplo: agora o Fefe usa um *tablet*. Acredito que pode ser que, vendo o irmão usar, ele se aventurou a usar também.

Isso lhe deu uma certa independência para poder ver seus programas favoritos, como jogos de futebol, que são uma paixão para ele, principalmente quando o Flamengo joga. Também assistir seus programas de televisão favoritos e show de artistas, já que gosta muito de música.

Foram muitos os momentos marcantes desta criança na nossa vida, desde o nosso primeiro encontro na maternidade. As várias viagens que fizemos juntos com toda a família; as vezes em que ele viajou sozinho com o pessoal da escola, nos enchendo de orgulho; as diversas sessões de terapia que pude acompanhá-lo junto com a vovó Ma; as sessões de Equoterapia e a preocupação vendo-o montado no cavalo; as apresentações da escola; as suas idas ao campo de futebol com seus pais e irmão; a excitação dele quando foi assistir ao jogo do flamengo no Maracanã e conhecendo vários jogadores de perto, apertando suas mãos; as vezes em que se divertiu assistindo aos jogos de futebol com o avô Toni, rindo muito das tiradas e críticas aos jogadores; os shows que assistiu superando sua enorme sensibilidade aos sons altos, própria da síndrome; a ida ao cinema, outra conquista; a alegria tão singela do Fefe com a presença do Mickey nos seus aniversários; a alegria de brincar com a Fiona, sua cadela, que ele chama de seu "travesseiro de pelos"; a sua desenvoltura na piscina, onde começa a aprender a mergulhar e a nadar.

São grandes as suas conquistas e, agora, já um rapazinho com 16 anos, a voz engrossando, nem de longe lembrando o miado de um gatinho (está mais para o rugido de um leão), e continua com essa pureza de uma criança, avançando etapas que nem esperávamos e com certeza tantas outras que virão e serão conquistadas. Fefe é espontâneo, alegre, divertido, surpreendente, curioso, perspicaz e, às vezes, impaciente e mesmo agressivo. Seus momentos de raiva passam rapidamente e não deixam nele sequelas.

A convivência com nosso neto é um aprendizado contínuo de possibilidades para serem exploradas, de desdobramentos da nossa capacidade de amar e de nos entregarmos, pois a dele é infinita. Não há limites nos quais o Fefe possa chegar nesta maratona da vida. Ninguém tem essa resposta. Mas, com certeza, ele já mereceu o seu troféu. Confio que ele sempre nos surpreenderá. Nós te amaremos para sempre meu "CAMPEÃO".

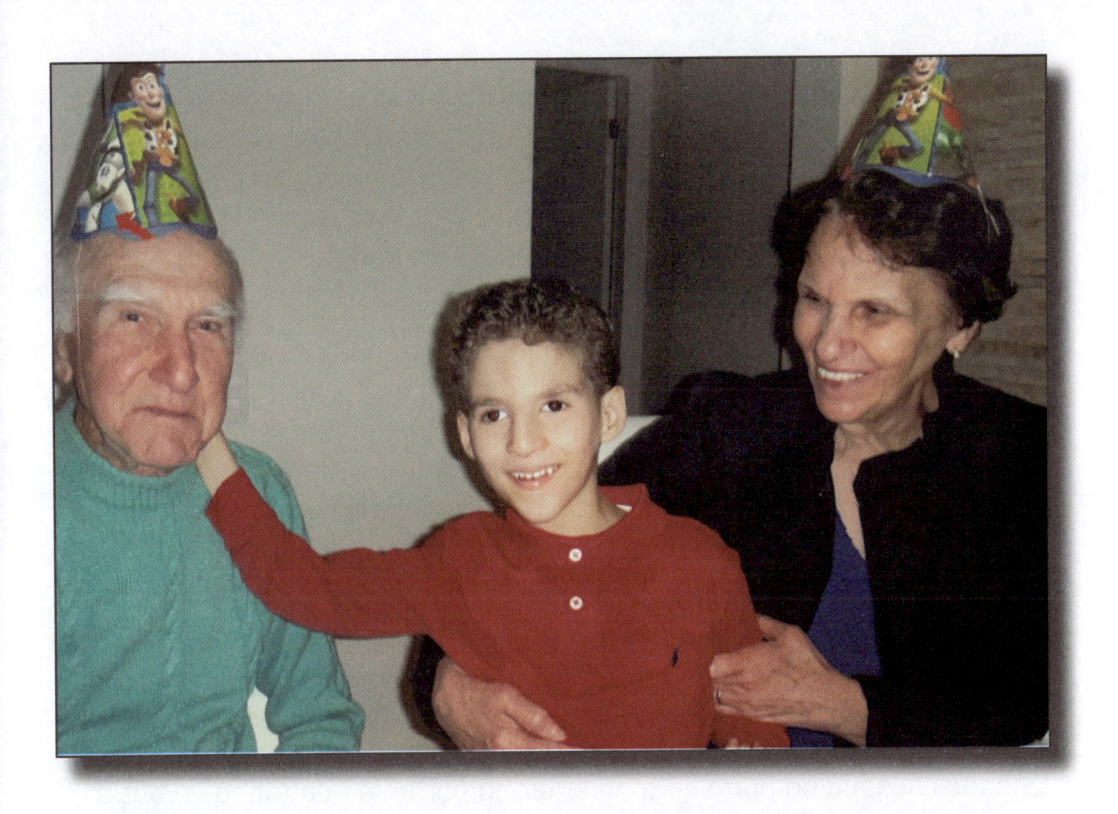

Relato de Maria Lucia, avó materna do Fefe

Aos meus 60 anos, fui contemplada com a vinda do meu primeiro neto. Muito entusiasmo e muitas preparações para um quartinho bem aconchegante. Participei dessas adaptações. Chegada a grande data 28/09/2005, acompanhei eles para a maternidade. Após o nascimento, fui surpreendida com a notícia que o bebê era portador de uma síndrome, talvez Cri du Chat. Disseram-me que fariam o cariótipo para ter certeza, e o diagnóstico foi confirmado.

Era um lindo bebê e seria sempre o meu neto querido, apesar do impacto da notícia. Assim, percebi que, além de ajudar com netinho (que já era o meu propósito) seria muito necessário dar forças para minha filha e meu genro. No momento inicial não foi fácil, precisavam de um tempo para aceitação. Tenho certeza que, desde então, tentei fazer tudo que estava ao meu alcance para cooperar.

As terapias começaram logo. Os novos papais se propuseram a encontrar ótimos terapeutas. E com a cooperação deles, com atraso conseguiu andar, falar (com certas falhas), mas conseguindo perfeitamente se comunicar, contrariando o que nos foi passado. Segundo os médicos da maternidade, seria muito comprometido e, talvez, não andasse nem falasse.

Fui acompanhando-o nas diversas terapias. Tem atraso sim, mas sempre nos surpreende com tudo que conseguiu. Sempre feliz e de uma memória admirável. Como sempre vivi muito próxima a ele, o meu amor é infinito, cada conquista é uma vitória. Tenho muita esperança e fé que, com tudo que recebe de estimulações, ainda vai conseguir muito mais. Nessas idas e vindas das terapias, ia sempre interagindo com ele, conversando, cantando, contando histórias e mostrando o que se passava ao redor. Sempre atento me surpreendia me imitando. As terapias foram e ainda são fundamentais.

Quero contar a primeira passagem que me senti vitoriosa. Todos os dias enquanto comia sentado no cadeirão, eu ia lhe contando sempre a mesma historinha do "chapeuzinho vermelho", eu ia gesticulando e imitando os personagens. Ele prestava atenção, mas não interagia, ia comendo e olhando. Quando chegava na parte do lobo bater na porta da vovozinha eu batia na bandeja do cadeirão e falava "tum, tum, tum".

Nessa época ele, tinha um ano e pouco. Depois de passados muitos e muitos dias fazendo sempre a mesma coisa, qual não foi a minha surpresa quando falei "o lobo bateu na porta" ele levantou a mãozinha e bateu 3 vezes no cadeirão. Uma coisa tão simples que me deu uma alegria imensa ao perceber que ele estava acompanhando a história e interagindo.

Foi sempre muito assistido pelos seus pais, que não mediram esforços para dar a ele todas as terapias necessárias. Hoje, o Fefe está com 16 anos, um garotão alto, magro e muito forte. Assim como ele foi se fortalecendo, eu fui diminuindo a minha força. Então concluo que tudo tem sua hora certa, uma vez que hoje já não conseguiria mais fazer o que fiz. Porém, muito feliz por poder ver a colheita do que foi plantado.

Na caminhada não foram só flores, houve passagens difíceis quanto ao comportamento. Mas, com a graça de Deus e a dedicação dos pais que foram sempre procurando tudo o que fosse necessário, as dificuldades estão sempre sendo ultrapassadas. E tudo está valendo muito ao vê-lo um adolescente feliz.

Relato da Letti, avó do Otto

Era uma vez (e devo iniciar assim, porque é assim que as avós contam historinhas) uma mamãe linda que queria muito ser mamãe e junto com o papai pediram um filhinho ao papai do céu.

Ele, por sua vez, pensou: "Se vocês querem tanto ser papai e mamãe, vou lhes enviar a criança mais linda que tenho por aqui. É um gurizinho muito especial, vai precisar de bastante atenção e carinho, mas não é só isso. Ele vai ser diferente dos outros bebezicos. Terá o tempo dele contado, outra maneira e vocês terão que aprender junto com ele essa nova contagem de tempo".

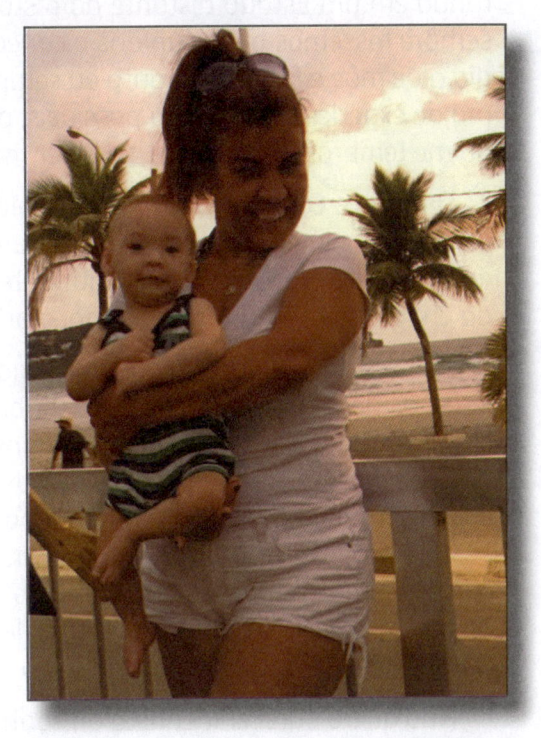

Nos primeiros segundos do nascimento de um bebê com Cri du Chat, quando a mãe o coloca no colo pela primeira vez, ela já aprende que o tempo para os 2 corre lentamente. Quando a maioria dos papais e mamães leva seus bebês para casa (geralmente, no terceiro dia), também será diferente.

Eles terão que conhecer o(a) novo(a) integrante da família junto a enfermeiras, técnicas e auxiliares. Muitas vezes, em uma UTI, onde o bebê definitivamente não quer estar. Afinal, pra ele também não está sendo a melhor das recepções. Mas essa criança é diferente: foi escolhida a dedo para esses papais".

É dessa maneira que conto a vinda do meu neto Otto para a nossa família, todas as vezes que dormimos juntos. Alguns podem até se perguntar: "E ele entende?" É claro que sim. Ele sabe que é especial, no sentido literal da palavra. Ele é específico, característico, particular, peculiar.

Sou Letti, vovó do Otto, hoje com 4 anos. O caminho percorrido até aqui foi absolutamente novo para todos nós, mas não menos belo e realizador do que o de um bebê sem condições especiais.

Embora tenhamos muitos amigos de coração, nosso núcleo familiar é pequeno. Só tive uma filha, a Gabriele, e quase sempre éramos só nós duas, morando em um Estado distante do resto dos familiares. Isso fez com que desde sempre fôssemos muito unidas e conectadas, com uma relação que transcendia a de mãe e filha. Enquanto eu sempre quis que ela voasse e tivesse o máximo de experiências de vida possíveis, perto ou longe de mim, desde que consigo me lembrar, o sonho dela era ser mãe.

Quando o Otto entrou em nossas vidas (e digo nossas, pois, apesar de saber que a vivência principal é dos pais, também ocupa grande parte da minha) já era, antes de tudo, incondicionalmente amado. A expectativa para sua chegada era grande: foi o primeiro filho, o primeiro neto e o primeiro bisneto.

Aos 5 meses de gestação, soubemos que ele teria um problema cardíaco. Isso nos deixou inicialmente em choque, mas tentamos nos preparar da melhor forma possível. Buscamos grupos de apoio de cardiopatas, vimos fotos de crianças em UTIs neonatais, pesquisamos na internet roupas para crianças prematuras e fizemos um pequeno enxoval. Também descobrimos que em alguns países é utilizado como recurso na incubadora um polvo de crochê, cujos enormes tentáculos simulam o cordão umbilical e garantem conforto ao recém-nascido. Cada centímetro deste polvo unia nossa família inteira em busca do entrelaçar dos fios em meio a aulas de artesanato.

Não quero parecer idealista ou sonhadora. Mas, desde o primeiro momento, a vinda do Otto e a descoberta da síndrome não me trouxe pesar ou lamento – sabia que era uma oportunidade incrível e tive a sensação de ser escolhida como avó. É claro que acompanhei e me penalizei ao acompanhar o sofrimento e medos de minha filha, mas ao contrário dela, em nenhum instante achei que o Cri du Chat colocava a vida do Otto em risco, mas sim o tornava quem ele era. Nunca entendi a pergunta recorrente. "Você gostaria que ele não fosse assim?". Afinal, se ele não fosse assim, não seria ele. Autêntico e alegre, do jeito que só ele é capaz de ser.

Desde o primeiro momento como avó do Otto, sempre gostei de explicar sua síndrome. Nunca tive problemas em compartilhar essa informação, intercalando entre formas mais suaves ou explícitas de narrativa. Para mim não se trata de falar sobre uma doença ou um problema, mas sim do orgulho imenso de uma avó com um neto que já ultrapassou barreiras que pareciam intransponíveis. Certa vez, eu estava na fila de um brinquedo com o Otto e um casal atrás de mim cochichava claramente falando sobre ele. Eu perguntei a eles: "Vocês têm alguma dúvida a respeito do meu neto?" Eles disseram: "Não. Só o achamos muito pequenininho e muito lindo". Eu respondi: "Essas são as características da síndrome: beleza e restrição de crescimento".

Não fico com raiva ou vergonha deste tipo de situação, pois as pessoas não têm obrigação de saber. Muitas vezes, a maneira que elas demostram isso nem sempre é como consideramos a ideal, mas não perco a oportunidade de falar a respeito. Além de avó, acredito que cheguei para este mundo com o papel de educar e informar, pessoas sobre a síndrome de Cri du Chat. Naquela ocasião, eu e aquele casal conversamos por uns 15 minutos. Durante o diálogo, disseram que o filho era autista. Instantaneamente, percebi que este casal, minha filha e meu genro tinham algo em comum: um contador de tempo diferente.

Eu e minha filha trabalhamos com hotelaria. Tocamos juntas uma pousada, localizada na rua de um hospital referência em transplante de fígado. Como era de se esperar, nosso público, em geral, são pais de todos os cantos do Brasil em busca de vida nova a seus filhos. Nesse caminhar, uso muito da minha experiência com o Otto para ajudar e tranquilizar as famílias. O interessante é que as pessoas quase sempre estão preocupadas com suas próprias dores.

Percebo que olhar o outro e colocar-se em seu papel é uma experiência enriquecedora. Quando uma mãe chega desesperada, achando que não existe nada mais terrível do que aquilo, quase sempre uso minha experiência com o Otto para dizer: "Isso é passageiro. Sua filha ou filho vai transplantar, passar por momentos difíceis, mas que serão superados. Vai estudar e formar, vai namorar, chorar, casar, viajar e vai ter filhos, que te darão as mesmas alegrias e tristezas. É o ciclo da vida".

Quando se é avó de uma criança com deficiência aprende-se muito a lidar com a relatividade do tempo. Ele deixa de ser importante no sentido de conquista de determinados objetivos impostos pela sociedade. Você simplesmente quer que ele seja feliz. Quer maneira dele, encontre um jeito, mesmo que adaptado, de chegar à determinada etapa. Amarrar um tênis? Temos muito tempo para chegarmos até lá. Vestir o pijama sozinho ou escovar os dentes? Vamos com calma, a vovó ajuda.

Frequentemente, me sinto em vantagem em relação a ser avó do Otto, como se as pessoas não soubessem o quanto é significativo olhar além do que estamos acostumados. Olhar para uma criança especial é saber que o que é construído ali, diariamente, será absolutamente verdadeiro, puro e exato: embora tantas coisas aconteçam nesse caminhar sem nenhuma exatidão. É claro que eu sei o quanto uma criança típica diverte uma família nova. Fui mãe aos 18 anos e tive uma filha categoricamente típica. Tinha toda a energia do mundo para rir e brincar um dia inteiro na praia, no parquinho, no cinema, em visitas a museus ou *camping*.

Muitas vezes, não era só eu e o pai que testemunhávamos o desenvolvimento e as descobertas. A família inteira ria e se divertia com aquilo, porque não há nada mais lindo do que uma criança exibindo suas conquistas aos avós, tios, padrinhos e irmãos... É lindo de se ver. E, inevitavelmente, me vem o pensamento: será que essa é a realidade das crianças atípicas?

Eu me questiono isso porque, falando de forma clara, eles são diferentes, têm características da síndrome que os marcam de forma bastante perceptível. Na maioria das vezes, o próprio caminhar os entrega. Ou até a fala ou a falta dela. Quando uma criança atípica fala, é uma conquista para nós. É o momento que o nosso contador de tempo pula de alegria.

Essa mesma fala também entrega que ela é diferente. Nós, avós corujas, amamos, mas não fechamos os ouvidos para os que dizem: "Não entendi! O que ele está falando? Vocês conseguem entender?". Eu na verdade ligo o modo: é somente para quem quer ouvir, e finjo não ter ouvido o que aquele que fala de forma clara me questiona.

Não estamos em uma luta. O caminho é longo. Se Deus assim permitir, temos muito o que aprender e ensinar. Cada vez fica mais claro para mim, avó do Otto, que tenho que ganhar aliados. Que devemos informar a quem quiser saber, como lidar com uma criança com Cri du Chat, ou qualquer outra síndrome. Nesta, em especial, existem muitas nuances. Nem todas as crianças têm as mesmas dificuldades ou facilidades.

Sendo assim, a troca de experiência entre mães e avós, ou qualquer outro familiar que participe, é muito salutar. Ao lermos sobre a síndrome em um primeiro momento, logo que soubemos que nosso Otto era praticamente sentenciado a não desenvolver suas habilidades motoras e de fala. Ou mesmo que não teria independência de vestir-se sozinho. Quando conhecemos o nosso primeiro amiguinho com Cri du Chat, o Fefe, voltamos para casa com uma esperança absurda. O Fefe nos mostrou uma luz tão forte quanto um farol, nos dizendo: "Venha livre de qualquer preconceito que tenha tido ou lido até agora. Deixe que ele mostre a vocês quem ele será".

É claro que o Fefe, na época com 12 anos, não nos disse isso. Ele só queria cantar Luan Santana, falar do time de futebol favorito e nos mostrar bordões do Faustão. Mas para quem estava sem luz, aquilo foi suficientemente inspirador.

Quando me tornei mãe e não sabia bem os desafios que aquela maternidade me traria, buscava suprir minha falta de conhecimento de todas as formas possíveis: ouvindo quem eu julgava ter mais experiência no assunto, lendo sobre educação infantil e como formar um indivíduo, buscando ativamente o contato com outras mães e amigas.

Há 35 anos, essa foi a melhor maneira que encontrei, mas nada melhor que o tempo e a vivência para dar a segurança necessária para se tornar uma boa mãe. Não se nasce sabendo executar esse papel; aprende-se junto com a criança, vivendo.

Hoje, percebo também que tenho construído a avó que quero ser no dia a dia, ao mesmo tempo em que o Otto é formado em seu papel de neto. Juntos, crescemos e forjamos esse vínculo que é só nosso. Não passamos tanto tempo juntos quanto gostaríamos, mas faço questão que ele seja de qualidade e muito bem aproveitado. Não nos prendemos em amarras do quanto ele pode fazer ou entender as brincadeiras propostas, assim como também não proponho atividades terapêuticas ou com o objetivo de aprendizagem. Só quero que ele se divirta e que eu possa compartilhar esse momento com ele.

Se antes com mãe tudo era muito pensado e estudado, tenho a liberdade de viver esse momento lindo que é ser avó. Brincamos com tintas no chão, com ferramentas enquanto conserto alguma coisa e peço que ele me alcance, muita água com corante, jardinagem e uma das brincadeiras preferidas (e também uma das mais simples), desenho livre... Temos um rolo de papel pardo que não tem fim, onde já desenhamos todos os instrumentos possíveis, assim como animais, comidinhas e o que vier na mente dele no momento.

Ao contrário do que quiseram me fazer acreditar no início, creditando cada comportamento e atitude do Otto à síndrome, não entendo a situação desta forma. Eu realmente vejo traços de personalidade e aparência da minha filha, assim como meus, nele. Ele se tornou exatamente o neto que eu queria ter: uma criança feliz, empática, sensível aos sons da natureza e à música e que distribui amor incondicionalmente.

Se percebe que magoou ou machucou (e aqui pode ser uma plantinha, uma cadeira que esbarrou ao passar ou um brinquedo, além de pessoas), ele imediatamente pede desculpas e dá um beijo. Se chega alguém que o deixa feliz, sua primeira reação é sempre buscar o brinquedo preferido da vez para mostrar.

Não teria como não me sentir orgulhosa e grata pelo ser que ele está se tornando. Finalizo este capítulo dizendo que o futuro pertence a cada um deles: Otto e todos seus amigos com Cri du Chat. A nós, cabe entendê-los e fazer o possível para andarmos juntos nessa caminhada tão bonita, com o tempo contado diferente.

PARTE IV

O MUNDO AO REDOR

16 - A amizade no contexto da diversidade

Fernanda Carina Cammarota Rodrigues

Psicóloga e mãe do Miguel que tem síndrome de Down e síndrome de moya-moya. Miguel participa do projeto Friendship circle onde conheci a Sandra, mãe do Fefe e hoje também somos voluntárias do projeto laços acolhendo famílias que recebem o diagnóstico da síndrome dos nossos filhos.

Zlata Bella Schapiro

Presidente e fundadora da ONG Friendship Circle no Brasil. Fefe é participante do Friendship circle desde abril de 2019 e formou um lindo vínculo de amizade com os jovens Victoria Castro A. Fernandes e Gabriel R. Ramos da Silva.

"Inclusão não é caridade; é habilidade" - Ao longo da História, a pessoa com deficiência vem sendo considerada de diferentes maneiras, intimamente ligadas aos valores sociais, religiosos, filosóficos, éticos e morais da cultura em que está inserida. Se observarmos a maneira como a sociedade trata seus indivíduos diferentes, poderemos verificar uma evolução quanto aos atendimentos, tanto na esfera educacional (principalmente com a elaboração e efetivação dos projetos de inclusão), como também na esfera médica e social. Esta evolução está diretamente vinculada ao aprimoramento das próprias ciências e à mudança dos sistemas de valores de cada sociedade.

Filosofia da Amizade - Em sua Ética, a Nicômaco, Aristóteles destina 2 livros ao estudo da *philia* (amizade). Dedicado a seu filho Nicômaco, Aristóteles escreveu sobre o que ele deveria fazer para ser feliz. A concepção de amizade está no centro do pensamento ético e político do filósofo grego, e fundador da academia Liceu.

Por ele, a amizade possui relação direta com a virtude, pois suscita a benevolência, a reciprocidade e o bem querer. Na visão Aristotélica, a Amizade está acima inclusive da Justiça. Sobre amizades por interesse, ele afirma "tais amizades se desfazem facilmente". Para Aristóteles, a amizade, para ser amizade com excelência, deve ser eivada de inutilidade. Sobre amar o outro por ser o outro. Do jeito dele.

Montaigne, outro escritor que discorre sobre a amizade, também recorre à Aristóteles, e disserta sobre sua relação de amizade que mantinha com o então falecido La Boétie, dizendo "na amizade de que falo, elas [nossas almas] se mesclam e se confundem uma na outra, numa fusão tão total que apagam e não mais encontram a costura que as uniu. Se me pressionarem para dizer por que o amava, sinto que isso só pode ser expresso respondendo: "porque era ele; porque era eu" (E 1.28.188 AC; 281).

Citamos a filosofia para entonar a amizade desinteressada. Para entonar que nas amizades verdadeiras "eu posso ser eu, e você pode ser você". Ou ainda, "eu devo ser eu; você deve ser você". Sábios filósofos. Ter amigos e amigas verdadeiros, livre de interesses, é uma raridade. Você já pensou que para pessoas neurodiversas é muito desafiador formar esses vínculos?

História do tratamento social das pessoas com deficiência - Quando analisamos a História, temos a possibilidade de entender o presente. Na Roma Antiga, já constava prescrito na Lei das 12 Tábuas (450-449 a.C.), que tratava do pátrio poder: Tábua Quarta "É permitido ao pai matar o filho que nasceu disforme, mediante o julgamento de cinco vizinhos".

Já na Idade Média, a deficiência era vista como atuação de maus espíritos e do demônio, sob o comando das bruxas, e castigo de Deus. Há registro de torturas e queimação. Em 1901, Francis Galton, baseado na teoria de Darwin, publicou um manuscrito em que aplicava a Teoria da Evolução de Charles Darwin, afirmava que existem pessoas com mais "valor cívico" do que outras, e com base nisso, pessoas com deficiência eram esterilizadas.

No Renascimento, Gerolamo Cardamo (1501-1576), inventou um código de sinais destinado a ensinar as pessoas surdas a ler e a escrever. Philippe Pinel (1745-1826), médico francês, foi pioneiro no tratamento mais científico, defendendo tratamentos mais humanos para a deficiência intelectual. No Século XIX, a visão a respeito da deficiência evoluiu com Napoleão, criaram-se diversos institutos para cegos, surdos e mudos.

O caminho parecia promissor para pessoas com deficiência no Século XX, mas com a eclosão da Segunda Guerra, sob a direção de Philipp Bouler, chefe da chancelaria privada de Hitler, e do Dr. Karl Brandt, médico pessoal de Hitler, houve a confecção de um memorando para a eliminação de doentes incuráveis, idosos senis, deficientes físicos e "doentes mentais", determinando a aplicação do programa de eutanásia.

Com o intuito de reforçar as determinações da Carta das Nações Unidas, em 1948 foi criada a Declaração Universal dos Direitos Humanos que, em seu artigo 25, faz menção expressa à pessoa com deficiência, denominada "inválida".

"Artigo XXV. 1. Toda pessoa tem direito a um padrão de vida capaz de assegurar a si e a sua família saúde e bem-estar, inclusive alimentação, vestuário, habitação, cuidados médicos e os serviços sociais indispensáveis, o direito à segurança, em caso de desemprego, doença, invalidez, viuvez, velhice ou outros casos de perda dos meios de subsistência em circunstâncias fora do seu controle". Daí, decorreram diversas conquistas por parte delas, ainda que a passos curtos, vamos vendo uma luz no final deste túnel.

Em que pese a assistência social enfatizar a formação de vínculos como um objetivo da política pública nacional, é um tanto lógico que a inclusão eminentemente social e heterogênea não consta da legislação pátria, até porque envolveria deveres e liberdades de terceiros. Para isso, o Friendship Circle trabalha eminentemente na inserção das pessoas com deficiência na sociedade, pela promoção de convívio juntos às jovens que atuam conosco voluntariamente.

Preconceito, discriminação e capacitismo contra pessoas com deficiência no âmbito eminentemente social - "Em todos os países, as palavras usadas para descrever as deficiências físicas ou mentais mudam de poucos em poucos anos. Necessitamos estar conscientes de que a própria velocidade com a qual nomes e termos se transformam é um problema. Isto mostra a dificuldade que temos em lidar com a questão" (Valerie Sinason, 1993).

Já viu alguém sem amigos ou amigas? Alguém que não converse por telefone? Nem por redes sociais ou aplicativos de conversa virtual? Já conheceu alguém que não compartilhe uma risada, ou até uma choramingada?

Para que mais te serve um amigo(a)? Contar uma história, compartilhar momentos bons, ruins ou memoráveis? Deitar no colo, sair da rotina, descansar a cabeça? Pegar roupa emprestada, fazer picnic, "farofa" na praia, jogar bola, dançar? Cozinhar juntos, viajar, pegar estrada, dividir gasolina, rachar um hotel? Pois é! Amigos são amigos.

E, pois é... nós já. Já conhecemos pessoas sem amigos(as). Aliás, quase todos os dias nós, da ONG Friendship Circle, conhecemos pessoas sem amigos(as).

Por serem vistos como diferentes, por não se enquadrarem no dito "normal", por não se expressarem como a maioria acredite seja o padrão. Por serem julgados como pessoas incapazes, infantis ou esquisitas. Por terem comportamentos muitas vezes não compreendidos, por quererem sempre pertencer e, na maioria das vezes, serem ignorados.

Essas razões para que pessoas neurodiversas não tenham amigos e amigas têm nome: preconceito; discriminação; ou "simplesmente" falta de empatia. Afirmar que a pessoa com deficiência, por qualquer um de seus comportamentos, não deseja ter amigos(as), é também preconceituoso: como (pre)conceber uma afirmação tão relevante? Ainda que ela seja verbal, ou funcional, será que não é um mecanismo de defesa por uma história social de trauma ou alguma ferida? Pois é... ser privado de uma necessidade inerente ao ser humano, um ser social, por ser quem se é... isso sim é deficiente.

"Desde os 2 anos de idade o Zé já escutava: 'sai Zezé, quando apenas ele é escolhido pra ser o 'bobinho' do jogo de bola, crianças me dizem que ele está gostando. Teimam em perceber que talvez ele esteja rindo simplesmente pelo fato de estar sendo aceito no jogo.

Quando crianças dão todas desculpas possíveis pra ele não participar de qualquer brincadeira, sinto que lhes falta oportunidade de desenvolver resiliência e de conviver com a diversidade em outros ambientes. Não estar acostumado a determinada situação, não pode torná-la repulsiva por si só. Meu filho só que estar junto. Hoje com 7 anos, ainda está aprendendo a se comunicar, a entender os sinais sociais, e um monte de outras coisas", diz Renata, mãe do Zezé.

Respostas comuns para discriminação com pessoas neurodiversas são: "crianças não têm filtros mesmo". "É difícil porque ele não consegue fazer isso ou aquilo". É preciso conviver. A diversidade é, realmente, necessária para uma educação positiva. O termo "capacitismo" tem ganhado cada vez mais visibilidade em nossa sociedade. Refere-se à discriminação contra pessoas com deficiência.

Por vezes, as pessoas, mesmo sem saber e sem intenção de serem preconceituosas, repetem um discurso ou comportamento que é considerado capacitista. De tão sutis e velados que são, por vezes passam desapercebidos por nós. A ideia central é de que pessoas com deficiência, física ou intelectual, são incapazes de participar da dinâmica social.

Existe uma "expectativa de fracasso" incorporada na narrativa de nossa cultura, que enxerga a deficiência pelo olhar de que existe um padrão corporal e intelectual e quem não se enquadra, não estaria habilitado a participar da sociedade, em sua plenitude.

Sob a bandeira da capacidade, fomos distorcendo alguns conceitos e, ao invés de nos tornarmos mais diversos, nos tornamos cada vez mais parecidos uns com os outros, padronizados por nossas capacidades, como no filme de Charlie Chaplin, Tempos Modernos, de 1936.

Alguns exemplos práticos de atos de capacitismo são: (I) relatos de superação e feitos heroicos - usar a história de uma pessoa com deficiência e mencionar que ela é um herói ou um exemplo de superação, pois conseguiu ultrapassar uma barreira social; (II) infantilização das pessoas com deficiência - tratar uma pessoa com deficiência como uma eterna criança pode ser quando você não enxerga aquele ser humano como um(a) possível profissional, amigo(a), esportista, mãe/pai de família e tantas outras possibilidades; (III) falar somente com quem está como acompanhante da pessoa com deficiência e não dirigir a palavra ou o olhar à própria, desconsiderando sua opinião, tornando-o invisível como se ali não estivesse; (IV) falas como "com os tratamentos ele vai voltar a ser normal": a pessoa com deficiência não acha que precisa ser consertada, ela quer somente ser aceita com afeto do jeito que ela é. Fazemos aqui um convite à mudança. E, para mudar, precisamos aceitar nossos preconceitos e transformarmos nossas atitudes.

Habilidades a todos geradas pela convivência heterogênea - Pela convivência heterogênea, pessoas com deficiência são agraciadas com benefícios únicos, como a formação de uma amizade repleta de respeito e empatia; o fortalecimento de vínculos sociais e comunitários; participações plenas e efetivas na sociedade; contribuição para a independência, autonomia e protagonismo destas; e o desenvolvimento da Cidadania.

Já pessoas sem deficiência têm uma oportunidade única de desenvolvimento não apenas de valores, mas também de habilidades socioemocionais, normalmente difíceis de se ensinar apenas na teoria. Aqui se incluem criatividade, resolução de problemas complexos, e gerenciamento emocional.

Segundo ampla pesquisa realizada pelo Linkedin em 2020, as cinco tops "*soft skills*" são, nesta ordem: (I) criatividade; (II) persuasão; (III) colaboração; (IV) adaptabilidade; e (V) inteligência emocional.

O estudo "The Future of Jobs Report 2020" do World Economic Forum, traz, entre as habilidades emergentes para o futuro: (I) a criatividade; (II) a iniciativa; (III) ideação e (IV) inteligência emocional. Segundo o estudo, a criatividade é uma habilidade "do futuro", constando em primeiríssimo lugar na relação de habilidades emergentes. Certamente, ela será crucial ao sucesso de qualquer pessoa.

É claro que as melhores instituições de ensino do mundo também se destacam por conseguir, com destreza, desenvolver em seus alunos e alunas tais habilidades, quase que garantindo seus futuros pessoais e profissionais. Entretanto, este ensino de "*soft skills*" se faz um tanto complexo, seja no campo teórico ou prático. Vamos fazer um exercício? Conseguem reler as "habilidades do futuro" citadas acima e imaginar a convivência com pessoas neurodiversas?

O conviver com o diferente e o brincar são fatores reconhecidos como os melhores instrumentos para o desenvolvimento do processo criativo, segundo os profissionais mais respeitados que dissertam sobre o tema. Colocar pessoas diversas, cara-a-cara, olho-no-olho, no ao vivo, traz à tona uma situação que estimula, por si só, uma resposta. Encontros com a diversidade provocam e nos deslocam para situações inusitadas, que vão além do usual. A inclusão de pessoas com deficiência desafia a todos pra fora de seus padrões, de seus status quo. Pessoas diversas são capazes de despertar respostas diferentes, e esse é, eminentemente, o processo criativo. Exercer com frequência a criatividade melhora o desempenho pessoal e profissional de todos e todas.

Quanto à inteligência emocional, vale ressaltar que a empatia é a habilidade-ponte para o acesso a outros conjuntos de competências. Uma das mais famosas *soft skills* é complexa, desafiadora, e, ainda assim (ou por isso mesmo), sempre engrandecedora. Propomos que nossos leitores e leitoras cultivem a curiosidade sobre o desconhecido, desafiem seus próprios preconceitos, experimentem entender a vida de outra pessoa. Diversifiquem seu círculo social habitual.

A inclusão quando efetivada na prática (pela experiência real de convívio com pessoas com deficiência), não só aprimora importantes capacidades, como também educa. O Friendship Circle trabalha para quebrar barreiras para a diversidade ampla que existe no mundo. Uma transformação social, pela amizade. Afinal, como diz a Presidente e Fundadora da ONG, Beila Schapiro, "inclusão não é caridade, é um instrumento de desenvolvimento de habilidades, para todos envolvidos".

Invisibilidade - De acordo com o Censo 2010, quase 46 milhões de brasileiros, cerca de 24% da população, declararam ter algum grau de dificuldade em pelo menos uma das habilidades investigadas (enxergar, ouvir, caminhar ou subir degraus), ou possuir deficiência mental/intelectual4, sendo 46.000.000 de pessoas há uma década atrás. Um número tão relevante, e ainda assim invisível. Questões de saúde, educacionais, assistenciais, de acessibilidade e também sociais atingem esta população em cheio! Ainda assim, invisibilidade está presente em tudo, a qualquer momento, em qualquer lugar. Invisibilidade de uma pessoa com deficiência e da família que cuida dela.

Muito se fala hoje sobre a importância da representatividade, certo? Das pessoas negras, da comunidade LGBTQIA+, mulheres, e um pouco das pessoas com deficiência. Todos estes grupos são considerados minorias sociais, ou seja, não são minorias em quantidade, mas em representação.

Isso significa, na prática, que essas pessoas não estão devidamente representadas no espaço público, como na política, na televisão, no jornalismo, nos cargos de maior poder e prestígio social.

A invisibilidade está intrinsicamente relacionada à ausência ou redução de representatividade. Pessoas são inseridas no mercado de trabalho por uma lei de quotas e isenção fiscal. Pessoas são contempladas com tratamentos mediante liminares judiciais e algumas não são aceitas em escolas regulares. A invisibilidade eminentemente social também está ligada à representatividade. A vontade e o padrão de relacionamento interpessoal dependem de uma transformação cultural de base.

Vale ressaltar que muitas deficiências também são invisíveis a olho nu, e a capacidade reduzida das pessoas em desenvolver empatia em relação à diversidade prejudica muito o processo de suas inclusões. Alguns mitos que rondam principalmente o autismo, a deficiência intelectual, ou outros transtornos do desenvolvimento, tais como religiosos, comparando-os a anjos, ou como que talvez todos que tenham dificuldades sociais tenham algum superpoder relacionado a matemática, tecnologia, entre outros, também prejudicam o processo.

"O Téo é uma criança que tem autonomia para fazer praticamente tudo, mas, apesar de tentar interagir e fazer amizades, tem bastante dificuldade em se relacionar. Ele não recebia convites para ir à casa dos amigos, e eles não vinham até em casa. É bem triste para mim. Começamos a participar do Friendship Circle em 2019. Neste momento, surgiram o Davi e Eduardo, estes dois meninos incríveis. Eles vêm aqui em casa muito felizes para brincar, e o Téo os considera seus melhores amigos. Eu não imaginava que a ONG era tão legal. A gente sente que transcende o trabalho voluntário, que vira um vínculo mesmo. Mais do que ganhar o Dudu e o Davi, esta relação está ensinando o Téo a conquistar outros amigos e isto está sendo incrível pra ele". Camila, mãe do Téo.

A família da pessoa com deficiência - "Há outro perigo, talvez ainda maior, quando se trata de aceitar as limitações de outras pessoas. O perigo se encontra na possibilidade de que não aceitemos a pessoa como ela é, mas tentemos transformá-la naquilo que esperamos" (Eleanor Roosevelt, 1960).

A família configura-se como a unidade básica de interação social e a origem dos primeiros contatos do bebê. É com ela que o recém-nascido estabelece suas primeiras relações interpessoais, que se constituirão como referência, sempre presente na fantasia do sujeito para seu desenvolvimento e para suas futuras inter-relações humanas.

Neste sentido, a família tem um papel importante enquanto matriz identificatória; matriz esta que é uma fonte de inspiração para a formação da identidade do sujeito.

A família também é responsável pela mediação do sujeito e a cultura, como aponta Telford (1978): "(...) a família do indivíduo é o principal agente intermediário através do qual essas unidades sociais mais vastas exercem suas influências sobre o indivíduo". Além de lidarem com as questões internas, a família ainda tem que lidar com pressões sociais externas. Buscaglia (2002) aborda o tema da seguinte maneira:

"A sociedade tem dificuldade em conviver com diferenças, e deixará isto claro de muitas formas sutis, dissimuladas e mesmo inconscientes, através do modo como isola o deficiente físico e mental, olha-o abertamente em público e evita o contato com ele sempre que possível. Em geral, as pessoas deficientes podem citar uma lista de mil ocorrências verbais e não-verbais nas quais a sociedade revela sua insensibilidade, falta de conhecimento, rejeição e preconceito em relação a elas. Esses sentimentos da sociedade têm seus efeitos sobre toda a família e sua relação com o membro deficiente".

Dentro desse contexto complexo, muitas famílias se veem sozinhas na tarefa de criar um filho diferente. Não é incomum que pessoas se afastem, que relações se rompam e que o afastamento social seja um refúgio para olhares e questionamentos dolorosos em que muitas vezes não temos a resposta.

"Situações corriqueiras das relações do dia a dia de contexto social, como ser convidado para uma festa, ir à casa de um amiguinho, parecem cada vez mais distantes e incomuns. E quando acontecem, muitas vezes são vistas por nós com desconfiança e, acima de tudo, medo. E foi dentro desse contexto, muitas vezes de solidão, que conhecemos o *Friendship Circle*. A proposta de receber dois amigos que pudessem brincar com o Miguel, fez com que nossos olhos se enchessem de amor e esperança. Mas o que vivemos foi muito além disso. Receber semanalmente dois jovens dispostos a entender o contexto da diversidade e se interessarem por ele, permitiu-nos ressignificar a maneira como víamos e pensávamos no contexto social em que estávamos inseridos" Fernanda, mãe do Miguel com síndrome de Down e moyamoya, um dos acolhidos na ONG Friendship Circle.

Já pararam pra pensar em todos os benefícios da identificação para com seus semelhantes? É impressionante o poder da abertura de discussão, e diálogo. Empoderamento, obtenção de informações, exercício de direitos! Solicitação de ajuda, desabafo, empatia e solidariedade construídos a partir da identidade.

Uma verdadeira rede de apoio é crucial para todas as pessoas, mas principalmente para um grupo que carece de representatividade. A promoção de encontros é a principal ferramenta para a promoção da rede de apoio, e a tecnologia veio em boa hora para ultrapassar barreiras geográficas, ainda mais no momento de pandemia que estamos ultrapassando.

No universo da inclusão social da pessoa com deficiência a rede de apoio é de extrema relevância. Tanto por parte das pessoas em si, quanto por seus familiares. Nesse sentido, o Friendship Circle promove rede de pessoa com deficiência junto a elas mesmas. E, claro, também trabalha junto às famílias dos participantes com deficiência. Nosso Programa "Apoio à Família" almeja exatamente isso: encontros presenciais e/ou virtuais de famílias de pessoas com deficiência para acolhimento, escuta ativa, trocas e empoderamento.

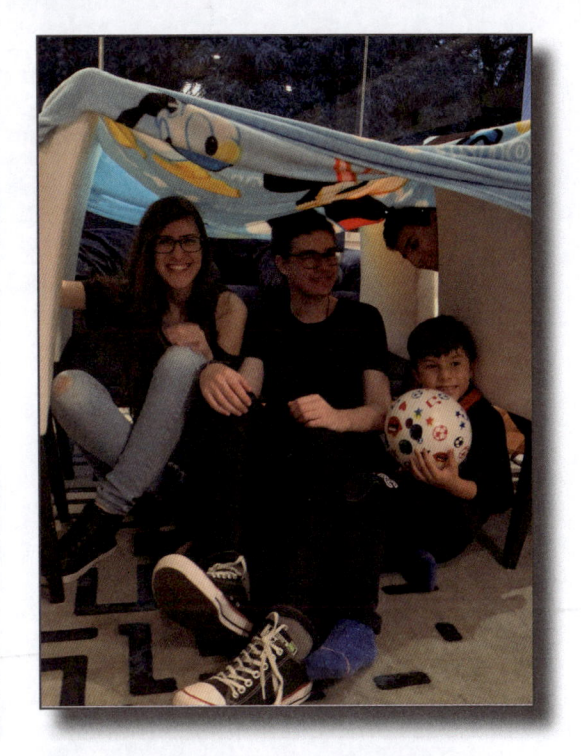

A ONG Friendship Circle - Promover a inclusão por meio da convivência e amizade é a própria inclusão NA PRÁTICA. Nada abstrato, teórico ou imaginário. É quase uma ciência: só a prática da inclusão nos comprova que uma pessoa está DE FATO INSERIDA na sociedade. E apenas a prática tem o condão de demonstrar os benefícios gerados a todos que CONVIVEM com a diversidade.

Se a convivência é sinônimo de inclusão, temos a satisfação de dizer que o Friendship Circle é inclusão na prática.

O Friendship Circle é uma ONG de transformação e inclusão social que, por meio da promoção da amizade entre crianças e jovens com deficiência e jovens voluntários, trabalha para a criação de um mundo mais empático e inclusivo.

Falar do significado da palavra amizade. Afinal é disso que trata o Friendship Circle. Mas, quando fui ao dicionário ver todas as definições para a palavra, descobri que, apesar de o projeto ter esse nome, o que é vivido e sentido é de outra ordem.

Então, em uma busca mais ampla, a única palavra que consegue decifrar o que acontece todas as semanas nos lares atendidos pelo Friendship Circle é amor. O que faz esses jovens, que poderiam estar fazendo qualquer outra coisa, sair semanalmente do conforto de suas casas pra trazer alegria, afeto, cuidado e carinho a todas as crianças e jovens atendidos, só pode ser amor. Amor que ultrapassa barreiras das mais diversas. Amor que se comunica pelo olhar, por gestos, algumas vezes palavras, mas na maior parte pelo coração. As cenas que se repetem semanalmente nas residências de toda a cidade mostram que nesse grande círculo de amizade sempre há espaço para mais e mais pessoas construírem novas maneiras de se relacionar e ver o mundo.

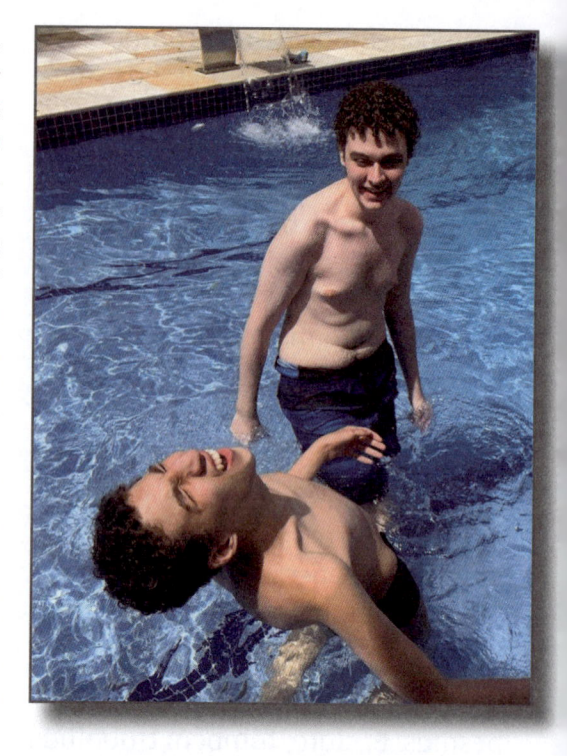

As relações que são construídas vão muito além das portas de cada residência. Incrível vivenciar o quanto esse gesto de doação para e com o outro contagia, não só os jovens voluntários, mas também a todos a sua volta. "E nós, pais dos assistidos, passamos a acreditar que o mundo pelo qual nós batalhamos e lutamos pelos nossos filhos, é possível. Dentro do Friendship nossa família ganhou muito mais do que amigos. Fomos presenteados com novas famílias que nos acolheram e nos amaram sem ressalvas pela simples vontade e desejo de estar juntos. Ganhamos muitos amigos".

Amigos de todos os tipos, com as mais diferentes histórias, mas que a cada dia que passa estão cada vez mais entrelaçados às nossas vidas. Amigos que estão dispostos a estender as mãos mesmo que, para isso, tenham que se privar de tantas outras coisas. Aqui, nesse momento, abro um parêntese, para agradecer uma pessoa fundamental nesse processo. Uma pessoa que com toda sua devoção e acolhimento sempre nos atende e nos acolhe nas mais diversas situações.

É muito difícil ver alguém que não vive a mesma realidade das famílias com deficientes se envolver tanto em algo, de maneira gratuita, pelo simples prazer em fazer o bem e ajudar. Conhecemos pessoas incríveis que sempre se envolveram nesse ciclo de amizade e que dividiram seus maiores tesouros de maneira fraternal e espontânea

Doar seu tempo a outra pessoa não é tarefa fácil, mas fazer isso por intermédio dos filhos é ainda mais grandioso. Preciso reverenciar a todas as famílias que abrem seus lares para que esse projeto aconteça. Não é fácil abrir as portas do nosso espaço mais íntimo, e onde nos encontramos mais vulneráveis e expostos. Obrigada por não esconderem seus filhos e por levantarem a bandeira da inclusão de maneira tão positiva.

Com certeza, estamos traçando um caminho pra que futuramente deixemos de falar de inclusão e possamos falar de convivência. Por fim, e ainda mais especial, gostaria de falar dos grandes protagonistas dessa rede de amor, os voluntários.

A única palavra que consigo utilizar para descrever os voluntários é altruísmo. É emocionante ver, numa cultura cada vez mais individualista, jovens tão engajados e comprometidos. Qualquer coisa que eu fale a respeito deles não fará jus ao que representam. Obrigada por transformarem a vida de todas as nossas famílias. Famílias muitas vezes rejeitadas e deixadas de lado por conviverem com o diferente". Fernanda, mãe do Miguel com síndrome de Down e moyamoya, um dos acolhidos na ONG Friendship Circle.

Relato do voluntário Gabriel Ramos da Silva sobre sua amizade com o Fefe:

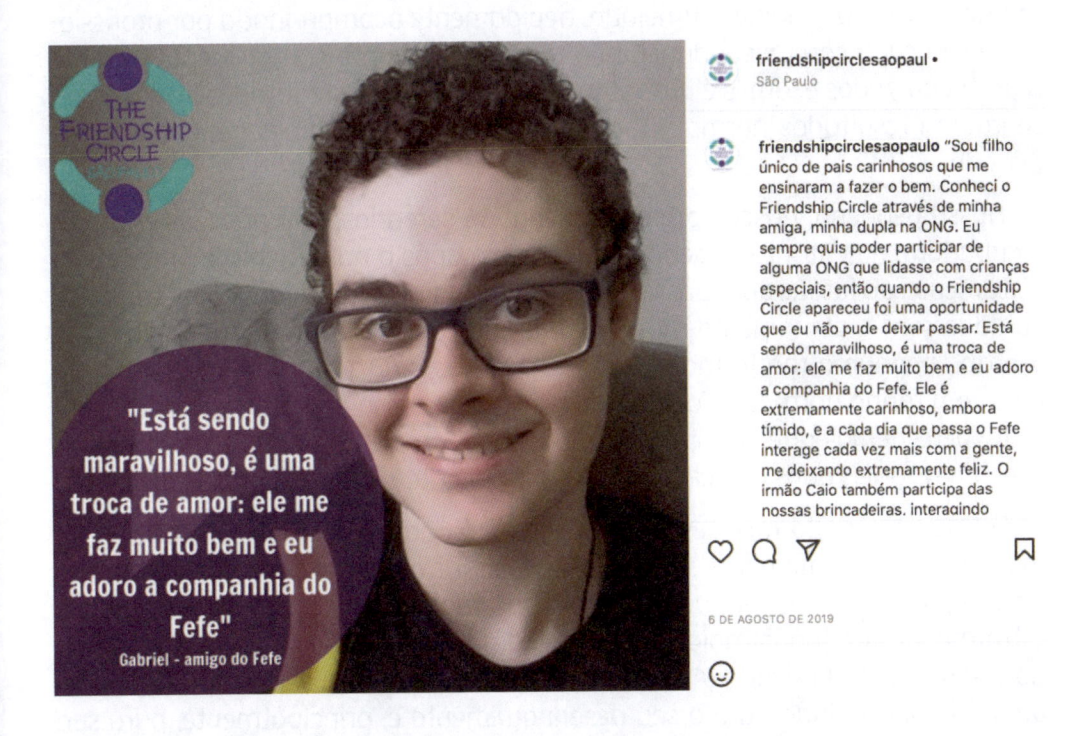

friendshipcirclesaopaul •
São Paulo

friendshipcirclesaopaulo "Sou filho único de pais carinhosos que me ensinaram a fazer o bem. Conheci o Friendship Circle através de minha amiga, minha dupla na ONG. Eu sempre quis poder participar de alguma ONG que lidasse com crianças especiais, então quando o Friendship Circle apareceu foi uma oportunidade que eu não pude deixar passar. Está sendo maravilhoso, é uma troca de amor: ele me faz muito bem e eu adoro a companhia do Fefe. Ele é extremamente carinhoso, embora tímido, e a cada dia que passa o Fefe interage cada vez mais com a gente, me deixando extremamente feliz. O irmão Caio também participa das nossas brincadeiras. interagindo

6 DE AGOSTO DE 2019

"Está sendo maravilhoso, é uma troca de amor: ele me faz muito bem e eu adoro a companhia do Fefe"

Gabriel - amigo do Fefe

17 - Desafios educacionais na síndrome de Cri du Chat

Miqueline Zani

Sou mãe da Antoniele, de 6 anos, com síndrome de Cri du Chat e transtorno do espectro do autismo, uma menina cheia de energia que me ensina diariamente o verdadeiro significado do amor e da alegria.

Falar e pensar sobre a educação especial é algo complexo, ainda mais delicado quando passamos a vivenciá-lo por meio de nossos filhos. Há muito tempo, estudiosos discutem uma proposta de educação especial ideal; porém, poucos conhecem, de fato, essa realidade. Assim, em nossa família, foi por meio de nossa filha que começamos a aprender, a conhecer e a viver essa realidade que envolve luta, superação e muito amor.

Nossa filha, mesmo antes de seu nascimento, sempre foi desejada e amada por nós. Foi uma gravidez planejada, devidamente acompanhada por profissional e sua evolução foi saudável, não tivemos nenhuma complicação. Durante a gestação, todos exames e ultrassons solicitados foram realizados, todos apresentavam resultados normais, logo, não foram feitos exames genéticos nesse período.

Nossa pequena, nasceu prematura com 36 semanas, não precisou ficar em incubadora; no entanto, desenvolveu icterícia após o nascimento e precisou de tratamento de fototerapia por vários dias. Ainda na maternidade, tivemos dificuldade com o aleitamento materno, ela não conseguia sugar, mas não apresentava nenhuma má formação aparente. Após a alta da maternidade seguimos com rotina normal de acompanhamentos médico pediátrico. Desde muito cedo, percebemos que ela apresentava atrasos em seu desenvolvimento e, assim, fomos orientados a iniciar o acompanhamento com neuropediatra.

Foi nesse período que descobrimos que ela havia nascido com atrofia na musculatura dos membros superiores. Dessa forma, logo nos primeiros meses de vida, iniciamos as intervenções com fisioterapia. Posteriormente incluímos o tratamento de fonoterapia, psicólogo com utilização do método Análise do Comportamento Aplicada (ABA), terapia ocupacional e musicoterapia, que vêm até hoje contribuindo para o seu desenvolvimento e, principalmente, para sua qualidade de vida.

Apesar de todo acompanhamento médico, seu diagnóstico não foi imediato. Alguns fatores contribuíram para isso, como alterações metabólicas que foram sendo equilibradas naturalmente à medida que ela ia crescendo. Com o passar do tempo, os atrasos de desenvolvimento se evidenciavam cada vez mais. Durante anos, buscamos por uma resposta, e inúmeros exames foram realizados até descobrirmos em nossa filha a síndrome de Cri du Chat.

De modo geral, a fase de ingresso da criança, com ou sem necessidade especial, na escola é um momento angustiante para algumas famílias. Para nós, enquanto pais, esse período traz uma série de expectativas, dúvidas e anseios quanto às relações interpessoais que serão vivenciadas por nossos filhos. Sem dúvidas, é o princípio de um novo processo que não está sob nosso controle.

Além de deixarmos nossos pequenos aos cuidados de pessoas desconhecidas, até então, ficamos alheios aos fatos que acontecem em nossa ausência obrigatória. Essas preocupações são comuns a todas as famílias, mas muitas vezes são mais intensas nas famílias de crianças com necessidades especiais, pois sabemos que essas requerem atenção diferenciada e cuidados especializados frente às limitações e aos comprometimentos que apresentam.

Ao matricular a criança com necessidades especiais na escola, tendo ela já um diagnóstico ou estando em processo de avaliação, alguns pais se sentem aflitos em compartilhar essas informações, não por vergonha ou por negação da condição de seu filho, mas por medo do preconceito e discriminação.

Conosco não foi diferente. Nós nos sentimos inseguros e preocupados sobre como nossa filha seria atendida e acolhida pela instituição, temíamos que ela fosse tratada de forma pejorativa e mesmo em vê-la excluída. Felizmente, a nossa filha foi recebida com solidariedade e a instituição demonstrava preocupação com seu desenvolvimento.

Encontrar um ambiente escolar acolhedor, talvez, seja um dos primeiros desafios escolares enfrentados no processo de escolarização da criança com Cri du Chat. Ao longo da sua trajetória escolar, é necessário que as instituições sejam empáticas com seus alunos, que seus profissionais sejam capazes de perceber a criança, com e sem necessidades especiais, como um indivíduo e respeitar suas características individuais.

As crianças com necessidades especiais, seja decorrente da síndrome de Cri du Chat ou de qualquer outra natureza, necessitam de um olhar diferente, mas jamais serem tratados com diferença. Isso significa que a instituição de ensino precisa conhecer o diagnóstico de seu aluno para compreender seu comportamento e aspectos de desenvolvimento e, então, intervir de forma ativa e intencional para a potencializar suas habilidades e superar/minimizar suas dificuldades.

Atualmente, a educação é entendida com um direito constitucional a todos. A Constituição Federal Brasileira prevê em seu artigo 208 que o atendimento educacional especializado às pessoas com deficiência deve ocorrer, preferencialmente, na rede regular de ensino, e garante a oferta à educação infantil, em creches e pré-escolas, às crianças de zero a 5 anos de idade, sendo esta obrigatória a todas, sem distinção, a partir dos 4 anos de idade completos, uma vez que se considera a obrigatoriedade da educação básica (Educação Infantil, Ensino Fundamental e Ensino Médio) dos 4 aos 17 anos de idade.

Por sua vez, a Lei de Diretrizes e Bases da Educação (LDB) estabelece a educação especial como uma modalidade de ensino e, assim como apresentado na Constituição, oferecida preferencialmente na rede regular de ensino às pessoas com necessidades especiais. No entanto, evidencia que o atendimento às especificidades dos estudantes com necessidades especiais pode acontecer na escola regular ou em escolas especializadas.

Dessa forma, as crianças com Cri du Chat ou com qualquer outra necessidade especial têm o direito garantido desde a Educação Infantil em realizar seus estudos na rede regular de ensino por meio da política da educação especial inclusiva, mas não se excluindo a possibilidade do acesso à educação em centros ou instituições de ensino especializadas.

As escolas e instituições de ensino especializadas são destinadas exclusivamente às pessoas com necessidades educacionais especiais, apresentam professores especializados e uma estrutura técnica de apoio própria da instituição. Já as escolas regulares são as escolas comuns que atendem as crianças neurotípicas e por meio da política inclusiva, vêm atendendo também as que apresentam necessidades especiais.

Com nossa filha, iniciamos o processo escolar na Educação Infantil regular na rede municipal de ensino por meio do processo de inclusão. Vários fatores contribuíram para essa tomada de decisão. Observamos o seu nível de desenvolvimento, também foram consideradas as orientações dos profissionais que a acompanhavam, mas o fator mais impactante foi a oportunidade de socialização com crianças da mesma idade.

A política de uma educação inclusiva parte da premissa de que todos os educandos, com necessidades especiais ou não, devem ter seus direitos educacionais assegurados. Essa política educacional pauta-se no princípio de equidade acadêmica e social, logo, compete à escola atender as especificidades de cada aluno e proporcionar a todos os envolvidos nesse processo a garantia de uma convivência harmoniosa e de respeito às múltiplas diferenças humanas existentes na sociedade.

Nesse sentido, a educação inclusiva assume função de desenvolver o processo de ensino e aprendizagem e, simultaneamente, promover a integração de todas as crianças num ambiente que valorize a diversidade.

De fato, é por meio da convivência que passamos a conhecer e por meio do conhecimento, tão somente por este, é que podemos nos despir da ignorância e superar comportamentos e valores arraigados em condutas preconceituosas que promovam a discriminação e exclusão. Assim, a inclusão escolar possibilita o convívio entre os indivíduos desde ainda pequenos e colabora para a superação de práticas segregadoras que há tanto tempo assolam a sociedade.

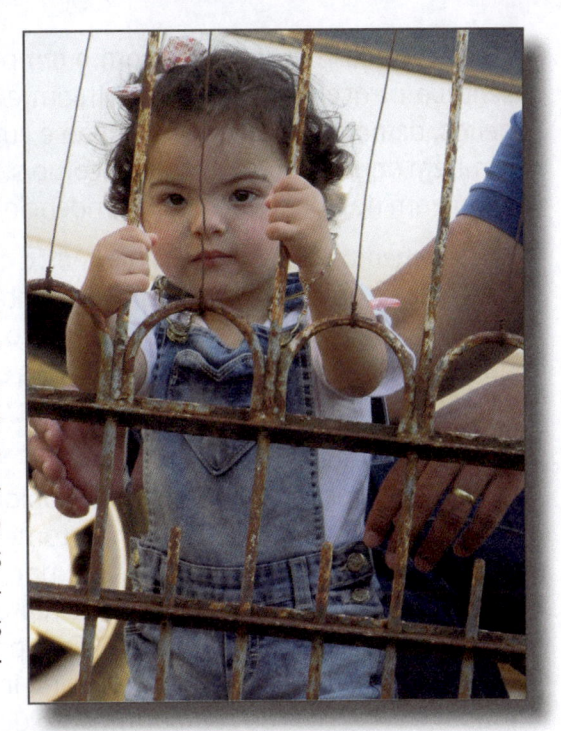

Pudemos perceber que o convívio social de nossa filha com crianças neurotípicas contribuiu para que houvesse evoluções em seu comportamento social, que até então era bastante imaturo. Após o contato com as crianças da escola de Educação Infantil, apesar de suas limitações, ela passou a manifestar maior interesse e iniciativa para satisfazer suas necessidades e desejos.

Um episódio que revela essa evolução em seu desenvolvimento que foi proporcionado pela inclusão escolar, ocorreu durante o lanche. Na época a pedagoga da instituição relatou que nossa filha após terminar seu lanche, pegou o alimento do amiguinho ao lado para comer. Muito embora esse comportamento seja inadequado e corriqueiro à tantas crianças, nós o consideramos como um progresso em seu desenvolvimento, pois ela espontaneamente interagiu com o meio. Portanto, as interações inerentes ao ambiente escolar são fundamentais para o desenvolvimento humano, uma vez que favorecem o enriquecimento cultural e amadurecimento do repertório comunicativo da criança, ainda que esta não faça uso da linguagem verbal.

Consideramos que a convivência com outras crianças na Educação Infantil foi positiva. Elas não demonstraram nenhuma atitude de discriminação ou de exclusão, ao contrário, nossa filha sempre foi acolhida por elas com muito carinho. Todas conviviam em harmonia e sempre brincavam juntas. Conforme já esperado, à medida em que as crianças crescem, a disparidade em seu nível de desenvolvimento se torna cada vez mais evidente, tanto que eles mesmos foram capazes de perceber essas diferenças.

As crianças neurotípicas, com o tempo, perceberam que a nossa filha apresentava atrasos, mas eles a acolhiam e tentavam envolvê-la em suas brincadeiras, demonstravam preocupação e cuidados com o seu bem estar, e haviam também aqueles que a tratavam como sendo um bebê grande, uma vez que eles já haviam desenvolvido a independência física e motora, e ela não.

Percebemos que, quanto mais nova a criança, quanto mais inocente seu olhar em relação ao outro, maiores são as interações realizadas. A criança pequena naturalmente agrega à sua brincadeira o amiguinho, sem maldade ou interesse, apenas o acolhe, pois ambos são únicos em suas singularidades, e em suas diferenças se encontram iguais. São apenas crianças.

Por meio das interações humanas e com o meio é que nos construímos enquanto sujeitos, pois aprendemos, copiamos, avaliamos valores e atitudes, e, assim, modificamos nossos comportamentos. Com as crianças não é diferente. Ao observar os pequenos em suas brincadeiras, percebemos a manifestação dos aspectos da vida cotidiana, eles reproduzem suas vivências na tentativa de entendê-las. Nós, pais, responsáveis e profissionais, devemos estar atentos às brincadeiras e ao riso tão frequentes na infância, bem como à sua ausência e às mudanças bruscas de comportamento da criança.

Certa vez, notamos alterações no comportamento social de nossa filha, percebemos que ela se mostrava irritada, com quadros de agressividade e demonstrando retrocessos em algumas ações. Passamos então a analisar todos os possíveis fatores que pudessem estar desencadeando esses comportamentos.

Foi quando tomamos conhecimento que na escola ela não estava sendo totalmente inclusa nas atividades e, principalmente, nas brincadeiras. Como ela não tinha autonomia de locomoção, logo necessitava ser auxiliada pelo professor para que pudesse brincar no parquinho, alcançar o pátio e conseguisse interagir com as outras crianças, no entanto, esse auxílio nem sempre era ofertado. Após constatar o que de fato estava acontecendo, buscamos a escola para esclarecer a situação.

Nessa conversa, ficou claro que os direitos de nossa filha estavam sendo negados por parte dos docentes, que declarava que era professora de uma turma regular, que tinha outros alunos e, como nossa filha era aluna de inclusão, a função dos cuidados e atendimentos de suas necessidades individuais não seria de sua responsabilidade. Discordamos completamente da professora. Nós constatamos que, a partir do momento em que um professor assume uma sala de aula, ele deve compromisso e responsabilidade a todos os alunos inseridos, sendo eles crianças típicas ou não.

Como pais, buscamos respaldo na Lei Brasileira de Inclusão (LBI) para tentar resolver essa situação, uma vez que o professor se mostrava irredutível. Foi quando conseguimos que nossa filha fosse acompanhada por um professor de apoio permanente. O papel do professor de apoio educacional é auxiliar o aluno com necessidades especiais em sua aprendizagem, e ele deve atuar como uma ponte de comunicação entre o aluno e o universo escolar.

Muito embora a LBI garanta ao aluno com necessidades especiais o professor de apoio educacional, ela não estabelece exigências quanto ao nível de formação desse profissional. Em nosso caso, assim como em muitos outros, foi designado um estagiário para o cumprimento desta função.

Embora os estagiários sejam, em sua maioria, profissionais dedicados e que prestem com excelência seus serviços, eles estão em processo de formação e nem sempre têm a maturidade e os conhecimentos para lidar com situações adversas que possam ocorrer.

Felizmente, na época, o professor (estagiário) de apoio destinado ao atendimento de nossa filha foi bastante empático e compromissado, conseguiu construir uma relação pedagógica saudável e cumprir com sua função.

A LBI é um dos documentos mais importantes às pessoas com necessidades especiais, uma vez que lhes assegura seus direitos na sociedade. Contudo, seja por desconhecimento ou por negligência, esses direitos nem sempre são respeitados. Por isso, nós, responsáveis por pessoas com necessidades especiais, devemos estar sempre atentos, buscar conhecer os seus direitos para que eles sejam efetivados.

A educação inclusiva cumpriu seu objetivo no que diz respeito à integração e socialização de nossa filha com demais crianças. Mas, quando falamos em educação, independentemente de sua modalidade de ensino, precisamos refletir sobre os procedimentos pedagógicos e didáticos utilizados para que haja o desenvolvimento integral da criança, com e sem necessidades especiais.

Por meio da política de inclusão, as necessidades educacionais da criança devem ser atendidas através de práticas pedagógicas diferenciadas que permitam a todos os alunos a apropriação do saber, bem como o desenvolvimento de sua autonomia e participação social.

As práticas pedagógicas consistem na articulação de conhecimentos teóricos e práticos na ação docente para a efetivação do processo de ensino e aprendizagem. Para o atendimento de crianças com necessidades especiais, é necessário ,aos profissionais do magistério conhecimento para a elaboração de atividades educacionais intencionais que envolvam estratégias e metodologias de ensino, análise e adequação de currículo e conteúdos aos alunos com necessidades especiais.

Para isso, o exercício da docência requer conhecimentos específicos para que se consiga avaliar o desenvolvimento de uma criança desde a tenra idade, promovendo medidas que a auxilie em seu progresso e potencialize seus talentos.

Ao acompanhar as propostas para nossa filha, notamos que, embora houvesse o auxílio do professor de apoio, nossa filha não estava atingindo os objetivos pedagógicos, e notamos que as atividades não estavam sendo adaptadas; eram tarefas tradicionais e abstratas.

Ao questionar a instituição de ensino sobre as metodologias utilizadas no campo pedagógico, tivemos como resposta que, devido o comprometimento cognitivo apresentado por nossa filha, o foco das atividades propostas para ela era a socialização.

Nós acreditamos que a necessidade da socialização não diminui a importância de aquisição dos conteúdos escolares. Somos conscientes sobre a deficiência de nossa filha e que seu aprendizado pode ser um pouco mais lento e, na época, também reconhecíamos as limitações da escola em prestar um atendimento pedagógico adequado.

Sendo assim, foi estabelecida uma ação em conjunto com a psicóloga e o terapeuta ocupacional que realizavam as intervenções terapêuticas nossa filha. Eles fizeram orientações em como conduzir o processo de ensino e deram sugestões de atividades aos seus professores. A partir desse encontro, novas abordagens metodológicas foram incorporadas em sua rotina escolar.

Juntos, aprendemos que existem diferentes formas de aprender e de ensinar, e, o mais importante para nós naquele momento, de como proporcionar oportunidades para que nossa filha demonstrasse o seu aprendizado. Para surpresa de todos, descobrimos que ela possuía mais conhecimentos do que nós podíamos imaginar.

Na época, ela já reconhecia algumas cores, algumas formas geométricas, as partes do corpo, a letra inicial de seu nome. Atualmente, reconhece as vogais e algumas consoantes (as letras são trabalhadas com associação de nomes e musiquinhas).

Existiram avanços significativos em sua comunicação, que é não-verbal e em seus aspectos motores. Sua coordenação motora fina está mais apurada e seu processo de marcha já foi iniciado. Os avanços em seu desenvolvimento, não ocorrem do dia para noite; são resultantes de um longo processo que envolve dedicação de todos. Assim, a cada dia nos surpreendemos mais com seu progresso, e cada pequena conquista para nós é uma grande vitória.

Apesar da importância notável que as práticas pedagógicas exercem para a promoção e sucesso educacional, foi nesse campo que nos deparamos com os maiores desafios educacionais. Na realidade escolar enfrentada, nem sempre os ideais da educação inclusiva são consolidados. Percebemos que essas fragilidades são decorrentes de fatores diversos: políticas públicas para educação, gestão escolar, estrutura física do ambiente, recursos humanos e formação docente.

Se as práticas pedagógicas não forem capazes de promover o aprendizado e desenvolvimento do aluno, elas acabam por promover a exclusão pedagógica deles. Logo, corre-se o risco de vivenciar uma inclusão excludente, em que há exclusão pedagógica e com precarização do ensino ofertado ao aluno com necessidades especiais; porém, mascarada no ideal de socialização.

Um fato que contribui para isso é a ausência de informações atuais sobre o desenvolvimento de pessoas com Cri du Chat. Ao buscar leituras a respeito dessa síndrome, encontramos grande número de material técnico que relata a causa e as características dela. Dada sua raridade de incidência, os estudos publicados sobre o desenvolvimento intelectual e pedagógico dessas pessoas são poucos e, muitas vezes, não condizem com a realidade por nós enfrentada.

Atualmente, os diagnósticos são cada vez mais precoces, e, mesmo antes de ter um laudo médico, observando os atrasos de desenvolvimento, as crianças são conduzidas a terapias específicas com profissionais competentes, nos quais recebem estimulações desde bebês.

Essas intervenções terapêuticas contribuem para a evolução global da criança com Cri du Chat, além de proporcionar melhora sua qualidade e expectativa de vida. Cabe destacar que o atendimento especializado terapêutico se fez e faz presente na vida de nossa filha, contribuiu muito para sua inserção na rede escolar.

Hoje, não podemos dizer que as características de desenvolvimento de pessoas com Cri du Chat sejam as mesmas apresentadas de anos atrás, tão pouco comparar uma criança com Cri du Chat com outra, pois nessa síndrome não há um padrão de evolução. Cada um se desenvolve de um jeito e num tempo específico.

Assim, não podemos permitir que tenham uma visão estereotipada de nossos filhos, e que se utilizem do diagnóstico para impor limites. Cada um deles é um ser único, com suas peculiaridades de formação biológica, psíquica e social, e com potencial de aprendizado e evolução.

Faltam informações sobre a síndrome de Cri du Chat na área educacional. Até o momento, não existe uma metodologia ou técnica pedagógica específica às pessoas com essa síndrome. Porém, existem diversos métodos educacionais e de ensino criados para outras deficiências e necessidades especiais que demonstram resultados positivos em sua evolução quando utilizados. Com nossa filha algumas intervenções terapêuticas têm utilizado métodos voltados para o autismo como o ABA (Análise do Comportamento Aplicada) e o Denver. Nesses métodos utilizam-se das interações pessoais, de materiais concretos e técnicas que mesclam o lúdico e a brincadeira com conceitos abstratos, o que facilita a generalização da aprendizagem.

Assim, esses métodos poderiam ser utilizados ou mesmo adaptados para os nossos Cri du Chat, sobretudo durante a Educação Infantil em que a ludicidade, o uso de materiais manipuláveis e as experiências concretas devem permear todo o processo de ensino e aprendizagem. Porém, a falta de estrutura física e profissional é uma realidade de muitas instituições de ensino regular, muitas vezes, inviabilizam essas alternativas.

No que diz respeito aos profissionais da educação, dois fatores devem ser considerados: a formação acadêmica e a sua postura. Parte considerável dos professores apresentam falhas em sua formação acadêmica, o que faz com que se sintam despreparados para lidar com crianças especiais. Em cursos de formação docente em nível médio ou superior e mesmo as especializações em educação especial e inclusiva, as temáticas como as diversidades, as múltiplas deficiências e suas necessidades são abordadas, quase sempre, de forma superficial.

Assim, cabe ao professor a busca de aprofundamentos teóricos e práticos para enriquecimento de sua prática pedagógica, sendo, na maioria das vezes, do próprio docente as iniciativas e investimentos financeiros para seu o aperfeiçoamento profissional. Se não bastasse os problemas na formação docente, também enfrentamos os relacionados à postura social. Professores são pessoas, sujeitos constituídos de histórico e socialmente que traz em seu íntimo os valores, os conceitos e os preconceitos que podem contribuir ou não para inclusão das pessoas com deficiência.

Na educação, assim como nas demais áreas, existem profissionais e profissionais. Se por um lado existem aqueles que, apesar de dotados de domínio técnico, apresentam, ainda que de modo velado, condutas preconceituosas, por outro, há aqueles profissionais que fazem tudo ao seu alcance para desempenhar o melhor trabalho possível, aquele professor que exerce a docência com compromisso ético e amor, que apresenta humanidade no olhar e percebe a criança, com ou sem necessidades especiais, como indivíduo e se dedica para que todos seus alunos consigam aprender e se desenvolver ao máximo. E são estes que fazem a diferença a na vida escolar das crianças e da educação como um todo.

Nossa filha tem encontrado bons profissionais, em sua maioria, que buscaram e buscam contribuir para seu desenvolvimento. Nós percebemos que a relação construída entre eles é bastante afetuosa, e ela demonstra satisfação e felicidade na presença dos profissionais que a atende.

Na sala de espera das terapias, ela fica ansiosa pelo atendimento, até tenta escapar e entrar nas salas e quando vê os especialistas esboça aquele sorriso. Na escola não era diferente, já a perdíamos no portão da escola. Ao ver o atendente, esticava os bracinhos, e no contato com professores e amigos era só alegria.

Ainda que haja professores com formação de qualidade e com boa vontade, ainda existem os problemas estruturais na escola comum. Além da ausência de recursos didáticos específicos ao atendimento das necessidades educacionais da criança, sendo que muitos destes são elaborados pelo próprio professor, a escola comum, ao contrário das escolas especializadas, não oferece aos seus alunos o amparo da equipe multiprofissional, normalmente formada por profissionais da área da saúde, como fonoaudiólogo, psicólogo, fisioterapeuta e terapeuta ocupacional.

Essa equipe multiprofissional com seus conhecimentos técnicos específicos desenvolve intervenções para atender as necessidades específicas de cada, aluno que , por meio de suas orientações, podem ser articuladas à prática escolar, promovendo assim ainda mais o desenvolvimento dessas crianças.

Por fim, mas não menos importante, outro fator que deve ser considerado no processo educacional de qualquer criança é o envolvimento e a participação da família. Nós precisamos estar constantemente presentes na vida escolar de nossos filhos, isso significa que assim como a instituição de ensino tem suas obrigações, nós também precisamos assumir responsabilidades e termos o compromisso com a educação de nossos filhos. Nós consideramos que auxiliar e incentivar o aprendizado da criança também é um dever da família.

Considerações finais - Em nossa família, buscamos contribuir com o processo educacional de nossa filha e, para isso, estabelecemos uma relação de parceria com a escola e os especialistas que a atendem. Estamos sempre em contato para sabermos o que está sendo trabalhado e para conhecer o objetivo das intervenções e tarefas propostas, assim, trocamos informações e também recebemos orientações para que possamos em casa reforçar esses aprendizados. Reconhecemos que o desenvolvimento de nossa filha seja resultado de uma ação conjunta de todos aqueles que participam e já fizeram parte de sua vida.

Nós, a família, somos o primeiro meio social no qual a criança está inserida. Nós exercemos grande influência em sua evolução e precisamos prepará-la para viver em sociedade.

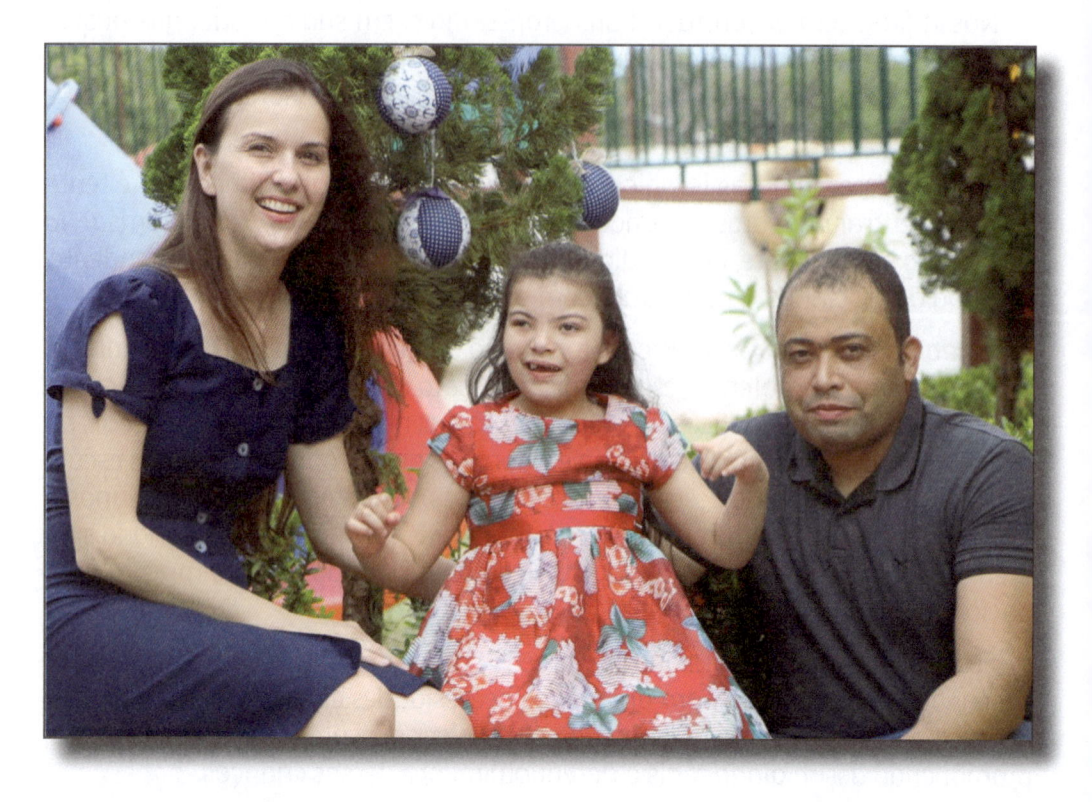

Em casa, envolvemos nossa filha em todas as atividades cotidianas e sociais, além de proporcionarmos condições para que explore o mundo a sua volta. Aproveitamos esses momentos e as brincadeiras para estimular em seu desenvolvimento em todos aspectos para que ela tenha o máximo de independência possível em suas ações. Hoje, ela é uma criança, em breve, será adulta.

Assim, percebemos que a educação para o atendimento de pessoas com necessidades especiais, seja na modalidade especial ou na perspectiva inclusiva, ambas apresentam seus pontos positivos e negativos.

Em breve, nossa filha iniciará o ensino fundamental, nos vemos ansiosos quanto à próxima fase de ensino, bem como com a decisão que temos de tomar: seguir o processo escolar na educação inclusiva ou buscar sua inserção na escola especial. Assim, questionamo-nos sobre qual instituição poderá ofertar maiores oportunidades de aprendizado e condições para o desenvolvimento de sua autonomia e para sua participação social.

E, se teremos que fazer escolhas e tomar decisões para o futuro de nossa pequena, a resposta é certa, decidimos lutar por ela, para que, onde quer que ela esteja, ela seja respeitada, vista como pessoa e acima de tudo, que ela seja muito feliz. Nossa escolha é, e sempre será, a nossa filha.

PARTE V

E AGORA?

18 - O momento do diagnóstico

Rebecca Guimarães Ribeiro de Almeida

Miguel (Transtorno do Espectro do Autismo e com Síndrome de Phelan McDermid). Médica ultrassonografista e médica de família. Crescendo e amadurecendo nos últimos cinco anos, para o maior amor da minha vida.

Fui convidada a escrever este capítulo do livro sobre um tema difícil demais. Sobre um dia que mudou minha vida, e minha maneira de vê-la. Como médica, já tive que, por diversas vezes, anunciar um diagnóstico para um paciente ou seus familiares. Neste papel, sempre tentei ser o mais acolhedora possível.

Confesso que, após ter estado "do outro lado da mesa", passei a perceber que por mais acolhedores que sejamos, o diagnóstico de uma doença, deficiência ou condição crônica, em geral, traz grande ansiedade, tanto para a família quanto para o paciente, pensando em questões de adaptações e angústias com o futuro.

Na última estimativa da Organização Mundial de Saúde, cerca de 15% da população tem algum tipo de deficiência. Segundo o último Censo Demográfico do Brasil de 2010 divulgado pelo Instituto Brasileiro de Geografia e Estatística (IBGE), mais de 45,6 milhões de brasileiros declararam ter alguma deficiência - quase 24% da população total do país na época.

O diagnóstico de deficiência, alteração genética ou transtorno neurológico, pode ser descoberto em diversos momentos da vida. Antes da criança nascer (por alterações em exames realizados ainda dentro do útero), ao nascimento (pelo teste do pezinho ou por alguma evidência ao nascimento que leve os médicos suspeitarem). Pode, ainda, ser evidenciado ao longo do desenvolvimento infantil, quando se percebe que algo está diferente. Pode ser por condição neurológica, genética, acidental ou doença crônica. De nascença ou adquirido, a questão principal é que o momento de um diagnóstico é um divisor de águas... ou, pelo menos para mim, foi.

Creio que quando esse diagnóstico é dado a um filho, chega a dar uma dor física, de tantas dúvidas e pensamentos sem resposta. Assim me senti. Doía tudo. Doía corpo e doía a alma. E só doía tanto por sermos tão afastados das diferenças.

Somos tão despreparados para acolher a deficiência que, quando cai "em nosso colo", vem em forma de desespero, vem quase em forma de preconceito, até que tudo "se encaixe".

Ao profissional a quem cabe dar o diagnóstico, pede-se sensibilidade, calma, altruísmo e empatia. As palavras ditas vão caindo sobre uma esperança de vida, sobre os desejos e as histórias muitas vezes construídas antes mesmo de aquela criança nascer (ou até mesmo antes de ser concebida).

Errados estamos nós, pais, de colocar tanta expectativa sobre os filhos, mas isso é inerente a quem ama e deseja tudo de melhor antes mesmo de saber se vai poder ou querer ser o que os pais imaginaram. Já escolhem a escola, o time que vai torcer, os brinquedos que vai gostar, as viagens que vão fazer, passeios, os esportes, as danças e esquecem de ver o que importa, o que faz sentido para esse filho. E, até aqui, sequer estou falando sobre um filho com deficiência. Estou falando de todos os filhos. Quando nasce um filho, nascem suas vontades próprias e muitos pais já se frustram pelo filho não se interessar por tudo aquilo que já havia sido escolhido pra ele, sem a sua conivência.

A construção do "amor ideal" me faz lembrar da história de Pigmaleão e Galateia. Na mitologia grega, a história de Pigmaleão tem origem na ilha de Chipre, onde ele foi o Rei e também um artista muito habilidoso, que dedicava muitas horas do seu dia às esculturas. Pigmaleão era solteiro e havia decidido viver em celibato por não concordar com as atitudes libertinas das mulheres do local. A má fama das mulheres locais era tamanha que levou a ilha a ser conhecida como um lugar de cortesãs. Determinado a nunca se unir com uma mulher do reino, Pigmaleão passou a entregar-se ainda mais à arte de esculpir e tentar um feito inédito: esculpir a mulher ideal - sua obra--prima - dotada de todos os atributos por ele idealizados.

Ao terminar, Pigmaleão concluiu que essa era a melhor, mais perfeita e bela obra que já havia sido esculpida por ele. Como resultado, ele acabou se apaixonando pela estátua, a qual nomeou de Galateia. O escultor se envolveu tanto com sua obra-prima, que chegava a dar presentes a ela, a adornava com jóias e belas roupas.

Sua paixão por Galateia era tamanha que o levou a indicá-la como sua esposa. Ele ainda a acariciava e beijava-a, como se realmente estivesse viva. Mas ele não se conformava com sua amada de marfim, sem vida e fria. Certo dia, havia um festival dedicado a Afrodite que acontecia em Palea, onde ele pediu à Deusa que trouxesse para ele uma mulher igual à Galateia.

Afrodite, comovida com o amor de Pigmaleão, começou a sua busca pela mulher ideal, sem sucesso em encontrar a pretendente. Assim, a deusa Afrodite decidiu, então, transformar a estátua em uma mulher de verdade, concedendo-a a vida. Ainda sem saber que seu desejo se tornara real, o escultor voltou para casa e encontrou sua amada. Beijou-a, como sempre faz. Mas, desta vez, notou que sua pele era quente e seus lábios, macios. Já Galateia, ao se sentir beijada, abre os olhos, ruboriza e logo se apaixona também pelo homem que a criou. Como sua amada agora tinha vida, Pigmaleão pôde se casar com Galateia, com as bênçãos de Afrodite, e juntos tiveram duas filhas: Metarme e Pafos.

Claro que a história em questão fala sobre amor entre homem e mulher, mas o que queria apontar é o quanto se coloca de expectativas em um ser amado, sem o conhecer, sem ter nascido, ou no caso da mitologia em questão, sem sequer ser um ser vivo. Quando falamos de crianças com deficiência, pensamos "na estátua se quebrando". Na prática, a família precisa adaptar muitas coisas, a que nunca foi preparada. A dança na escola... o momento de começar a ler/escrever, as brincadeiras... a socialização... *meltdowns*, comportamentos inadequados, adaptações... Precisamos aprender a lidar com algo totalmente desconhecido, como as terapias, as aulas, os aprendizados, o preconceito, as dificuldades escolares.

Nesse momento, vem a fase do luto. Sim. Luto não é apenas morte... fazemos luto pela nossa idealização... o luto daquele filho ideal. Luto pela nossa expectativa que morreu. E temos que aprender a dar lugar à esperança! Esperança de, aos poucos, aprender a lidar com aquilo que lentamente a vida vai nos ensinar.

Aprender a aceitar que, muitas vezes, poucos estarão ao nosso lado. Que teremos sim que aprender a lidar com o preconceito. Que teremos sim que aprender o que é, e a lidar contra o capacitismo (inclusive o nosso). Que quase ninguém dará conta do que damos conta e... nós também às vezes não damos... mas não temos outra opção, senão aprender com todo nosso amor e paciência.

Segundo Iraci Galiás (Família e identidade/Célia Brandão - 2021), pelo próprio conceito de luto, vários fatores influenciam na vivência do luto (o tipo de luto, o vínculo, o tipo de morte, o olhar cultural sobre morte e luto, religião, entre outros fatores). Lutos chamados "lutos sutis" são referidos por perdas simbólicas em que a morte não é literal, sendo então, por muitos, não considerados como luto, e sim como uma patologia (depressão, por exemplo). O nascimento de um filho com uma deficiência traz "lutos sutis" intensos.

Após o diagnóstico, vem a negação. A nossa própria negação. De não querer crer que nossa "estátua quebrou"! Teremos que construir um novo castelo de areia, ou melhor, teremos de reaprender a fazer castelos... de uma maneira diferente. Vamos aprender todos juntos a moldar novos castelos e, assim, seremos felizes nesse aprendizado! Mas isso pode levar tempo.

Aqueles marcos tão esperados (sustentar o pescoço, engatinhar, rolar, andar...), muitas vezes não aparecem "quando esperamos"! Pessoas insensíveis podem ter mais curiosidade do que aptidão em ajudar e, às vezes, só apontam para os atrasos do seu filho, sem qualquer apoio ou afago. E profissionais da saúde que teoricamente mais poderiam ajudar, muitas vezes, não têm preparo para tal. Nem sempre dizem que, apesar de nem todo tratamento ser solução, todo tratamento traz esperança.

A revelação do diagnóstico e a forma de fazê-lo deve ser muito valorizado ,uma vez que uma família fortalecida consegue dar apoio. Já uma família despedaçada, "engatinha" até mesmo nas decisões mais simples e fundamentais. Pelas estatísticas, sabe-se que a grande maioria das mães entram na "batalha" sozinha por se separarem. Ou, mesmo quando isso não acontece, em sua maioria, ao pai cabe a parte do sustento, da renda, ficando com a mãe as angústias, o cuidado, a correria e as escolhas difíceis. A grande maioria está sozinha mesmo.

Em grande parte das deficiências, a pessoa pode precisar de algum tipo de apoio ou ajuda. Pode precisar de suprimentos ou mobílias específicas. Além de terapias, exames, cirurgias, consultas e especialista. A família, então se dá conta de que aqueles medos sombrios que apareceram no momento do diagnóstico, começam a virar realidade.

Fazer escolhas junto com os médicos (de coisas que às vezes nem não tem muita ideia), ter uma agenda cheia de compromissos importantíssimos que nunca se esperou ter, sentir-se muitas vezes afastado de família e amigos pelo caminho diferente que sua família precisa ter. Por outro lado, a família pode passar a se sentir muito acolhida por pessoas estranhas, mas que "estão na mesma pele", passando pelos mesmos problemas. Pode passar a ter novos e grandes amigos. Pode aprender a dar um valor maravilhoso pra pequenas coisas, aprender a tirar leite de pedra, a não comparar, a lutar pelo que vale a pena e nunca deixar o preconceito ganhar.

Nos dias atuais, o mito de Pigmaleão e Galateia, é muito utilizado na psicologia e filosofia, e representa o poder da expectativa sobre as ações de outras pessoas. Conhecido como "Efeito Pigmaleão", refere-se ao fato de que as pessoas se tornam a imagem que fazemos delas.

É possível vermos o mito de Pigmaleão se refletindo nos pais de filhos com deficiência sob outra visão. Podemos ver esses pais que, após superarem o luto, conseguem apostar suas fichas, conseguem ver além da deficiência e além dos "marcos de normalidade" dados pela Medicina, conseguem ver além das comparações com crianças sem qualquer deficiência. É muito difícil falar em nome do sentimento de outras pessoas. Mas, para mim, o momento do diagnóstico foi um dos momentos mais tensos da minha vida.

Mas cá entre nós, eu aprendi que o patamar da esperança deve estar muito acima do da expectativa! Ter esperança sem colocar expectativas pode aliviar muito nosso coração! Como mãe, eu me esforço, ajudo ele a se esforçar, e espero muitas coisas (conseguir me comunicar bem com meu filho, por exemplo), mas se isso virar uma expectativa, cada dia que isso não acontecer (e pode não acontecer), será mais um dia de expectativas não alcançadas. Aprender a colocar esperança com o mínimo de expectativa possível é fundamental e esse foi meu maior aprendizado (ainda em andamento).

Sempre sonhei em ser mãe, e maternar estava dentro de mim. Sempre me empolguei com brincadeiras, sorrisos, ensinar independência. Meu filho Miguel nasceu quando eu estava com 30 anos, e era uma criança brincalhona e risonha. Com o passar do tempo, percebemos que ele estava perdendo alguns interesses, além de ser agitado, muito agitado. Agitado como eu jamais tinha visto. E então fomos procurar ajuda.

Acreditávamos que receberíamos um diagnóstico de transtorno de déficit de atenção e hiperatividade. No entanto, lembro como hoje a frase: "- O Miguel está no transtorno do espectro autista)". Lembro do meu marido me olhando, esperando que eu falasse algo. E eu esperava que minha voz saísse. A médica (que gostamos demais, por sinal) perguntou se tínhamos alguma dúvida e meu marido disse "- Não consigo sequer ter dúvidas agora... preciso digerir". Essa digestão acontece ainda até hoje. Mais de 4 anos depois do diagnóstico. Acredito que a falta de conhecimento sobre transtorno do espectro autista (mesmo sendo médica) e a falta de vivência constante com crianças com deficiência durante a minha vida fez com que eu ficasse ainda mais "sem chão".

Creio que a maneira que uma notícia ou diagnóstico é dado muda muito a forma com que a família irá acolher e lidar com aquela informação e situação no início. A família precisa ser acolhida, tirar dúvidas. Precisa ter um tempo respeitado para poder pensar até que as dúvidas cheguem, precisa receber boa informação e saber onde procurar (e não procurar) informações sobre o assunto, precisa receber ajuda sobre como agir a partir daquele momento, com calma. A família pode estar completamente sem "norte".

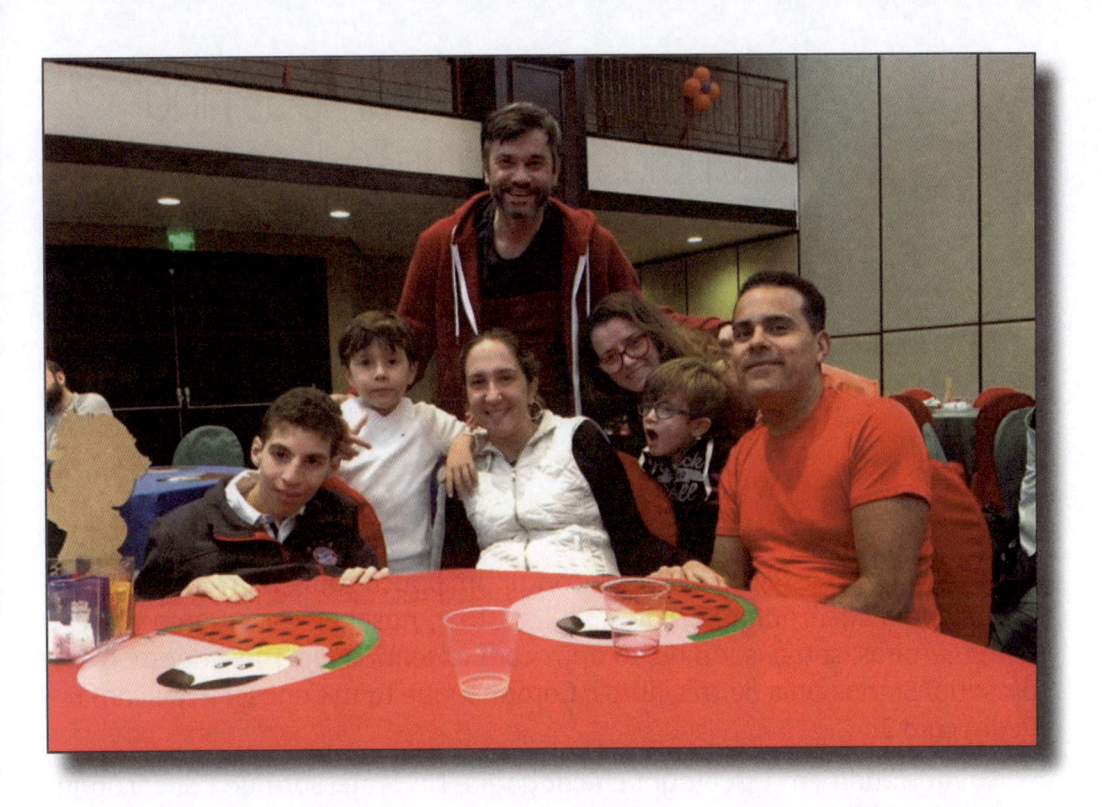

O momento do diagnóstico é completamente sufocante de imediato... mas, a partir dele, é possível começar a ter a assistência necessária. E, então, será possível construir uma nova Galateia, com suas perfeitas imperfeições. Deixo aqui uma foto que simboliza a amizade da minha família com dois dos editores deste livro, Sandra e Fernando Xavier, pais do Fefe.

19 - A importância de compartilhar experiências: o projeto Laços

Claudia Sartori Zaclis
Deise Campos
Henri Zylberstajn
Marina Lima Zylberstajn

Para começar este capítulo, vou contar um pouco sobre mim, que sou uma das autoras. Meu nome é Marina Zylberstajn, nasci em São Paulo capital, tenho 37 anos, sou casada há 10 anos com o Henri, que tem 41 anos e é empresário. Somos pais de três filhos: Carolina, que tem 8 anos, Felipe com 6 e Pedro com 3.

Sou formada em Psicologia e Pedagogia, fui professora de Educação Infantil por 15 anos e sempre fui apaixonada por crianças e pela magia da infância. Realizei-me neste tempo em que acompanhei de perto a formação emocional, intelectual, psíquica e física dos meus alunos.

Eu e o Henri sempre adoramos a ideia de termos nossa casa cheia. Cada um de nós tem 2 irmãos e acreditamos que isso nos inspirou a ter uma família grande. Dessa forma, em 2017, decidimos que iríamos ter o terceiro filho. Na época, a Carolina tinha 4 anos e o Felipe, caçula até então, com 2. Como de costume, planejamos tudo e rapidamente estávamos comemorando os 2 tracinhos do teste de farmácia, os quais indicavam positivo para gravidez.

A gestação foi tranquila e a mais leve de todas, tive a sensação de que foi a que passou mais rápida das três. Acredito que se deva ao fato de já ter vivido esse delicioso processo 2 vezes e saber "o caminho das pedras". Durante os 9 meses, notei nos ultrassons que o Pedro, nosso futuro bebê, seria pequeno em relação aos irmãos. Mas, a médica dizia que estava tudo bem e que, pelo fato de nós dois termos estaturas medianas, estava dentro do esperado.

Fizemos todos os exames pré-natais, conforme as orientações médicas, assim como nas outras gestações, e tudo caminhou muito bem até a 36ª semana. Lembro-me como se fosse hoje, quando, em uma segunda-feira de carnaval, fomos à consulta e a obstetra constatou que o fluxo do cordão umbilical não estava adequado - razão pela qual o parto deveria ser feito naquele mesmo dia. Fiquei desesperada, com muito medo, pois sabia que ele ainda não estava "pronto" e o fato de ele não estar bem lá dentro, fez com que eu temesse ele não resistir ao parto. Ao chegar ao hospital, verificaram que ele havia ficado 20 minutos sem se mexer e me deram glicose na veia até ele reagir. Depois disso, tudo transcorreu naturalmente. Ao começar a indução do parto, eu já estava com dilatação e em poucas horas nosso Pedro, apelidado de Pepo, veio ao mundo, pesando 2,2 quilos e medindo 43 centímetros.

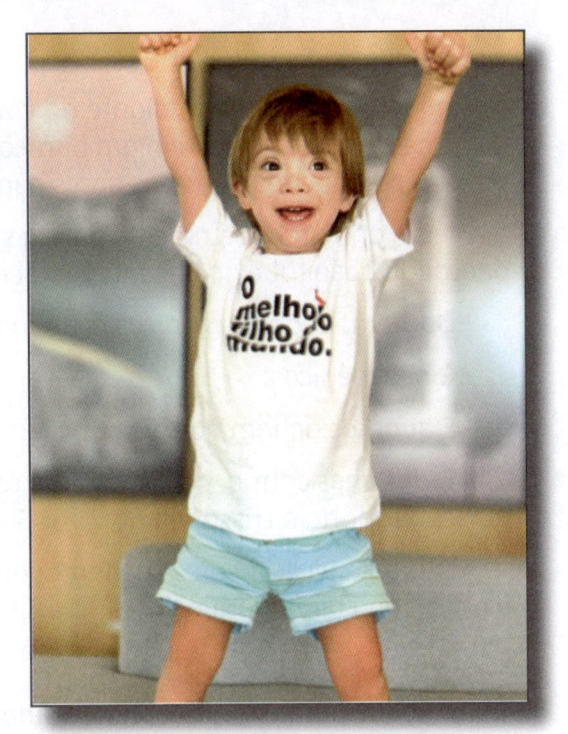

Ao vê-lo, foi uma alegria e um alívio ao mesmo tempo. A pediatra o examinou e depois peguei-o, rapidamente, no colo. Ele tentou mamar e na sequência o levaram para checar alguns índices, procedimento normal para um recém-nascido prematuro.

Fui para o quarto com o Henri e o Pepo continuou em observação. No meio da madrugada, a pediatra do hospital nos disse que ele precisaria ir para a UTI semi-intensiva, por não estar conseguindo manter sua temperatura e glicose estáveis. Eu fiquei tranquila, pois já sabia desde antes de seu nascimento que, tratando-se de um parto antecipado, existiam grandes chances de isso acontecer.

Depois de uma noite bem dormida, minha obstetra veio me visitar, senti uma tensão em seu olhar, mas eu estava tão bem e feliz que não me preocupei. Ela me perguntou onde estava o Henri e eu disse que ele havia saído para tomar café, mas que já deveria estar voltando. Ela então se despediu dizendo que voltaria mais tarde e, ao ir embora, encontrou-o no corredor e os dois voltaram juntos para o quarto. Ao sentarmos, ela, com muita angústia em sua fisionomia, e sem saber ao certo o que dizer, falou:

- Vocês acreditam que os médicos estão achando que o Pedro tem síndrome de Down?

Eu e o Henri engolimos seco e sem saber o que dizer e pensar, falamos:

- Como? Não é possível!

Daquele momento em diante da conversa, eu não ouvi mais nada, senti como se eu tivesse caído em um buraco escuro, vazio, e por lá fiquei um tempo, ouvindo apenas algumas vozes bem de longe.

Meu marido foi diretamente para a semi-intensiva, chamou a pediatra neonatal do hospital e ao encontrá-la perguntou:

- Doutora, quantos médicos examinaram meu filho?

- Cinco médicos.

- E quantos acham que ele tem síndrome de Down?

- Todos, mas calma, precisamos do resultado do cariótipo (exame genético que confirmaria a trissomia do 21 ou T-21 ou síndrome de Down).

- E você já viu 5 médicos acharem que a criança tem a síndrome de Down e o cariótipo vir negativo?

- Não.

Ao voltar para o quarto, ele me olhou e disse:

- Má, nosso Pedro tem síndrome de Down.

Nós nos abraçamos e choramos. Eu, ainda em choque, não conseguia entender o que estava acontecendo, parecia um pesadelo.

Eu tive alta do hospital e o Pedro ficou lá, por mais 21 dias. Ele só pôde sair quando aprendeu a mamar a quantidade necessária para seu desenvolvimento. Foram dias difíceis em que nos revezamos entre casa, filhos, trabalho e hospital. Dias em que começamos a compreender melhor a trissomia do 21 e tudo que envolvia este diagnóstico.

Neste período, recebi várias indicações de literatura sobre o tema; porém, o pouco que li e vi me assustou e eu logo fechei tudo. A maioria dos materiais continha características da síndrome, relatava sobre as comorbidades associadas, expectativa de vida, o contexto histórico social e científico. Enfim, assuntos sobre os quais eu não queria saber naquele momento.

Foi então que comecei a procurar na internet depoimentos de famílias que tinham sido "pegos de surpresa" com o diagnóstico, assim como nós. Eu queria me enxergar na fala de alguém, queria ouvir outra pessoa dizendo que também tinha sido difícil este momento, ou seja, eu queria validar meus sentimentos e, ao mesmo tempo, ver como estas famílias estavam hoje, para eu vislumbrar que a vida era possível após aquele "furacão" de emoções.

Eu achei alguns poucos vídeos sobre o assunto, mas todos abordavam superficialmente os sentimentos do momento da notícia. Ao contar dessa minha busca, o Henri lembrou que havia uma vizinha nossa que tinha uma filha com trissomia do 21, então decidimos ligar e conversar com ela.

Foi a melhor coisa que podíamos ter feito naquele momento: a fala da Silvia ecoou em nós, percebemos em seu relato que ela havia passado pela mesma situação, ou seja, também tinha recebido o diagnóstico após o nascimento e que hoje tudo estava caminhando bem.

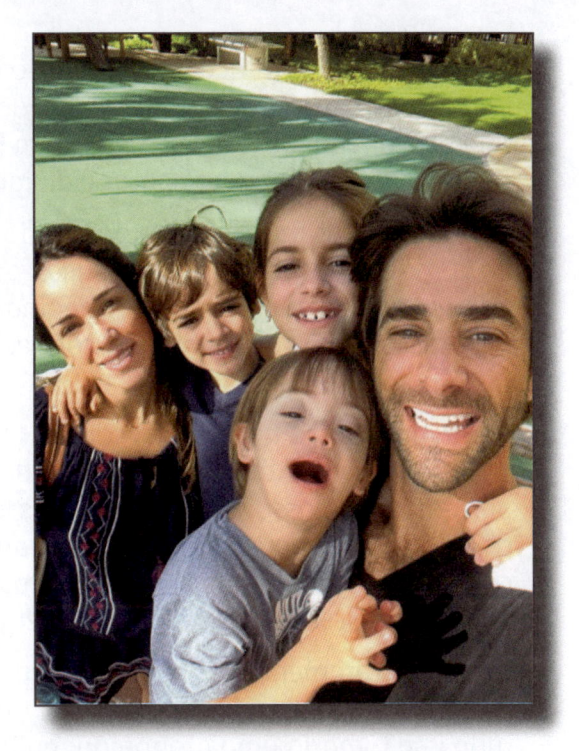

Durante a conversa, percebemos que era "normal" sentir o que estávamos sentindo e que o que mais importava era cuidar dele, assim como havíamos cuidado da Nina e do Lipe, e que tudo ficaria bem. A sensação que tive foi de ver uma luz no fim do túnel, de que a vida seria possível mesmo após a notícia do diagnóstico.

Para o Henri, os primeiros dias foram mais difíceis, sofridos e intensos; porém, após a conversa com a Sílvia, parece que algo mágico teria, automaticamente, virado sua "chave" e ele passou a lidar com a situação com mais naturalidade. Ao desligar o telefone, ele imediatamente contou em suas redes sociais sobre o Pedro, o que para ele ajudou a lidar com a situação, e eu, em contrapartida, demorei mais para aceitar e compreender nosso momento.

Dia 6 de março de 2018, o dia em que estava previsto o parto do Pedro, coincidentemente, ele teve alta e pudemos sair do hospital e todos irmos para nossa casa. Foi um dos dias mais felizes da minha vida. Eu já tinha elaborado o luto do filho que eu imaginei ter e estava pronta para esta nova jornada.

Ao chegarmos em casa com a família completa, novos desafios apareceram, e era preciso formar uma equipe de profissionais que auxiliariam no desenvolvimento do Pepo, como: fisioterapeuta, fonoaudióloga e terapeuta ocupacional. Além de uma rotina intensa de exames e consultas com médicos, era uma situação diferente do que tínhamos vivido com nossos outros filhos.

Nesse momento, acessei a Silvia com frequência, e foi aí que percebi a importância de receber acolhimento, de ter uma rede de apoio, de poder contar e trocar com pessoas que possuem histórias e vivências semelhantes. Foi muito confortante poder contar e dividir dúvidas e preocupações com ela.

Os primeiros meses foram passando e tudo se encaixou. Fomos percebendo como o desconhecido nos assusta, pois foi muito mais tranquilo lidar com a nossa nova realidade do que imaginávamos. Entretanto, para quem estava de fora, como amigos, parentes, conhecidos, aquilo tudo ainda envolvia muitos tabus e pré-conceitos.

Em uma viagem que eu fiz com o Henri, depois de 4 meses do nascimento do Pedro, decidimos criar um perfil da nossa família, em uma rede social, para mostrar nosso dia a dia. Com isso, pretendíamos que, quem estivesse ao nosso redor, percebesse que estávamos bem com o diagnóstico de nosso caçula e que, consequentemente, ficassem mais à vontade para olhar em nossos olhos, se aproximar, e fazer perguntas, caso quisessem, sobre o Pepo.

E foi exatamente o que aconteceu, aproximamos pessoas conhecidas e desconhecidas em relação ao tema, mas o que não imaginávamos era que tudo isso tomaria uma proporção muito maior do que planejávamos.

Em agosto de 2018, resolvemos estruturar melhor tudo que estava decorrendo da página na rede social. Tivemos a ideia de dar voz ao protagonismo de pessoas com deficiência, para que elas narrassem suas histórias e contassem como uma determinada situação desafiadora havia transformado seu olhar e seu entorno positivamente. Foi então que lançamos a iniciativa com o nome SERENDIPIDADE, que significa, descobertas felizes ao acaso, o qual simboliza exatamente o que tínhamos vivenciado com a chegada do Pedro, assim como aconteceu na vida de tantas outras milhares de pessoas. O resultado foi tão bacana que as histórias começaram a ser patrocinadas por empresas e o dinheiro arrecadado foi destinado a instituições que atuavam com inclusão de pessoas com deficiência.

Nosso objetivo principal sempre foi transformar o olhar da sociedade para o tema "inclusão", e, para isso, várias ideias foram colocadas em prática, como eventos, palestras e fomento de ocasiões de convívio inclusivo. Em meio a tantas ideias, senti uma vontade enorme em oferecer a famílias que tinham recebido recentemente a notícia do diagnóstico do filho (na gestação ou no pós-parto) e que não tinham a sorte em ter uma vizinha, assim como eu, para trocar experiências. Queria poder proporcionar a outras pessoas a possibilidade que tive, o acolhimento que recebi, e ter a segurança de ter alguém para dividir angústias e dúvidas, durante todo o percurso de desenvolvimento do filho.

A partir desse sentimento, conversando com o Henri, com quem dividia o mesmo desejo, chamamos a Claudia Zaclis, uma amiga minha de faculdade, psicóloga e que tem um irmão com síndrome de Down, para nos ajudar a estruturar esta iniciativa, que recebeu o nome de Projeto Laços.

Em fevereiro de 2019, reunimo-nos para desenharmos o projeto, formatar o que seria nossa capacitação para mães e pais que tinham filhos com a trissomia do 21 e que estavam dispostos em serem voluntários no acolhimento de famílias que acabaram de receber a notícia da síndrome de Down de seu bebê.

Foram 4 meses de estudos, estruturação, preparos, entrevistas, seleção dos voluntários, para então divulgarmos a iniciativa em nossas redes sociais. Iniciamos com a capacitação de um primeiro grupo. Em pouco tempo, devido à grande demanda de pessoas que buscaram o acolhimento, tivemos que ampliar o número de acolhedores. Diante disso, percebemos a necessidade de termos uma coordenadora exclusiva para conseguir acompanhar e colocar em prática todos os protocolos e procedimentos do projeto. Assim, a Deise Campos, mãe de 2 filhos, cujo caçula, na época com 25 anos, e que tem síndrome de Down, passou a fazer parte de nossa equipe de coordenação, junto a mim e a Cláudia.

Com o passar dos meses, começamos a ser procurados também por famílias que haviam recebido outros diagnósticos, além da trissomia do 21. Pensando que o acolhimento é algo universal e humano, resolvemos ampliar o acolhimento para outras síndromes, podendo, assim, atingir um número maior de famílias e estender o impacto do nosso trabalho. Agregamos ao nosso grupo de coordenação a Fernanda Camarotta, psicóloga e mãe de um menino com trissomia do 21 e síndrome de moyamoya, que ficou responsável por coordenar nosso grupo de "outros diagnósticos".

O Projeto Laços tem hoje a missão de acolher aos pais e mães que receberam a notícia que seu filho(a) tem síndrome de Down, ou outros diagnósticos, como Paralisia Cerebral, síndrome de Prader Willi, síndrome de Cornélia de Lange, síndrome de Kleefstra, síndrome de Cri Du Chat, síndrome de Edwards, síndrome de Rubinstein Taybi, síndrome de moyamoya, síndrome de Patau (T13), síndrome de Wolf-Hirschhorn, síndrome do X- Frágil e síndrome de Williams.

O acolhimento ocorre sempre por mães ou pais que também passaram por essa situação, ou seja, todos os pais voluntários têm filhos com alguns desses diagnósticos, apresentam disponibilidade e comprometimento com os acolhimentos e passaram por nossa capacitação.

Temos por objetivo dar suporte aos pais que nos procuram, acolhendo e sendo sua rede de apoio. Este suporte consiste em ouvi-los, validar seus sentimentos e compartilhar vivências práticas e emocionais relacionadas à maternagem ou paternagem para que estes possam ressignificar o presente, com perspectivas possíveis de futuro. Fazemos a divulgação do projeto em nossas redes sociais. Os interessados em serem acolhidos preenchem um cadastro, os quais as coordenadoras analisam e então encaminham para o voluntário que tem a história mais parecida, ou seja, se descobriu na gestação ou no pós-parto, se tem alguma comorbidade entre outras características semelhantes.

Durante o primeiro mês do acolhimento a uma família, a equipe fica mais próxima do acolhedor para dar suporte caso necessite. Quando percebemos que o acolhido está conseguindo lidar melhor com a situação e demonstra estar preparado para participar de uma rede maior de apoio, oferecemos a ele(a) participar do nosso grupo de conversa virtual, no qual ocorrem muitas trocas de experiências e informações, entre todos as pessoas que já foram acolhidas, voluntários e coordenadoras.

Os retornos que recebemos dos participantes do Projeto Laços, nos enchem de orgulho, pois percebemos que nosso objetivo inicial foi atingido, que conseguimos ressignificar aquele momento tão difícil da vida daquelas pessoas e que hoje elas têm uma rede de apoio para dividir momentos de alegria, insegurança, questionamentos, entre outras situações corriqueiras da vida. Seguem alguns relatos de pessoas que foram acolhidas e de um de nossos acolhedores:

"Meu nome é Deise Miyake. Tenho 43 anos, sou mãe da Mariana de 16 anos e do Lorenzo de 1 ano e 3 meses. Lorenzo nasceu com síndrome de Down. Descobri com 10 semanas de gestação através do NIPT. Depois, para confirmar, fiz a biópsia de placenta, que indicou uma trissomia livre. Quando tive o diagnóstico, entrei em total desespero e tive muito medo. Eu fazia terapia na época e minha psicóloga me indicou o Instagram do Pepo. Quando comecei a seguir o Pepo, comecei a me familiarizar com a síndrome. Mas mesmo assim eu senti que precisava de mais apoio. Eu tinha muitas dúvidas!!!! Então vi o projeto Laços e mandei um e-mail.

Preenchi uma ficha e fui acolhida. O Laços foi fundamental na minha vida para me estruturar para receber o Lorenzo. Eu me senti mais segura, mais forte pra receber meu bebê e amá-lo muito. Se não fosse o projeto, eu não teria o preparo que eu tive pra encarar os desafios; e também para me abrir e me transformar na mãe do Lorenzo. Hoje, eu sou uma pessoa completamente diferente do que eu era. Só tenho a agradecer. Vocês foram fundamentais. Obrigada" (Deise Miyake, mãe acolhida, São Paulo).

"Eu conheci o projeto Laços através da página do Pepo e sempre me pareceu uma iniciativa incrível. No mês de setembro, quando meu filho foi encaminhado à geneticista, a primeira coisa que eu pensei foi em como seria legal se eu pudesse ser acolhida por alguém que já tivesse passado pela mesma experiência que eu. Na época, o Projeto Laços era exclusivo para famílias com filhos com síndrome de Down. Lembro de entrar em contato para saber se eles não pensavam em expandir o projeto para outros tipos de deficiência. E foi aí que eu soube que já existia um planejamento nesse sentido e que, em alguns meses, a família laços seria expandida. E assim foi, dia 27/11/2020, saiu o diagnóstico do meu filho: síndrome de Williams. E nesse mesmo dia eu entrei em contato com o Projeto Laços.

Tive uma pronta resposta e em questão de dias eu e meu marido fizemos uma vídeo conferência com a Carol. Foi um verdadeiro privilégio, pois, além da troca de experiências, a Carol nos colocou em contato com um grupo de pais de crianças com síndrome de Williams. Sem a ajuda do Projeto Laços, provavelmente estaríamos em uma luta solitária. A síndrome de Williams é uma síndrome rara, pouco conhecida inclusive no meio médico.

E, sinceramente, não acredito que conheceríamos outras famílias na mesma situação. Por isso, eu sou extremamente grata por ter cruzado com o Projeto Laços e tenho certeza de que minha caminhada está sendo bem mais leve e bem mais colorida, pois posso compartilhá-la com pessoas que me entendem por completo" (Fabíola Albuquerque B. A. de Sá, mãe acolhida do Projeto Laços, Recife).

"O momento da notícia de que seu filho(a) será diferente do que você espera é, por si só, impactante. Tira você do chão, mas, mais impactante ainda do que esse momento, é descobrir o quão feliz sua vida será mesmo com essa notícia inesperada. Poder ajudar as famílias com o Laços nessa descoberta é revivê-la novamente.

Além da alegria de poder ajudar pessoas que passaram pelo mesmo momento difícil que eu, o Projeto Laços me traz, a cada dia, mais certeza de que as diferenças não serão mais motivo de angústia, mas sim de novas descobertas. Uma vida cheia de desafios, bons e maus momentos, alegrias, frustrações, conquistas... uma vida que deve ser vivida como qualquer outra!" (Silvia Gonçalves de Carvalho Dalben – mãe da Clara com síndrome de Down, acolhedora do Projeto Laços, São Paulo).

Depois de tantos acolhimentos, constatamos casos de desistência de aborto intencional, uma melhor aceitação da deficiência do filho, quebras de tabus e preconceitos, entre outras questões tão importantes para o desenvolvimento emocional e físico dessas crianças que acabaram de chegar ao mundo.

Em algumas reuniões de coordenações, percebemos que era marcante a maneira como a notícia do diagnóstico havia sido dada às famílias e pensando nisso, decidimos buscar parcerias com hospitais e maternidades. E isso aconteceu, felizmente, com o Albert Einstein e o São Luís, hospitais referências em São Paulo. Ao nos associarmos a estas instituições, percebemos rapidamente o impacto causado nos médicos, enfermeiros e psicólogos para o momento da notícia.

Até agosto de 2021, já realizamos aproximadamente 200 acolhimentos dentro e fora do Brasil. Atualmente, o Serendipidade é uma organização sem fins lucrativos, que tem como propósito fazer com que a inclusão deixe de ser encarada como um problema e que seja vista como uma solução. Os programas próprios e iniciativas de terceiros que apoiamos impactam atualmente mais de 220 mil pessoas.

E mesmo que estejamos muito felizes com tudo que aconteceu em nossas vidas, com o impacto do Instituto Serendipidade e do Projeto Laços, sentimos que ainda temos muito a fazer para deixar um mundo melhor para nossos 3 filhos e todas essas outras milhões de pessoas com e sem deficiência.

20 - Filho com necessidades especiais: como manter a sanidade mental?

Paula Batista de Lima

Encantada e apaixonada por estudar e por aprender. Aos meus clientes e as suas histórias de vida, o meu respeito, o meu desenvolvimento e a minha gratidão. Psicóloga Clínica - adulto, casal e família. Psicóloga da Sandra, mãe do Fefe, com síndrome de Cri du Chat.

A construção deste capítulo tem como ponto de partida refletir a respeito da experiência que tive em atendimento clínico de famílias, mães e pais que possuem em sua vivência um filho que apresenta uma condição limitante de vida ou uma condição complexa de saúde. Apresentarei os pontos mais relevantes destes atendimentos, os questionamentos, as inquietações, as considerações sobre esta vivência para mim e para os meus clientes.

Desejo, por fim, nesta breve introdução, que este texto contribua para o caminhar não somente de todas as famílias, mas de todos que vivem esta experiência. Espero que esta leitura seja uma boa oportunidade de se revisitar nesta vivência e exerça influência, reflexões e descobertas que conduzam cada leitor a encontrar o melhor de si para viver cada fase desta relação que, de fato, revela inúmeros desafios.

A maternidade e a paternidade - A gestação é uma ligação física que se inaugura antes mesmo da descoberta da gravidez. Contudo, o vínculo emocional e afetivo pode acontecer no momento desta descoberta; anterior a ela, com o sonho e a expectativa de ser mãe e pai, ou após o nascimento, quando concretamente tem-se o bebê nos braços. Dependendo das circunstâncias, estar gestante ou gestar a ideia de ser mãe ou pai inaugura um universo imaginário que até se estende aos familiares.

Medos, angústias, alegrias, ansiedade, expectativas, felicidade, inseguranças e desejos são vividos com fantasias positivas e negativas em relação à gestação, ao parto e ao futuro bebê. Com este movimento, inicia-se a especulação em relação ao sexo, ao nome, ao apelido, ao biotipo, ao temperamento, à personalidade e às características. É um período necessário e natural de adaptação à ideia da apropriação.

O parto é o processo de transição que configura o início da maternidade e da paternidade, pois é quando os pais se deparam com o bebê real, diferente do imaginário, idealizado durante a gestação, como sendo sua obra, do seu corpo, que mostra a capacidade de gerar uma criança. O que acontece quando se recebe uma notícia que põe em crise todo o universo imaginado a respeito do bebê e das funções materna e paterna?

A descoberta - Quando uma família se depara com um diagnóstico difícil, qual é a primeira sensação? Como é viver a quebra do sonho imaginado? A atitude inicial e mais comum é ir à procura de algo que possa reverter esta situação, na tentativa de tirar a mãe e a família do desconforto. Desconforto este que expõe sentimentos de susto, medo, angústia, tristeza, ansiedade, desespero, negação, entre muitos outros que se manifestam mediante, não só uma notícia, mas uma revelação que carrega uma mudança no jeito de ser e estar de uma família no mundo e que tem desdobramentos definitivos no futuro e na organização desta família.

Saber como lidar com algo desconhecido é o que mais demanda de cada um nesse momento. O diagnóstico relacionado a uma condição complexa de saúde não está apenas centrada no filho, na mãe/pai, mas traz desdobramentos que envolve todos de uma família, de um sistema familiar e de uma comunidade. No primeiro momento, impacta a configuração nuclear e, na sequência, a família estendida, avós, tios, primos e, em última estância, todo o entorno.

Muitas famílias vivem um período buscando incansavelmente alternativas, soluções como uma forma de encontrar reversão a tudo de difícil que se manifesta com o diagnóstico de um filho com uma condição limitante de saúde. Esta atitude é espontânea e funciona como um véu que protege o olhar dos pais e prepara um novo grau de elaboração para conseguir enxergar a realidade.

Um destino difícil desperta um estado de profundo questionamento do sentido desta experiência que busca respostas em várias dimensões (médica, religiosa, espiritual). O que houve? De quem é a culpa? Explicações há muitas que também confortam, contudo, não são suficientes para os desafios que se apresentam diariamente dentro de uma ordem familiar, emocional, social, educacional e tantas outras.

Com o passar do tempo e dependendo da elaboração do sentido que vai se dá a esta experiência, o filho vai ser portador da maneira como os pais lidam com a vivência. De modo geral, ele oscilará entre ele ser um problema, uma vítima e, muitas vezes, ambas.

Quando vista como um problema, isto gera a necessidade de encontrar soluções; quando a criança fica no lugar de vítima, talvez isto implique em cuidados excessivos, sentimentos de culpa e excesso de proteção. Todo este cenário gera situações de desequilíbrio, uma vez que refletem posturas estreitas e limitantes nos pais, na criança e na família.

Conflitos e resistências fazem parte desta dinâmica e perceber onde se fica preso, bloqueado, é fundamental para que esta experiência não seja uma vivência estática. É muito comum encontrar famílias que, para se proteger da dura realidade, criam cenários idealizados e estáticos.

A descoberta de um filho com uma condição limitante de vida ou complexa de saúde inaugura um conflito em primeiro lugar no interior de cada um, com seus medos, com seus questionamentos, com seus preconceitos, com o seu não saber. Em uma situação de conflito, é possível se fechar com as suas certezas, lutar ou se abrir para a realidade no sentido de encontrar saídas e sentidos para viver. Olhar para o(a) filho(a) em seus braços e reconhecer a dificuldade talvez seja um caminho para iniciar um percurso de inclusão.

Há uma ideia de que conflito é algo ruim, no entanto, conflito faz parte da vida, acontece sempre e o tempo todo. A descoberta de um filho que gera necessidades especiais nos coloca em contato com algo que se choca com nossas expectativas, mas também este conflito pode ser uma oportunidade de crescimento e amadurecimento. Ser mãe/pai de um filho com uma condição complexa de saúde nos mergulha em questionamentos sobre o sentido da vida, o olhar para o outro, o olhar para si e sobre nossa percepção dos desafios desta relação.

Elaborar um sentido sobre esta vivência é essencial para abrir um caminho que acolhe, que enxerga, e constrói estratégias para lidar com experiência tão profunda e desafiadora. Esta vivência não aceita gabaritos, o caminho é se abrir, é viver, é descobrir, a cada momento, o novo, que necessita, que solicita e que, muitas vezes, indica a próxima ação, pois o que muitas vezes precisa ser realizado e descoberto só se torna conhecido e possível no momento vivido.

É através desta conexão que se abdica das certezas e que se inclui o cansaço, o medo, a raiva, a falta de paciência, as dúvidas, a crítica, o amor que possibilita viver um destino que, sem dúvida, exige presença, lucidez e consciência. Poder se abrir aos sentimentos sem se censurar e sem repressão de si mesmo é o desafio a ser enfrentado. Neste sentido, percebo a psicoterapia, tanto individual como em grupo, como um lugar protegido de acolhimento, de aprendizagem, de contato, de ampliação de significado, descobertas e de construção de sentido.

Há um medo, uma culpa, um tabu de poder expressar os sentimentos difíceis que emergem em uma relação parental, tenha a criança necessidades especiais ou não. Ainda estamos aprisionados em crenças de que a mãe precisa padecer no paraíso, de que o pai precisa ser forte o tempo todo, sendo impedido de mostrar emoções. O que isto significa? Significa não poder falar do que é difícil, vergonhoso, de demonstrar emoções por parte do pai, pois isto abala o que a tradição entende por força. Porém, ocorre o contrário: poder falar do que é difícil abre um campo de diálogo e autenticidade, afastando as ilusões românticas tão comercialmente vendida nos nossos dias. O importante é poder falar com verdade de sua vivência da relação com a criança, de como ela acontece e se constrói na realidade.

Deste modo, constrói-se respeito, compaixão e gentileza por si mesma e pela história de todos. A psicoterapia é o espaço para que se possa entrar em contato com as emoções que emergem de uma experiência como esta, e, assim, ir descortinando com respeito e com cuidado a realidade, que envolve dores e descobertas.

O ser em relação - A crise evocada pela descoberta de um diagnóstico de um filho com condição limitante à vida carrega consigo a presença de uma morte. A morte de um sonho que deixa de existir interrompido pela realidade que se apresenta e revela uma experiência nova para a mãe, pai, esposa(o), filha(o), nora/genro, cidadã(o), profissional, ser humano.

Manter a sanidade mental, título proposto para este capítulo, passa por desenvolver consigo mesma uma postura de se permitir descobrir como esta experiência, que envolve perdas e ganhos, nos afeta. Passa por reconhecer em si os lugares de resistências, atritos, medos, passa por se aproximar do que dói, por construir acolhimento e ir desenvolvendo suporte interno para estar nesta relação de um lugar no qual a perspectiva não é mais a mesma, nem previamente conhecida.

É importante repensar o conceito de saúde, uma vez que, dependendo da perspectiva adotada, pode haver uma compreensão estática do ser humano. O conceito de saúde como ausência de doença ou disfunção orgânicas e/ou psíquicas é uma visão que foi aprofundada e expandia. De acordo, com Rehfeld (1991): "Se pensarmos saúde como o não conflito ou embate de forças opostas, a ideia de saúde só poderia ser sinônimo de morte". A doença é parte da existência, é parte do ser, e pensar em seres normais e doentes é sustentar uma "segmentação do coletivo entre doentios e saudáveis".

O conceito de cura sofre uma mudança de sentido, de um olhar somente biomédico para uma compreensão holística, abrangendo o indivíduo como um todo. Este novo olhar possibilita pensar em um conceito de cuidado que incentiva todo ser humano a viver a sua potencialidade a partir da sua singularidade. Assim, é possível sair das comparações entre melhor e pior e simplesmente reconhecer o outro como igual, mas com suas diferenças. Este é um conceito que contribui para que se o olhe o outro e não o que há de errado com o outro. Isto nos possibilita olhar para a criança que tem necessidades especiais sem julgamentos limitantes. Isto é fundamental para a sanidade mental dos pais.

Construir um contato enriquecedor com um filho com necessidades especiais diz mais respeito ao adulto e à família do que propriamente ao filho, à criança. Manter a sanidade é se aproximar de toda a dimensão afetiva que esta relação suscita desvelar seu sentido e seu significado. Ter conhecimento dos sentimentos e das emoções possibilita cuidar da relação de contato consigo mesmo e com o outro.

O luto - Como é viver a quebra do mundo sonhado? Lidar com esta quebra significa vivenciar perdas que, muitas vezes, não são reconhecidas, seja por não parecerem legítimas, seja por não haver espaço para verbalizar a dor e o sofrimento. A sociedade não espera que se fique enlutado com a descoberta de um diagnóstico de um filho com condição limitante à vida, afinal de contas estamos acostumados a pensar no luto como uma reação pela morte de uma pessoa. De acordo Wittkower (apud Parkes, 1998), o luto é a reação emocional normal.

De acordo com Casellato (2020), não há apenas uma forma de luto e todas as formas de processá-lo são válidas e merecem respeito. O que existe, muitas vezes, em torno de uma perda é uma demanda urgente de superar a dor e seguir adiante. Existe uma exigência em ser forte, em olhar para frente, que impõe uma pressa ao sentir, desrespeitando-o. De acordo com Parkes (1998), o luto é um processo e não um estado. Assim, é importante ele ser acolhido, respeitado em seu tempo e espaço de dor.

A gestação é um momento de importante transformação e reestruturação na vida da mulher e nos papéis que ela exerce. A idealização de se tornar mãe envolve uma visita ao seu lugar de filha, bem como um novo olhar para sua própria mãe e para a sua relação conjugal, assim como a de seus pais.

A gestação implica mudanças profundas no psiquismo feminino que envolve um olhar retrospectivo de sua história e, também perspectivo na relação que imagina ter com o filho (a), com o cônjuge, com família e com a sociedade em geral.

De acordo com Rando (apud Casellato, 2020), a vinda de um filho é carregada de significados, símbolos, muitas vezes partilhados pelo olhar da comunidade e da cultura, como a representação de uma nova vida, de novos começos e reinvenções. Ainda segundo Rando (apud Casellato, 2020), a existência de uma criança fala sobre os pais.

Neste sentido, o nascimento de um filho (a) que apresenta uma condição limitante de vida ou uma condição complexa de saúde não tem lugar no imaginário, pois implica em dores e perdas). Não importa a idade do filho, os pais perdem a esperança, os sonhos, as expectativas, fantasias e desejos para a criança. Eles perdem parte de si mesmos, da sua família e de seu futuro.

O casal se depara com uma fase inicial de aquilatar as perdas e aos poucos ir compreendendo o que esta nova condição implica para cada um, na em todas as dimensões da existência (casamento, família, profissão e convívio social), em seguida, reavaliando suas expectativas futuras e, processando o novo sentido que carrega toda esta experiência.

Inseguros quanto à expressão de seus sentimentos desafiadora, mães, pais, irmãos frequentemente permanecem contidos e silenciosos na sua dor, sofrimento e, como é uma experiência que envolve perdas e ganhos, o luto não é reconhecido, já que não há morte e um vínculo foi formado no decorrer do tempo com a criança.

Neste interim, falar é libertador e ter alguém como interlocutor, para testemunhar esta travessia que envolve descobertas, autorizações, permissões e reconhecimentos oferece um espaço de expressão e legitimação. A vivência silenciosa do luto não reconhecido tem um efeito psicológico e emocional sobre o indivíduo, que vai desde o modo de se relacionar consigo mesmo até como se relacionar com o outro, já que, ao reprimir sua própria dor, ele se torna vítima e agente de seu próprio silêncio e solidão.

Este esforço de silenciamento interno do sofrimento produz sintomas psicossomáticos que se tenta silenciar, excluir ou ocultar. Não olhar, não dar espaço para este tema e para tudo o que ele convida a viver é negar a possibilidade de construir um novo futuro, pois o luto vivido ao se deparar com um filho que apresenta uma condição complexa de saúde tem desdobramentos na relação, conjugal, parental, familiar e requer cuidados.

O reconhecimento e a vivência do luto possibilitam processar outros sentidos para a experiência e para o futuro. Validar esta dor é se dar direito de se enlutar saindo do silêncio e da solidão para expressão, interlocução sobre as perdas envolvidas. Neste reconhecimento, é possível construir rituais de despedidas de um mundo sonhado. É por meio de rituais que organizamos sentimentos, acessamos afetos, despedimo-nos, acolhemos, reconhecemos e vislumbramos um novo começo.

O luto leva tempo e determinar um prazo é pensar que existe um jeito correto de vivê-lo. O importante é compreender que estamos vivendo um luto e que este leva seu tempo para ser processado. Entrar em contato com ele é doloroso, difícil e essencial para se seguir adiante de modo saudável.

Segundo Hellinger, com o fim, começa. O que morre com este rompimento é o início de um novo futuro. Viver o fim de algo pressupõe despedidas, e este é o percurso que inaugura um novo começo. O caminho é individual, mas não precisa ser solitário.

Psicoterapia - A psicoterapia é o espaço em que o cliente pode chegar e já ser acolhido nas suas angústias, nas suas inquietações e no seu sofrimento. Ao se expressar através da sua fala, dos seus gestos e das suas emoções, pode ser ouvido, reconhecido e legitimado na sua dor e o no seu sofrimento sem qualquer julgamento. É um espaço também de autocuidado em que semanalmente haverá um lugar protegido, sendo somente seu para refletir como a história, como o mundo cotidiano do cliente e os acontecimentos têm sido vividos e compreendido, buscando, desta maneira, significado e sentido nas suas vivências.

Este também se torna o lugar de retrospectiva, em que, ao falar, o cliente também se escuta, uma vez que ao narrar sua história pode ir entrando em contato com o que dói, com o que ainda dói, com o que pode ser superado e como foi superado, orientando-o no percurso, no caminhar consigo mesmo e com o outro oferecendo-lhe perspectiva.

Muitos são os temas que advêm de uma vivência com um filho que apresenta uma condição complexa de saúde. Como é a experiência afetiva com ele? Como será a relação conjugal? Se este é o primeiro filho, existe anseio de ter um segundo, de engravidar novamente? Como será vivenciada esta gestação? Se existem outros filhos, como manter a relação com eles? Como será a vida social? Como se estruturar no cotidiano?

A psicoterapia se torna o espaço em que pode haver uma interlocução cuidadosa e acolhedora a respeito dos temas acima apoiando a(o) cliente na validação de seus sentimentos, pensamentos, bem como, contribuindo na organização de suas emoções e na construção de um autossuporte.

A psicoterapia familiar e de casal, em alguns momentos, pode ser uma estratégia eficiente no sentido de descontruir o isolamento da mãe, do pai, do irmão, podendo, assim, promover o compartilhamento do sofrimento e romper com barreiras sociais, culturais, religiosas, familiares, favorecendo o reconhecimento da dor por todos ou ambos, e promovendo uma visão sistêmica da perda e do luto.

Cada um poderá expressar a experiência relacionada com a perda e, todos poderão ser compreendidos através de diferentes perspectivas de um mesmo acontecimento, possibilitando, deste modo, conhecer e reconhecer os significados atribuídos à perda de cada indivíduo. Neste conhecer e reconhecer é possível comungar com outro e entre família o que é complexo, o que é dolorido, o que é difícil de toda a história. Neste trabalho, constrói-se, portanto, um campo em que o afeto possa circular e, o que ainda não foi dito, pode ser expresso, revelado, acolhido e sentido com o outro. O enfrentamento relacionado ao desconhecido é, em muitos momentos, assustador, uma vez que os cuidados necessários a uma criança que apresenta uma situação complexa de saúde pode ser ainda maior.

Em muitos momentos, o desespero, o descontrole, a impaciência, o cansaço, as dúvidas dos pais necessitam de um espaço, de um olhar, de um cuidado, de um respeito e de um acolhimento, já que, no lugar de haver uma separação ou uma negação acerca do que se sente, a terapia é o espaço para uma conexão, para um autocuidado frente a uma alta demanda de cuidar.

De acordo com Cardella (2020), "o trabalho terapêutico só pode acontecer se a relação se configurar morada, lugar, onde a pessoa que busca ajuda possa encontrar o terapeuta-anfitrião, o outro-raiz, que a acolha em sua humanidade, recordando-a de si mesmo. Acolhemos a pessoa para que ela possa partir, para que, ao invés de viver perambulando possa, de fato, caminhar, realizando a obra de ser si mesma, mirando o horizonte de seus valores fundamentais".

Considerações finais - É com o outro que compomos nossa humanidade e grande parte dos nossos temas damos conta com o outro e, ter esta consciência, transforma. Qual é a experiência afetiva que construirei com minha filha(o), a partir do momento que se é revelado algo diferente do que o sonhado? Como será a experiência que construirei comigo mesmo? Uma nova identidade se inaugura com esta vivência e traz sentimentos ambivalentes em relação ao meu pertencimento ao ciclo social e ao ciclo familiar.

Como viver o amor nesta família, qual é a transformação de toda esta vivência no mundo externo e interno? Nenhuma história precisa ser desconstruída, é importante ser vista e, a transformação está neste olhar. Não se sentir mais sozinha possibilita olhar o outro através de uma nova expansão e por meio de suas potencialidades. Nesta perspectiva, é possível reconhecer e celebrar cada avanço e cada conquista do outro e de si mesmo(a) com um "eu consegui, você conseguiu e nós conseguimos".

Quando a mãe (pai) se olham, pode assim liberar o próprio filho(a) das suas expectativas, pois assumem a própria sombra. Não se trata de resolver de maneira concreta todas as dificuldades, uma vez que isto é uma tarefa que requer toda uma vida. De acordo com Cardella (2020), o eu se constitui em presença do outro e este é processo de transformação permanente. O caminho, neste sentido, é a descoberta. Finalizo este texto expressando, através do poema da Tereza Vignoli (Teca), o que para mim configura-se o espaço terapêutico.

Entre
Vou a teu encontro
a partir do meu centro:
Acolho teu sonho e tua materialidade: essa sala pode ser o colo
tecemos uma rede,
desenho que expressa o que nasce nesse momento:
o novo sentido que crias pisando no chão da tua história.
em que aconchegas todos os sentimentos: tua dor e tua alegria,
teu amor e tua raiva,
teu medo e tua coragem,
teu poder e tua fragilidade,
teus pedidos e tuas preciosas oferendas.
Seja aqui o lugar
em que tuas sementes possam germinar para que nasçam os frutos
dessa árvore-surpresa que vai sendo teu ser.

Referências Bibliográficas

1. CARDELLA, Beatriz Helena Paranhos. O amor na relação Terapêutica: uma visão gestáltica. Summus Editorial, 1994.

2. CARDELLA, Beatriz Helena Paranhos. De volta para casa: Amparo: Foca, 2020.

3. CASELLATO, G. (org). Luto por perdas não legitimadas na atualidade. São Paulo: Summus, 2020.

4. CASELLATO, G. O resgate da empatia: suporte psicológico ao luto não reconhecido. São Paulo: Summus, 2015.

5. HELLINGER, BERT: Meu trabalho, minha vida. A autobiografia do criador da Constelação familiar. trad. Karina Jannini. São Paulo: Cultrix, 2020.

6. PARKES, C.M. Luto: estudos sobre a perda na vida adulta. São Paulo: Summus Editorial. 1998.

7. REHFELD, Ari. Existência e Cura - Idéias. Revista de Gestalt, São Paulo, 1991.

Marston JM. The Spirit of "Ubuntu" in Children's Palliative Care. J Pain Symptom Manage. 2015. https://www.jpsmjournal.com/article/S0885-3924(15)00328-0/fulltext#secsectitle0010.

8. MUTARELLI, A; SILVA, G.F. Luto em Pediatria: Reflexões da Equipe Multidisciplinar do Sabará Hospital Infantil. Barueri: Manole, 2019.

9. VIGNOLI, T. Entre. Disponível em: http://www.nucleogestalt.com.br/files/poema_teca.pdf.

PARTE VI

DIVULGAÇÃO

21 - Associação Brasileira da síndrome de Cri du Chat (ABCDC)

Gabriele Quintana Rennhack

José Guilherme de Barros Pimentel Kesselring

Pais do Otto de 4 anos com síndrome de Cri du Chat. Somos hoteleiros por formação e como inspiração de nosso filho amado, fundadores da Associação Brasileira da síndrome de Cri du Chat.

Foi com muita felicidade e orgulho que recebemos o convite da nossa amiga Sandra para escrever um capítulo neste livro. Entre as muitas formas que essa amizade marca nossa vida, certamente a mais significativa foi nosso encontro inicial: saímos em busca de uma otorrinolaringologista que já tivesse tido contato com a síndrome e encontramos uma mãe excepcional, calorosa e amorosa, que nos agraciou com o privilégio do primeiro encontro com uma pessoa com síndrome de Cri du Chat (CDC), seu filho Luis Fernando.

Conhecer o Fefe foi um sopro de esperança e encantamento nessa realidade que ainda nos era tão incerta. Ao encontrá-lo, percebemos que palavras e definições estáticas não são nada comparadas à chance de conviver com um menino tão lindo, esperto e comunicativo. Daquele dia em diante, sabíamos que cada um de nós, à sua maneira, lutaria pelo mesmo objetivo: divulgação e conscientização sobre a síndrome.

Para quem ainda não nos conhece, achamos válido fazer uma pequena introdução sobre quem somos e como viemos parar nesse mundo atípico e de ativismo. Este capítulo está sendo escrito à 4 mãos, por José Guilherme e Gabriele, pais do Otto, de 4 anos.

Antes de nos tornarmos fundadores da Associação Brasileira da síndrome de Cri du Chat (ABCDC) e cairmos de cabeça na criação do ser humano incrível que é nosso filho, tínhamos, como a maioria dos jovens casais, muitos planos e objetivos ambiciosos para o futuro – nenhum deles incluíam uma criança com deficiência.

A vinda do Otto em nossas vidas não foi planejada, mas foi muito, muito desejada. Desde a descoberta, não poderíamos ter ficado mais felizes. Conforme a gestação foi evoluindo, embora os médicos nos assegurassem que estava tudo bem, saímos das consultas com a sensação de que algo não se encaixava, como o fato de ele estar sempre um pouquinho menor do que deveria para a idade gestacional.

No ultrassom do segundo semestre, o primeiro susto: foi identificado uma cardiopatia de grande repercussão. Ali começou uma jornada desgastante de ultrassons e ecocardiografias semanais, idas e vindas a inúmeros médicos (grande parte deles desencorajadores) e o planejamento da cirurgia cardíaca, que de acordo com o quadro dele seria logo após o parto.

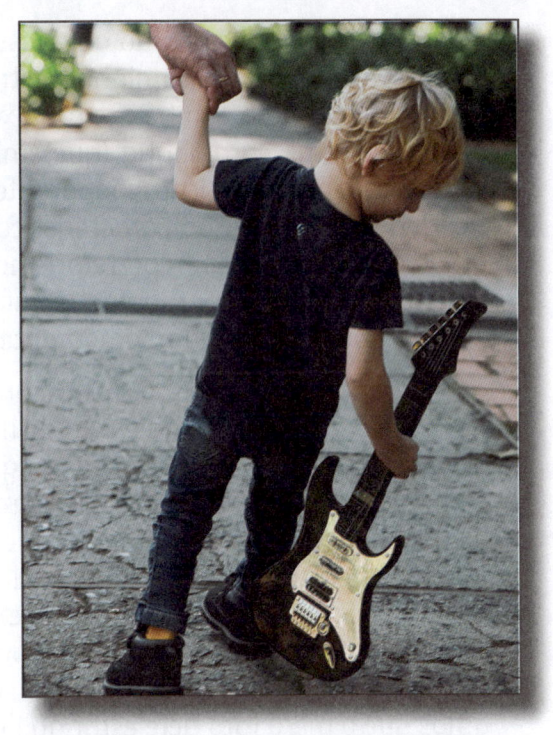

Com 34 semanas, mais uma surpresa: Otto nasceu! Na hora que ele quis, contrariando o plano que fizeram para ele - o que tem se mostrado um traço cada vez mais presente da sua personalidade. Diferente do que havia sido programado, não houve cirurgia cardíaca; porém, a ida para UTI neonatal foi inevitável, considerando o seu tamanho (correspondente ao de prematuros extremos), e a dificuldade respiratória e alimentar.

Pelos 52 dias que permanecemos ao seu lado, víamos crianças novas chegarem, ganharem alta e nada do Otto sair ou de nos explicarem o que ainda nos mantinha presos ali.

Conforme o tempo passava, surgiam mais e mais dúvidas, sem que soubéssemos onde buscar respostas. Quase todos que cuidavam dele no hospital eram unânimes em comentar sobre a sua irritação excessiva – motivo pelo qual a pediatra solicitou uma avaliação da geneticista.

Um pouco depois da alta hospitalar, recebemos o resultado do cariótipo, que confirmava a quebra parcial do braço curto do cromossomo 5, conhecida como síndrome de Cri du Chat.

Agora, relembrando tudo que passamos, sabemos que vários sinais apareceram ao longo do caminho: restrição de crescimento intrauterino (que acabou resultando também em baixo peso ao nascer), pouquíssima movimentação fetal, cardiopatia (que embora incomum, pode também se apresentar na síndrome), irritação, problemas auditivos, dificuldades na deglutição, além do fenótipo característico, com o queixo retraído (micrognatia), olhos mais separados (hipertelorismo) e ponte nasal baixa. A característica mais marcante e inconfundível estava presente desde o primeiro suspiro: o choro fraquinho e agudo, semelhante ao choro de um gato.

Nossa inexperiência com bebês, que poderia ser vista como um ponto negativo, se tornou na verdade um de nossos maiores trunfos. Por sermos pais de primeira viagem, nunca nos apegamos a marcos de desenvolvimento e com o que deveria ser feito em determinada fase da infância. Depois de uma vivência tão desencorajadora durante a gravidez e ainda mais após o diagnóstico, cada conquista era extraordinária. Sentimo-nos com muita sorte por ter um bebê que aos nossos olhos, excedia todas as expectativas possíveis. Diante de um panorama tão negativo quanto o que nos deparamos ao buscar as escassas e muitas vezes inconsistentes informações disponíveis, sentíamos que o mero fato dele estar ao nosso lado já era uma vitória.

Este breve relato, embora não pareça muito animador, não é diferente do de diversas famílias que convivem com a síndrome e serve para dar um panorama de como passamos o nosso primeiro ano como pais. Serve também para entender que a semente da criação da Associação já estava sendo plantada – consideramos inaceitável pensar que outras famílias no futuro tivessem que se contentar com a simples ideia de que estar vivo é o suficiente. Nossas crianças são surpreendentes, têm muito mais a oferecer e usando uma máxima do mundo dos atípicos, diagnóstico não é sentença.

Que cenário cruel e devastador é ouvir de um médico ou ler na internet que "70% das crianças não passarão de um ano de idade" ou que "caso o filho sobreviva, ele será uma planta". Parecem relatos inventados, mas são dolorosamente reais, de mães que conhecemos. O quão assustador é para uma família que acabou de ter um filho, se deparar com esses tipos de informações inverídicas e sem nenhum embasamento científico?

Para sermos justos, não estamos aqui de forma alguma para demonizar os profissionais de saúde. Um comportamento muito comum entre famílias novas ao receber o diagnóstico é culpar a equipe médica por nunca ter ouvido falar sobre a síndrome ou por não saber como lidar com possíveis complicações.

É importante lembrar que por se tratar de uma síndrome rara, com incidência estimada de 1:50.000 nascidos vivos, é bem possível que um profissional passe toda sua carreira sem encontrar com um paciente com a síndrome.

Além disso, existem inúmeras outras síndromes com a mesma incidência ou ainda mais raras. Nós nos deparamos ainda com a falta de pesquisa nacional sobre o tema; não temos nem mesmo um levantamento oficial do número de sindrômicos no País, assim como não há um centro de referência que possa ser indicado a quem necessite de auxílio.

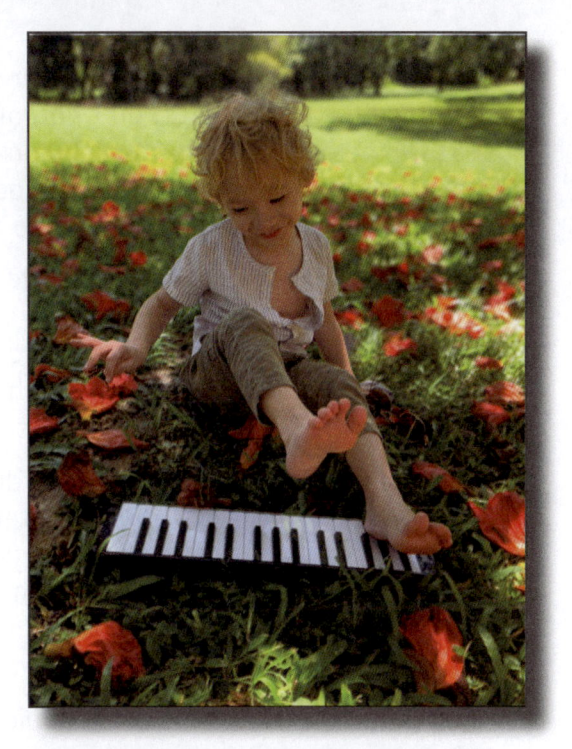

Dessa forma, como exigir que quem nos atende seja especialista no assunto? O que muda na conduta de um profissional dedicado é a vontade de buscar conhecimento e entender as peculiaridades de cada paciente, humanizando-o. As informações servem como uma base, mas, como com qualquer criança, há outras variáveis que influenciam no comportamento e desenvolvimento. Um profissional que perceba as sutilezas e compreenda a complexidade de cada um com a síndrome, poderá, dentro de sua especialidade, contribuir para que a criança atinja seu pleno desenvolvimento, dentro de suas capacidades.

Em nossa constante busca por orientação, nos deparamos com a *Five P Minus Society* (https://www.fivepminus.org), uma associação americana de pais fundada em 1986, que atualmente é a maior organização global sobre o tema. Possuem mais de 1000 membros entre pais, amigos e colaboradores, os quais realizam encontros anuais com participantes do mundo inteiro para confraternização e troca de experiências.

Todos os integrantes atuam de forma voluntária, sem remuneração, e a associação é mantida principalmente por meio de doações de seus membros. Através deles, tivemos nosso primeiro acolhimento virtual, pudemos contar nossa história e ouvir conselhos sobre como lidar, tanto na parte médica, indicando quais especialistas deveríamos consultar, quanto na elaboração da nossa nova relação com a parentalidade do Otto.

A seguir deste contato, tivemos a indicação de procurar o Núcleo de Aconselhamento e Pesquisa Cri du Chat, um grupo formado em São Caetano do Sul (SP), pela avó de um menino com CDC. Foi lá que tivemos a chance de conhecer inúmeras outras famílias, as quais formamos elos duradouros de amizade, em um encontro anual feito por eles.

Como tudo desde o nascimento de nosso filho, decidimos ter uma postura participativa, positiva e proativa em relação à síndrome. Com isso, chegamos ao nosso primeiro consenso como pais atípicos: é fundamental que famílias e profissionais de saúde tenham acesso a informações atualizadas, com embasamento científico e fontes verificadas.

É também preciso que elas sejam de fácil acesso; tanto no linguajar, para que possam ser compreendidas por todos, quanto no acesso em si, para que possam ser consultadas quando surgir uma dúvida, como em uma consulta ou em uma internação hospitalar. Em um momento delicado e de luto para tantas famílias, não é justo que ainda se perca tempo em busca da informação correta ou pior, se depare com dados não confiáveis.

Percebemos, porém, que não havia ainda no Brasil nada nos moldes em que imaginávamos: com rápida resposta e acolhimento, rica em material para consulta, dedicada à divulgação e conscientização sobre a síndrome e que instigasse a interação entre pais e amigos. Onde todos os integrantes tivessem o mesmo valor e importância, indiferente da contribuição que tivessem para dar.

Após inúmeras conversas via e-mails com a equipe da 5p-, vimos uma chance real de colocarmos nossos ideais de atuação em prática, com a oportunidade de sermos representantes desta entidade no Brasil.

Sob a chancela da 5p-, atuamos na mesma linha ideológica, sendo uma organização de apoio com foco em divulgar a síndrome, instruir e apoiar famílias, educadores e profissionais da área de saúde. Por ser uma organização consolidada com longo tempo de atuação e levantamento de dados consistente, essa parceria possibilita o intercâmbio de informações, necessárias para a formação de um banco de dados internacional comparativo dos indivíduos com a síndrome.

Ao mesmo tempo em que elaborávamos um projeto para tirar nossa ideia do papel, começamos a ter um contato mais próximo com 2 famílias amigas extremamente envolvidas na causa e ativistas: os pais do Fefe (Dra. Sandra Doria Xavier e Dr. Fernando da Silva Xavier) e os pais do Tutu (Camila Chain e Victor Zampieri).

Em conjunto, conseguimos levantar fundos para organizar uma caminhada de conscientização, que aconteceu em 5 de Maio de 2018, em comemoração ao Dia Internacional de Conscientização sobre a síndrome. Foi um momento que contou com muito empenho e dedicação de todos os envolvidos e ansiosamente esperado pelos que participaram. Com base nos valores arrecadados através de rifas e doações, demos início à toda parte burocrática para abertura da Associação.

Foi então que, em setembro de 2020, com a ajuda de muitas famílias, parceiros e voluntários, conseguimos concretizar a abertura da tão sonhada Associação Brasileira da Síndrome de Cri du chat. Embora tenhamos muitos planos de ações para o futuro, tentamos alcançar um objetivo por vez, por menor que seja.

As duas metas iniciais, que eram sair da informalidade para algo concreto, capaz de representar legalmente os objetivos em comum deste grupo de pessoas e ter uma identidade visual própria (com a devida autorização para uso e sem risco de infringir direitos autorais), que pudesse ser reconhecida futuramente como símbolo da síndrome, já foram atingidas.

É primordial que haja uma entidade representativa para que possamos pleitear desde um espaço público para futuras caminhadas de conscientização, por exemplo, como para exigir o reconhecimento de direitos desta minoria de pessoas com deficiência e atuar junto ao poder público.

Há nesse sentido alguns projetos de lei, visando a proteção dos direitos fundamentais das pessoas com a síndrome de Cri du chat e estabelecer orientações gerais, com atenção integral às necessidades de saúde e ao atendimento multiprofissional, além de acesso a medicamentos e nutrientes.

Esses projetos abrangem a formulação de políticas públicas, controle social da sua implantação, acompanhamento, formação e capacitação de profissionais especializados no atendimento às pessoas com a síndrome, assim como aos pais e responsáveis. Através da Associação, conseguiremos acompanhar a aplicação prática dessas propostas, assim como fazer demandas específicas que atendam aos interesses de nosso grupo.

Atualmente, participamos representando o Brasil em um grupo internacional sobre estudos da síndrome, chamado "Planet 5p- Project", que nasceu a partir da ideia de unir informações com os representantes de associações, famílias, pesquisadores e médicos sobre a síndrome. Esses diversos representantes de 14 países, buscam falar a mesma linguagem para que tenhamos um levantamento global sobre as pessoas com a síndrome.

Outro de nossos objetivos iniciais que já foi atingido foi a criação de nosso site (htpps//www.criduchatbrasil.com), com material informativo endossado por especialistas, esclarecimentos sobre a síndrome e respostas às perguntas mais frequentes entre os familiares. Para ilustrar o site, foi feito um ensaio fotográfico, que, infelizmente, pelas restrições impostas pela pandemia, não pudemos compô-lo com mais pessoas, mas esperamos poder repeti-lo em breve e contando com a participação de mais famílias.

É extremamente importante darmos cara àqueles que representamos, e mostrar a essência e particularidade de cada uma das pessoas com CDC, dando demonstração real de quem eles são, e não com as imagens encontradas na internet, em que são friamente retratados como objeto de estudos de artigos científicos. Essas fotos, facilmente encontradas em sites de busca, focam no extremo das características fenotípicas e acabam caindo em uma padronização exacerbada e muitas vezes irreal.

Temos ainda em mente como meta de prazo curto a elaboração de conteúdo educativo em material impresso, novamente, com fotos humanizadas, como os que foram feitos para a Caminhada. Este conteúdo será de grande valia, seja com o intuito de simplificar os conceitos para o público leigo que deseja conhecer mais ou para os pais que queiram se apoiar neste material para instruir profissionais de saúde que ainda não tenham tido contato com a síndrome.

É importante enfatizar que, desde a concepção da ABCDC, em nenhum momento nos propusemos a ser especialistas no assunto; embora estejamos sempre buscando o aperfeiçoamento, sabemos que estamos somente no início dessa jornada como pais, e muitas famílias têm mais experiência na prática do que nós. Como em tudo na vida, partimos do princípio que temos muito mais a aprender do que a ensinar. Entretanto, não acreditamos que um "acidente genético" como esse aconteça em nossas vidas sem um propósito; se o Otto veio para nossa família, é para nos dar uma chance de evolução e aprimoramento.

Com certeza, existem inúmeras formas de lidar com esse desafio, mas esta é a forma que encontramos de contribuir: buscando dar auxílio e acolhimento aos que já compartilham desta missão de vida e aos próximos que virão. Doamos nosso tempo, nosso trabalho e nos comprometemos com esse propósito, sem esperar nada em troca – nem reconhecimento, pois fazemos de coração, nem retorno financeiro. Sempre que possível, reiteramos o convite para que os interessados ajudem da maneira que puderem – seja com ideias, ações ou divulgação. Não estamos aqui para benefício próprio e sim em prol de uma causa maior.

Para finalizar, acreditamos que a maior lição que aprendemos nesses 4 anos com nosso filho, é não o restringir a um diagnóstico. É reconfortante encontrar outras crianças com CDC, conversar com outros pais e saber como lidam com questões comuns em nosso dia a dia, mas generalização ou comparação não faz bem a ninguém, nem mesmo a crianças típicas.

A síndrome de CDC pode se apresentar de formas distintas e, embora se saiba que haverá atrasos motores, cognitivos e gerais de desenvolvimento, cada um crescerá da maneira, pois a formação de um indivíduo é multifatorial. Estímulos, ambiente familiar, entorno social, atenção e, principalmente, amor transformam. Otto é uma criança doce, que ama música e instrumentos musicais, com uma persistência que beira a teimosia e tem o sorriso mais fácil do mundo. Essas são características só dele. Não queremos nem permitimos que o rotulem ou tirem a sua individualidade.

22 - A divulgação da síndrome de Cri du Chat: Projeto "As caminhadas" e as mídias sociais

Camila Chain Alonso Zampieri

Mãe de 3, sendo o do meio o Arthur, que tem Síndrome de Cri du Chat. Tutu é minha motivação diária para evoluir, superar, lutar, ajudar e aprender sempre mais.

"Divulgação é a nossa maior arma". Quem convive com algum paciente ou familiar de alguém com condição rara certamente já ouviu essa frase, ou alguma derivação dela. Mas o que ela significa? Qual a grande importância da divulgação para que ela seja tão solicitada? Segundo a Organização Mundial da Saúde, doença (ou síndrome) rara é aquela que afeta até 65 pessoas e cada 100.000 indivíduos. Estima-se que existam cerca de 6.000 a 8.000 doenças raras catalogadas no mundo. Elas estão presentes em cerca de 4% da população mundial. Só no Brasil, temos mais de 13 milhões de pessoas acometidas pelas mais diferentes e diversas doenças raras.

Você conhecia esses números? Não? Esse é um dos principais motivos de precisarmos de divulgação. As condições raras ainda são grandes incógnitas tanto para população em geral, quanto para os profissionais que atendem nossas crianças. Vizinhos, amigos, familiares, professores, médicos, terapeutas e praticamente todos que passam pelo caminho dos nossos filhos nunca ouviram falar da síndrome, não conhecem e até chegam a duvidar da existência dela.

Uma coisa que sempre me incomodou foi a dificuldade de encontrar informações cotidianas sobre a síndrome de Cri du Chat. Com muita dificuldade ,nós conseguimos encontrar uma ou outra pesquisa e algumas informações técnicas em outras línguas. Com muito custo, nós conseguíamos ter acesso à teoria, mesmo que desatualizada, mas a minha experiência com a síndrome já havia me mostrado que a teoria não era totalmente confiável, e que não podíamos nos basear nas experiências vividas e extraídas em outros países e outras sociedades.

Eu queria conhecer a prática, eu queria saber como era o dia a dia, como as crianças cresciam, quais eram as maiores dores e dificuldades encontradas com o tempo, como outras mães lidavam com tudo o que eu também passava. Queria trocar experiências e aprender um pouco com as vivências de quem já tinha passo por isso, e, por que não, compartilhar o que eu já havia aprendido também.

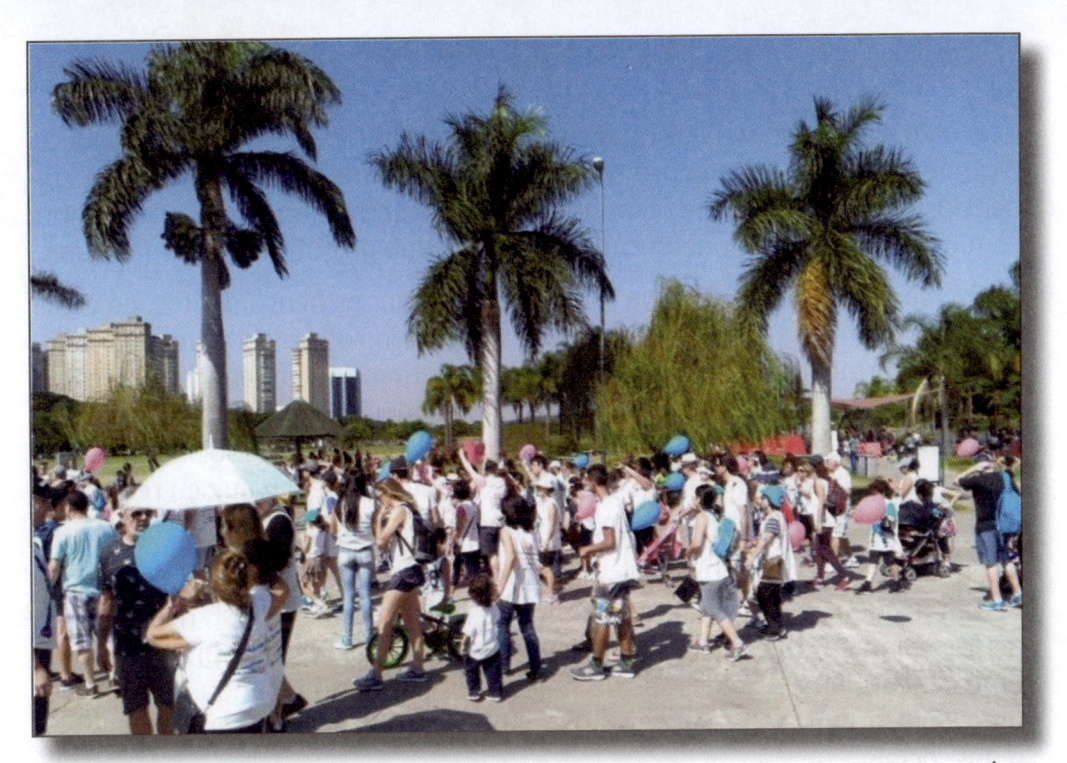

Desde o nascimento do Arthur, eu sempre quis mudar tudo, mas eu não sabia por onde começar essa mudança. Não tinha claro na minha cabeça o que precisava ser mudado e muito menos como executar essa mudança. Eu só sabia que, como estava, não tinha como continuar. Com o passar do tempo, eu fui entendendo qual era a maior dor. Onde estava o maior degrau que as mães de crianças com a mesma síndrome que o meu pequeno bebê loiro encontravam.

A falta de informação e de suporte é tão grande que chega à dor. Era uma ferida aberta em muitas de nós. Foi aí que eu entendi. Eu queria ser apoio, ser suporte. Queria que nenhuma outra mãe ouvisse as atrocidades que eu ouvi no diagnóstico do Arthur, que nenhuma mãe sentisse mais os medos que eu senti no primeiro ano de vida, que outras mulheres não precisassem sentir a solidão de ser rara. Eu queria que o mundo nos visse, queria dar voz ao Arthur e a muitas outras crianças e famílias.

Queria que fossemos uma única família, aprendendo, crescendo, criando nossos filhos juntas e deixando nossa marca no mundo. Eram sonhos grandes demais para uma mulher tão pequena, sonhos soltos, sem estrutura, sem planejamento. Sonhos somente.

Em 2018, eu decidi me movimentar para mudar esse cenário e encabecei 2 grandes ações que colocaram o nome na síndrome de Cri du Chat em evidência, uma evidência que se mantém e vem crescendo ano após ano, sempre com o apoio e a participação cada vez mais ativa de outras mães e famílias.

Escrever sempre foi a minha forma de organizar os pensamentos, de expor o que eu sentia e sequer compreendia. Exteriorizar os sentimentos em palavras foi a forma que encontrei desde menina para me entender e me expressar. Por mais de 2 anos, eu escrevia e guardava pequenos e longos textos em blocos de notas, cadernos, e-mails, ou postava nas minhas redes sociais pessoais. Escrevendo, eu entendia quem era o Arthur, quem era eu, o que eu realmente queria e qual deveria ser o nosso novo papel no mundo.

Em março de 2018, eu decidi oficialmente mostrar o Arthur para o mundo. De um pequeno e secreto Blog chamado Feliz com Cri du Chat, nasceram os perfis de nome Tutu e o Cri Du Chat nas redes sociais. Esse era o primeiro passo para o meu sonho. As redes sociais hoje são as vitrines do mundo. Para termos uma ideia, atualmente, cerca de 800 milhões de pessoas utilizam uma dessas redes sociais.

Por esses motivos, eu decidi me arriscar em um campo completamente desconhecido e desconfortável para mim. Eu sempre fui uma pessoa introvertida, tímida e discreta, nunca gostei de falar em público e de expor minha imagem, mas eu tinha um objetivo e precisava mudar para atingi-lo. Como fazer a síndrome ser vista e ouvida, se eu não estava disposta a mostrá-la? Foi necessária uma transformação imensa, mas eu consegui encontrar um meio termo para atingir um objetivo que era maior do que eu.

Nas redes sociais, eu podia usar os meus textos, minhas palavras, minha voz, com imagens sobre a síndrome, montagens, ou até mesmo a carinha linda do Arthur. Mostrar o Arthur e escrever sobre ele são algumas das coisas que eu mais amo fazer na vida. Falar sobre ele é natural para mim, simplesmente flui, e falar sobre a síndrome acabou se tornando natural também.

Foi então que eu encontrei o megafone que usaria para gritar sobre a nossa síndrome para o mundo. A adesão foi surpreendentemente rápida. Em um mês, tínhamos centenas de seguidores ávidos por saber mais sobre a síndrome. Pessoas que não nos conheciam e já diziam amar acompanhar o Arthur e aprender diariamente sobre ele e sobre essa síndrome tão rara e desconhecida.

Era isso. Eu estava no caminho certo. Em pouco tempo, comecei a colher os frutos reais que eu almejava. Mães recém-diagnosticadas, ao colocar o nome assustador da síndrome do seu pequeno bebê nas redes sociais, encontravam as fotos coloridas e felizes do meu bebê, ao invés de se depararem com as imagens opacas e sem vida, e as terríveis previsões que eu encontrei lá em 2014.

Elas encontravam esperança, alegria, desenvolvimento, luz e apoio. Recebi dezenas de contatos de mães recém diagnosticadas que diziam estar desesperadas e que se acalmaram ao ver o Arthur brincar, correr, ir para escola e viver. Também chegaram inúmeros convites para ajudar com conteúdo e experiências para trabalhos de faculdades de alunos de cursos de medicina, fisioterapia, nutrição, farmácia e psicologia, além de convites para *lives* de canais estruturados de genética, maternidade, empreendedorismo materno ou voltados para pacientes raros.

Depois da criação e do crescimento do perfil "Tutu e o Cri du Chat", muitas mães se sentiram seguras para falar abertamente sobre a síndrome. Muitas mães que utilizavam as minhas publicações para mostrar ao mundo o que sentiam, que utilizavam o meu perfil para explicar à família ou aos médicos quem eram os seus filhos, tornaram-se também distribuidoras de conhecimento, criando perfis para seus filhos.

Mães que achavam que estavam perdidas, que não teriam um futuro feliz, hoje espalham sua felicidade e compartilham suas experiências com o mundo inteiro. Mães que foram um dia acolhidas, hoje acolhem e ajudam novas mães que chegam.

Ainda em 2018, eu sonhei com uma caminhada imensa em homenagem ao dia 5 de maio, Dia Internacional de Conscientização sobre a síndrome. Eu vislumbrava, visualizava e até me via ali, rodeada de pessoas, feliz e orgulhosa. Ela não seria a primeira no Brasil, já haviam acontecido outras caminhadas em outros estados, mas seria a primeira em São Paulo. Seria a minha primeira. Sonhei, sonhei, sonhei e quando achei que estava na hora de deixar de ser só um sonho, resolvi pedir ajuda. Falei sobre meu sonho e ganhei duas irmãs que toparam sonhar e realizar comigo.

A primeira caminhada de Conscientização sobre a síndrome de Cri du Chat em São Paulo foi organizada em 2 meses, por 3 famílias completamente sobrecarregadas de tarefas, demandas e sonhos. Já dizia meu maravilhoso ídolo Raul Seixas: "Sonho que se sonha só é só um sonho que se sonha só, mas sonho que se sonha junto é realidade". Foi então que o meu sonho virou o nosso sonho, e que juntas nós conseguimos torná-lo realidade.

Antes de contar como foi a nossa caminhada, deixe-me contar o porquê de uma Caminhada. Como falamos lá no comecinho deste capítulo, a divulgação é essencial para o reconhecimento das condições raras, assim como para despertar interesse da classe médica e terapêutica, de estudantes, escolas e todos os profissionais que possam vir a conviver com os nossos filhos e da população como um todo.

Nas redes sociais, eu mostro o Arthur, seu dia a dia e muitas vezes outras crianças com a mesma síndrome para mostrar semelhanças e individualidades. Mas, a ideia de juntar as nossas crianças, as nossas famílias, amigos, terapeutas e mostrar essas semelhanças e diferenças ao vivo e a cores, de revelar a alegria e toda a vida que eles têm, e todo o orgulho que nos proporcionam todos os dias, era uma forma muito mais palpável de mostrar ao mundo quem eles realmente são. Iniciamos arrecadando pessoas. A adesão à Caminhada foi incrivelmente rápida. Em poucos dias, muitas famílias de crianças, adolescentes e adultos com a síndrome se mostraram interessadas em fazer parte dessa ação, e muitas pessoas sem nenhuma relação com a síndrome se mostraram interessadas em ajudar de alguma forma.

Recebemos muitas ofertas de doações de itens para realizarmos rifas e sorteios, e até mesmo ofertas de valores ou patrocínios para o evento. Como era nossa primeira experiência e não tínhamos uma associação ou organização por trás, optamos por seguir de forma autônoma e amadora mesmo. Fizemos alguns investimentos com recursos próprios, rifamos alguns itens que foram dados e conseguimos arcar com os custos iniciais de confecção de camisetas e panfletos, esses últimos criados leigamente por nós mesmas.

Na ocasião, optamos por utilizar como marca o C5, um bonequinho azul em formato de cromossomo com a quebra que origina a síndrome representada de forma bem leve e divertida. O C5 é o mascote da Associação Internacional Five P minus, utilizado mundialmente para representar a síndrome. Estávamos tão dedicadas a fazer tudo certinho que entramos em contato e pedimos autorização à presidente desta associação para utilizamos a imagem. Optamos por fazer camisetas no modelo abadá por serem unissex, leves, práticas e de baixo custo. Não fazíamos ideia do tamanho da adesão que teríamos.

Nós realmente acreditávamos nesse evento, mas sabíamos que poderíamos ser as únicas. Repassamos as camisetas para pessoas de todo o Brasil a preço de custo, pelo exato valor que pagamos, pois o nosso intuito desde o princípio não era ter lucro, mas ter divulgação. Os panfletos foram enviados para famílias do Brasil que tinham a mesma necessidade de compartilhar informações que nós, e distribuídos a diversas pessoas interessadas no dia da caminhada. Fizemos um milheiro de panfletos e terminamos o evento sem nenhuma unidade, mas com o nosso objetivo principal concluído: a divulgação e o compartilhamento de informações reais sobre a síndrome.

Com 3 famílias leigas em organização de eventos a frente deste projeto, em 2 meses conseguimos organizar uma caminhada linda que parou o parque Villa Lobos na Zona Oeste da cidade de São Paulo. Reunimos cerca de 300 pessoas que se deslocaram até lá para fazer parte desse momento histórico conosco, e ainda conseguimos mais adeptos entre os transeuntes do parque, naquele sábado ensolarado de 5 de maio de 2018. Foram cerca de 4 horas de evento, incluindo concentração, distribuição das abadás, camisetas, panfletos e balões de gás, apresentação, diversão com personagens vivos contratados por nós, a caminhada propriamente dita, muita dança, música, sorteio de brindes e muitas fotos para recordação.

Muitos amigos prestigiaram esse evento, alguns registraram fotos profissionais, outros doaram seu tempo para ajudar na distribuição dos itens ou com as crianças, muitos profissionais trocaram experiências e puderam, algumas pela primeira vez, observar outras crianças com a síndrome, além daquela a quem atendiam. Um amigo chegou a fazer uma entrevista comigo e agendou diversos canais de mídia. Esse vídeo em questão teve centenas de compartilhamentos. Nas semanas seguintes ao evento tivemos uma repercussão imensa nas redes sociais e na mídia local em geral. Convites para entrevistas, postagens, compartilhamentos, agradecimentos, mais e mais pessoas interessadas em conhecer a síndrome e saber mais sobre nossas crianças surgiram e ficaram.

Os valores arrecadados na organização da Caminhada forma destinados ao evento, e o que restou foi utilizado para a realização de mais um grande sonho que tínhamos. Com essa ajuda financeira e muito trabalho duro da nossa presidente e do seu vice, em 2020, nasceu a Associação Brasileira da síndrome de Cri du Chat. Durante a organização da Caminhada, foi criado um perfil no em redes sociais para compartilhar as informações, como data, horário, locais e mapas sobre a caminhada, além da realização ao vivo das rifas e alguns sorteios. Nele, também foram postadas inúmeras fotos e vídeos do evento, que até hoje estão lá para encantar quem quiser ver. Esse perfil se manteve ativo por 2 anos até se transformar, em 2020, no perfil oficial da Associação brasileira.

Na mesma época, foi criado um grupo de conversa virtual com as famílias de pessoas com a síndrome para que pudéssemos nos comunicar sobre as condições do evento, para nossos filhos. A princípio ali estavam algumas famílias de São Paulo que já haviam confirmado presença, nós da organização, e algumas famílias de fora de São Paulo que vieram para a Caminhada. Após o evento, surgiu a ideia de não desativar esse grupo e transformá-lo em um local de acolhimento, apoio e troca de experiências entre famílias de todo o Brasil. Inicialmente, mantivemos as famílias que estavam lá e quiseram continuar nesse novo formato, e abrimos para que as mães convidassem outras mães com quem já tinham tido contato.

Em poucos dias, tínhamos cerca de 50 famílias trocando suas histórias e dicas sobre nossos filhos. Desde então, o grupo cresceu bastante e continua crescendo. Praticamente toda semana recebemos novas mães recém diagnosticadas, mães que moram em localidades distantes e não conheciam outras famílias de crianças com a mesma síndrome ou mães de crianças maiores que têm dúvidas sobre novas fases e mudanças.

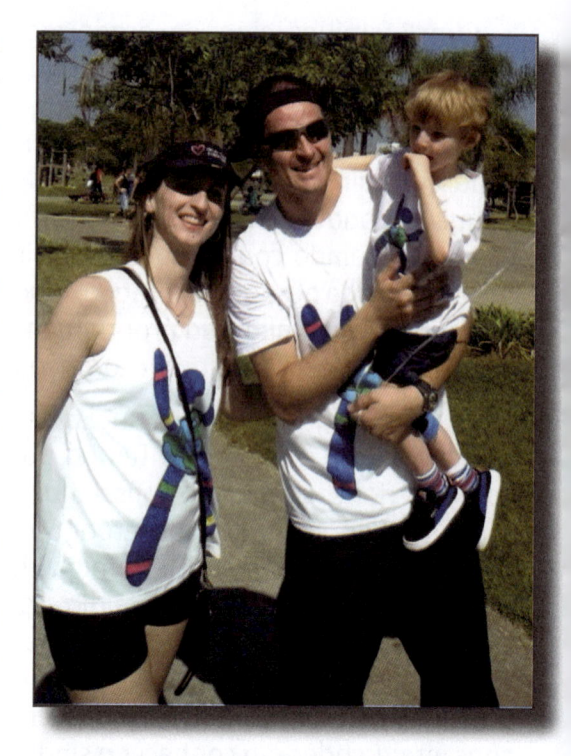

Cada uma de nós achou que teria que enfrentar essa batalha sozinha, e hoje somos uma grande família, que se conhece, respeita um ao outrow e ama cada uma das pessoas que estão ali. Nosso grupo tem como principal premissa o respeito. Respeito pela diversidade, respeito pelo tempo de cada criança ou adulto, respeito pela troca de informações e aprendizado, respeito pela medicina e pelas leis que protegem nossos filhos.

Podemos dizer que a síndrome de Cri du Chat já esteve ou está em toda a mídia. Estamos em diversos perfis de redes sociais, compartilhando e divulgando diariamente informações e esperança. Estamos no Facebook como página oficial de divulgação da Associação e como grupo de apoio a pais e profissionais, estamos no WhatsApp sempre prontas para receber e apoiar novas mães, estamos na televisão, em programas de entrevista, estamos em jornais, em páginas de pesquisa, em dezenas de trabalhos de faculdade, compartilhando informações na ânsia de formar profissionais mais humanos e aptos a cuidar dos nossos filhos. Através do Instituto Vidas Raras, também participamos de ações, eventos e vídeos em homenagem ao dia internacional das doenças raras, representando e dando voz à síndrome de Cri du Chat.

23 - Instituto Vidas Raras

Regina Garcia Próspero
Mãe de 3 meninos, dois deles com Mucopolissacaridose.

Quando planejamos ter um filho, invariavelmente sonhamos com aquele serzinho parecido conosco, que nos trará perpetuidade ao nosso nome. Ele será lindo como o pai, como a mãe, quem sabe até uma mistura das duas famílias, e que se for menino, será jogador de futebol (exímio), ou terá a profissão do pai, da mãe, fará a faculdade que os pais não tiveram oportunidade em cursar, ou até mesmo, será o que ele quiser ser, desde que seja feliz e se for feliz, ficaremos felizes também. E se for menina? (Ah, minha menina!), ela vai ser linda, cheia de lacinhos, escolheremos o brinquinho juntos, ela crescerá e o pai a levará ao altar quando ela se casar... e por aí vai.

Esta é a projeção que fazemos, porque, enfim, é um filho e vindo com saúde é o que mais nos importa. Muitos deixam de lado desejos de realizações profissionais, para cuidar. Porém, às vezes descobrimos da pior forma que existe que o cuidar que acreditávamos exercer terá que ir muito além do que imaginávamos, muito além do inimaginável e que nem sempre a vinda de um filho, acontece da forma normal como acontece com todos que conhecemos.

De repente, descobrimos que além de cuidar, teremos que nos capacitar, pois fazemos parte dos 8% da população ao escutar do nosso médico: - sinto muito, seu filho tem uma doença rara.

Doença Rara?! Nunca ouvir falar. Do que se trata mesmo? - Doença rara é toda aquela que acomete um número pequeno da população e, segundo a Organização Mundial de Saúde, é aquela em que, a cada 100 mil nascidos vivos, 65 indivíduos são acometidos pela mesma doença. Temos também as doenças ultra-raras, que são aquelas que acometem até 50 indivíduos, a cada 100 mil nascidos vivos. No Brasil, assim como no mundo, temos condições sindrômicas, genéticas que acometem somente 1, 2, 3 indivíduos.

Aí vem a próxima pergunta e uma das mais frequentes: Mas se é raro, por que devo me preocupar? Não pode ter acontecido comigo mesmo! Pois é, aí é que mora o grande engano. Não é porque é raro, que não podemos ser acometidos por uma das doenças raras. E sabem por quê? Como dito anteriormente, a estimativa é de que 8% da população mundial sofra de pelo menos uma doença rara. É um número pequeno, não é? Não, não é. Sozinhas elas são poucas, mas quando colocadas em conjunto de raras, elas se tornam um número considerável e digna de incomodo. Assim, vamos fazer algumas comparações práticas para exemplificar esta "pequena" comunidade.

Somados todos os doentes raros no mundo (os que já sabem que tem doença rara e os que não sabem que tem), temos 420 milhões de pessoas, o que dá para encher:

- 5.250 Maracanãs;
- Colonizar pouco mais da metade do Continente Europeu;
- O mesmo que triplicar a população da Rússia,
- A população dos EUA + Canadá + Portugal + Espanha.

Somados todos os doentes raros do Brasil, enchemos quase que 188 Maracanãs. Ou, então, toda a população da cidade de São Paulo somada à população de Belo Horizonte juntas.

Existem de 7 mil a 8 mil doenças raras catalogadas no mundo, sendo muitas delas de incidência regional, ou seja, elas têm uma prevalência muito maior em um determinado local e em se tratando de um país continental como o nosso e que acolhe pessoas do mundo todo, a miscigenação grita aos olhos vistos. Cerca de 80% destas doenças raras, são de origem genética, os outros 20%, podem ser de origem ambiental, como também, advindas de infecções bacterianas ou virais ou até mesmo outros fatores.

Muitas são degenerativas e progressivas. Aproximadamente 75% delas afeta crianças, em que 30% delas, irão à óbito antes de completarem 5 anos. E a grande maioria destes indivíduos morrerá sem antes saber que tinham uma doença rara, além de ter aquelas centenas de milhares que morrerão dela, mas terão em sua declaração de óbito, outra causa determinante. Meu Deus! E tem cura? Não, invariavelmente não tem cura, infelizmente,, e teremos que lidar com elas, aprender sobre elas, para que o lidar seja menos penoso e perturbador.

Outra estatística que nos assombra, a nós mulheres, é que 78% dos pais debandam e deixam mulher e filhos, para seguirem sua vida e reconstruí-la com outra pessoa. São raros os homens que têm estrutura e dividem com a mãe, o dever de cuidar.

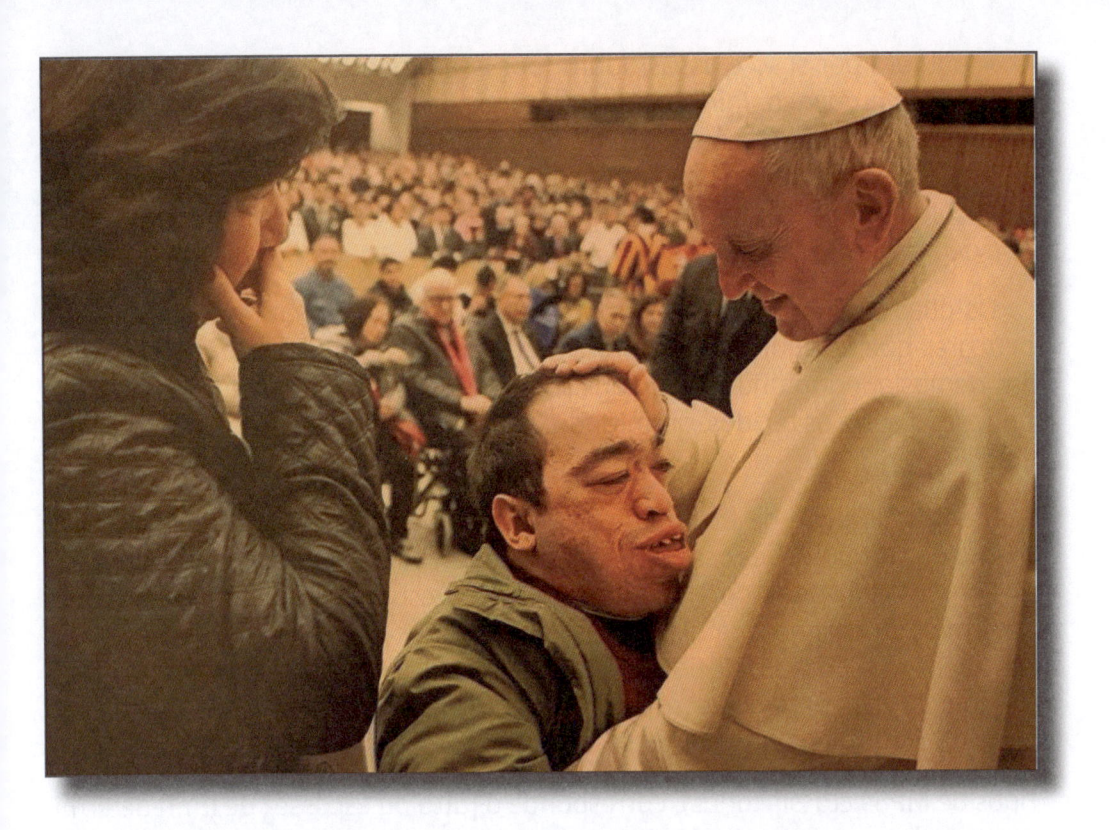

Na maioria das famílias de pessoas acometidas, a solidão é a maior companheira. Como é uma doença crônica, onerosa à família, com o tempo, parentes e amigos se distanciam e cada qual segue sua vida.

Muitos têm medo de ter que arcar com despesas, despesas essas que crescem exponencialmente, principalmente porque um dos genitores tem que interromper sua vida profissional para cuidar deste filho que a cada dia depende mais e mais de cuidados paliativos.

Como a maioria destas pessoas são as mães, quando elas perdem esse filho, ficam desamparadas e desorientadas, uma vez que a razão do seu levantar pela manhã, para fazer aquilo que ela fazia há anos, não existe mais. Então elas precisam recomeçar e o apoio daqueles que a deixaram, quase nunca vem.

Gosto de mesclar sempre minha história, minha experiência com meus textos. É uma forma de exemplificar. Trinta e três anos separam minha projeção de vida da minha realidade. Da nossa, pois graças à Deus, meu marido, companheiro e amigo, nunca me abandonou nesta jornada de 3 filhos lindos, sendo que 2 deles (os mais velhos) vieram com Mucopolissacaridose, ou MPS.

A palavra por si só é assustadora (por isso a gente abrevia), agora imaginem vocês a doença. Inimaginável! Vou explicar o que são as Mucopolissacaridoses: a MPS é consequência da deficiência ou falta de uma determinada enzima fabricada dentro dos lisossomos, o que leva ao acumulo de glicosaminoglicanos (GAG), conhecida antigamente como Mucopolissacarídeos, nome que deu origem a patologia.

Os glicosaminoglicanos são moléculas que possuem em sua composição açúcares que se ligam a uma proteína central. Essa molécula absorve água em demasia, adquirindo uma consistência viscosa, promovendo assim a lubrificação entre os tecidos, permitindo o deslizamento na movimentação entre eles.

Essa diminuição de atrito entre os tecidos permite, por exemplo, o movimento das articulações ósseas. Esse acúmulo leva à disfunção na lubrificação dos órgãos, causando danos progressivos. Em resumo, eles não fabricam uma determinada enzima que é produzida dentro da célula, e a falta ou escassez desta enzima, primordial para o bom funcionamento do organismo, leva ao desequilíbrio, trazendo desordem funcional.

No caso das MPSs, que é um grupo de doenças, cada tipo (temos hoje 12 tipos de MPSs classificadas), corresponde à falta ou escassez de uma determinada enzima, cujo resultado na desorganização da evolução do indivíduo, se não descoberto e tratado precocemente, pode levar ao óbito, que é realmente predominante já na primeira infância. Quando recebi a notícia de que meu filho mais velho, Niltinho Jr, aos 6 meses de idade, estava em investigação de diagnóstico para MPS, foi avassalador.

Era junho de 1989, ele era muito esperto, interagia com todos, carismático e meigo. Mas eu sabia que ele tinha algo de errado, só não conseguia entender o que era. Eu estava sozinha com o bebê, com uma junta médica, dentro de um hospital escola, e eu recebi as seguintes informações: "Mãe, não engravide mais até conseguirmos fechar o diagnóstico. Aguarde. Caso se confirme a hipótese diagnóstica do seu filho para Mucopolissacaridose, ele ficará cego, surdo, não irá andar e nem falar, evoluirá para comprometimento mental grave e morrerá com muito sofrimento e dor até os 5 anos". Foi assim.

Só que neste momento, eu já estava grávida do meu segundo filho e não sabia. Quando eu confirmei a gravidez, enfrentei a sugestão médica de que era uma gravidez arriscada e seria coerente interromper. Tive nosso segundo menino, o Dudu, que infelizmente aos 2 anos e meio, confirmou-se o diagnóstico nele também.

Estamos falando de um tempo muito remoto, início da década 1990, em que a internet era coisa do futuro. Em consequência, não tinha computadores de fácil acesso, não existiam redes sociais e qualquer outro meio de comunicação veloz como temos hoje. Não se falava em doenças raras e sim doenças genéticas.

Como recurso, tínhamos somente bibliotecas em Universidades para poder reunir as poucas informações disponíveis e eram praticamente e em sua maioria, em outra língua. Os médicos mal sabiam pronunciar o nome da doença e invariavelmente não tinham conhecimento dela e nem como adotar condutas assertivas. Lembro-me de que eu andava com uma xerox a qual apresentava para os médicos para ver se conseguia ajuda para melhorar a qualidade de vida dos meus filhos.

Fui estudar, pesquisar. Com ajuda de especialistas (geneticistas e outros), que viram minha ânsia em melhorar a qualidade de vida dos meninos, ajudaram-me com cópias xerocadas de literaturas médicas em que eram descritas as MPS. Como eu já tinha tendência e facilidade em absorver informações na área biológica e também já tinha formação em instrumentação cirúrgica, além de ter trabalhado com fisioterapia, consegui entender o que nos aguardava, apesar de muitas das informações recebidas pelos geneticistas não se confirmarem no dia a dia com meus meninos.

Apesar da parte clínica deles estar em desvantagem com a doença, como os médicos previam, e o Pronto Socorro fazer parte do nosso cotidiano, onde muitos dos residentes nos conheciam pelo nome, o intelecto dos meninos progredia como uma criança normal e, assim, decidimos tratá-los como crianças normais, respeitando suas limitações físicas; porém, exigindo deles tudo o que podiam nos dar. Investimos. Graças a Deus acreditamos neles e não no prognóstico. Se não podiam brincar como toda criança normal, como correr, andar de bicicleta, vamos brincar com o que não os façam cansar. Também priorizamos a escola e eles frequentaram normalmente. Expus a condição para os diretores, mostrando o que tínhamos e o que precisávamos e eles foram felizes.

Infelizmente, a doença venceu o corpinho já deformado e debilitado do Niltinho Jr. e ele seguiu o curso natural da doença, indo à óbito em maio de 1995, aos 6 anos de idade. Foi um vencedor. Lutou bravamente, foi e fez-nos amados e felizes enquanto conosco estava e deixou um legado para quem conviveu com ele e para muitos raros que hoje usufruem do conhecimento que foi disseminado a partir da nossa experiência com ele e a MPS.

Prometemos naquele momento, meu marido e eu, que faríamos o que estivesse ao nosso alcance para que o Dudu (com 5 anos) e todos os meninos e famílias que precisassem de nós, fossem acolhidas e que não passassem pelo que passamos, pois ainda tínhamos outro filho, que declinava a cada dia por conta desta síndrome infeliz.

Estudar, estudar, estudar, acolher, investir e acreditar. Acreditar em um futuro menos doloroso. Uma coisa os médicos não erraram, a vida deles é cheia de dor e sofrimento, cuja intensidade nunca depende de nós para contorná-la. Lutar por todos, foi a decisão mais forte, precisa e correta que fizemos.

Quando menos se esperava, já estávamos junto de outros pais a brigar por disseminação da informação, inicialmente sobre a síndrome que carregamos em nossa coleção de genes e, logo após, por todas as alterações genéticas que no conjunto compõe o que chamamos hoje de "doenças raras". O passo seguinte e praticamente concomitante foi degladiar para conseguir introduzir políticas públicas para as pessoas acometidas por uma doença rara no Brasil e também incluir suas famílias.

Como tudo no Brasil é moroso e há dificuldade em introduzir políticas públicas nesses setores que não trazem visibilidade a políticos e gestores, lembrando que esses setores são primordiais para o sucesso do nosso tema, nossas idas à Brasília e a capitais de estados, tornaram-se cada vez mais frequentes. Era preciso perseverar para obter algum resultado e cada um deles era festejado, assim como é hoje.

Com trabalho árduo e em conjunto com associações congêneres, mesmo que trabalhando como formiguinhas e "matando vários leões" por hora, conseguimos o que muito se espera de trabalho ético e honesto, a visibilidade, o reconhecimento, o merecimento de cada conquista (www.vidasraras.org.br).

Vale retornar um pouco ao passado. Uma vida rara era apenas mais uma, num espaço indeterminado, de um lugar qualquer, onde não se era visto e nem sentido, muitas vezes por repúdio da sociedade e, na maioria das vezes, pelo medo da família na exposição deste ente, que apesar de não se dar conta, a família era a primeira a não aceitar a sua condição, isso mesmo, a família.

Muito triste quando ouvimos falar que existe uma pessoa acometida por algo diferente, que não vai à escola, mesmo tendo capacidade em frequentá-la, que não se sociabiliza porque o ambiente não lhe é acolhedor. Mas é preciso desbravar.

Aprendi e sempre tive isso comigo: a sociedade irá tratar meu filho (ou ente), da forma como eu o trato. No meu caso, eu nunca admiti que, apesar das condições dos meus filhos, eles fossem tratados como coitados, ou como aberrações. Respeito é o mínimo que podemos exigir e desejar para eles, o restante vem como consequência dos nossos atos.

Hoje, 33 anos depois da nossa vida virar de cabeça pra baixo, faço esta reflexão, temos uma política pública que nos acolhe e, assim, não precisamos entrar de baixo das asas de outra ordenação jurídica.

- A Portaria de Atenção à Pessoa com Doença Rara no SUS, 199/14, está muito aquém do que precisamos, mas muito além do que tínhamos;

- Temos uma Triagem Neonatal em aplicação (6 doenças raras) e outra em construção, em que no prazo de 4 anos, mais de 50 doenças raras serão diagnosticadas de forma precoce, e, assim, possibilitará completamente a mudança no curso natural da doença destes brasileirinhos que ainda estão por vir;

- Temos inúmeros tratamentos medicamentosos para ajudar aqueles cuja doença permitem serem tratadas, sendo muitos deles tratamentos órfãos, que estão sendo incorporados na tão cobiçada lista de medicamentos excepcionais do SUS, como resultado do excelente trabalho das associações de pacientes e seus especialistas;

- O Ministério da Saúde tem tratado de qualificar e reformular Protocolos Clínicos e Diretrizes Terapêuticas (PCDT), além de estar introduzindo e construindo novos PCDTs para Doenças Raras;

- Muitos Centros de Referência (muitos deles que naturalmente já o são), estão sendo reconhecidos pelo Ministério da Saúde, aumentando assim a forma de financiamento para que melhorem seu atendimento a esta população sofrida;

- A disseminação da informação para Doenças Raras está cada dia mais evoluída e, por conseguinte, vem a melhorar a visão das doenças, possibilitando o diagnóstico precoce;

- Uma reunião na ONU, onde estive presente representando as Associações de Doenças Raras do Brasil e os doentes raros, com uma grande comitiva da NGO, resultou na adoção de Resolução em favor das pessoas com Doenças Raras para o mundo.

E o melhor, cada família sabe que não está sozinha. A maior tristeza de uma pessoa é se ver só. Com tudo no exposto acima, sabemos agora que não estamos sós. Sabemos que nossos filhos podem ter uma melhor qualidade de vida. Que nossas vidas raras (onde há um raro, existe por trás uma família inteira de raros), fazem parte sim de um mundo regado de preconceito e racismo, mas somente depende de nós mudar isso, e como diz meu filho Dudu, que com 31 anos muito bem vividos: - Nós somos os X-Men.

Observação: Dudu ficou cego aos 10 anos e tem múltiplas deficiências. Mesmo diante de todo o prognostico ruim, não se permitiu abater. Hoje é formado em Direito, em Administração e é concursado público, exercendo o cargo de agente educacional na cidade de Itápolis/SP. E meu terceiro filho, Leonardinho, denominado o "susto", tem 23 anos e é aeronauta. Ele, como todos os irmãos de um raro, é também um irmão raro. E para completar, na minha percepção, os raros seguem a seguinte linha para vida, resumida nesta frase: "Ele não sabia que era impossível, foi lá e fez!" (Albert Einstein).

PARTE VII

UNIVERSO CRI DU CHAT

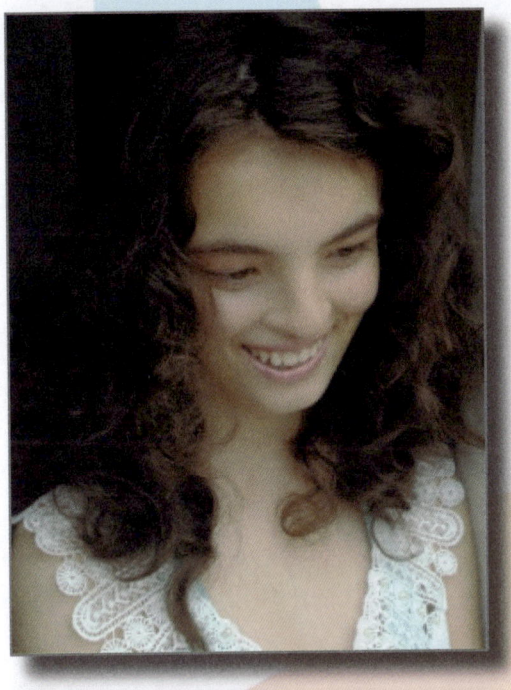

Alícia, 16 anos
(19/07/2005)
Florianópolis, Santa Catarina

Gosta da Turma da Mônica e de assistir The Voice, participa como se fosse da família. Gosta também de ir nos treinos. Ela é muito agitada, não é agressiva, interage muito bem com as pessoas, às vezes até demais. Maior **desafio** é a fala, além de parar com movimentos repetitivos. Tento de todas as formas fazê-la parar, mas não para... por isso coloquei-a no Atletismo Adaptado e na aula de Educação Física.

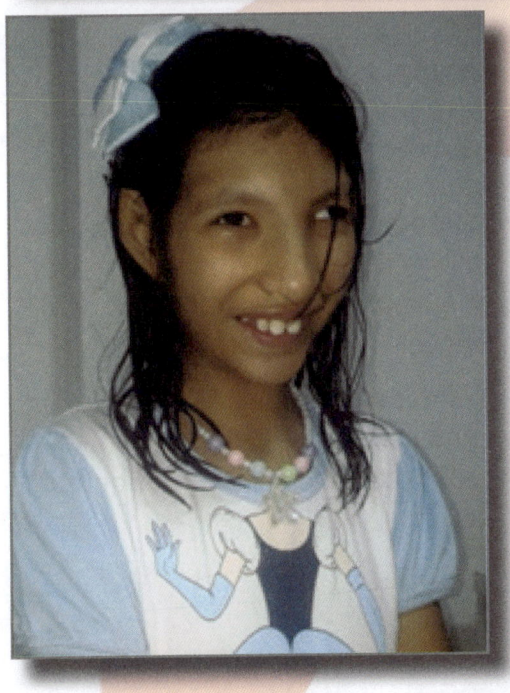

Amanda, 10 anos
(14/11/2011)
Rio de Janeiro, Rio de Janeiro

É muito alegre e expressiva, **adora** música, Turma da Mônica, Pokémon, brincar na piscina, brincar com animais e agora está apaixonada pela nova integrante da família, a gatinha Eeve. Gosta de contar histórias. **Consegue** caminhar, pular, correr, subir e descer escadas, desenhar, se alimentar-se sozinha, calçar tênis, usar o smartphone e controle remoto da TV, expressar-se bem e formar frases. Tem como **desafios** tomar banho, escovar os dentes, vestir-se e pentear o cabelo sozinha. Outro desafio é ser alfabetizada.

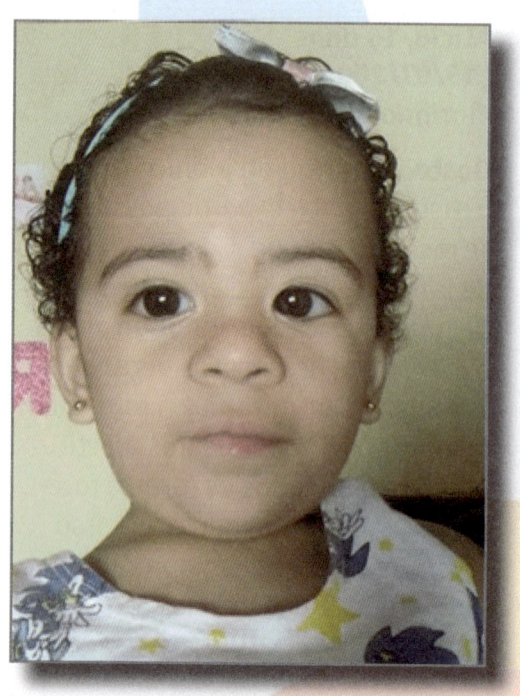

**Ana Beatriz, 2 anos
(11/05/2020)**
Araguaína, Tocantins

Muito esperta, ativa, **adora** brincar com todo tipo de brinquedos, ama músicas e dançar, adora vídeos do tik tok.

Consegue engantinhar ficar em pé, subir no sofá e nas janelas, falar papai, vovó, kakau, miau, auau e dodói, se comunica bem. Tem como **desafio** a alimentação.

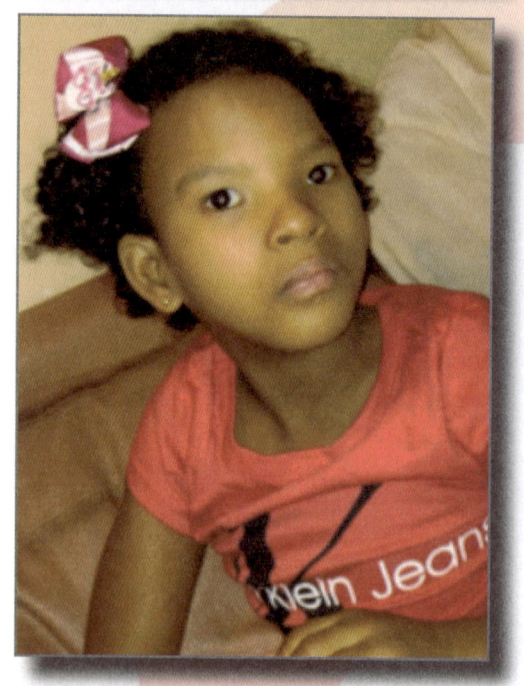

**Ana Carolina, 5 anos
(02/03/2017)**
Sapucaia do Sul, Rio Grande do Sul

Gosta de brincar solta engatinhando no chão, subir e descer da cama ou do sofá. Gosta de cosquinhas, de brincar no balanço ou na rede.

Como **desafios** conseguir caminhar, comer sozinha e ficar com o implante coclear, entre tantos outros desafios.

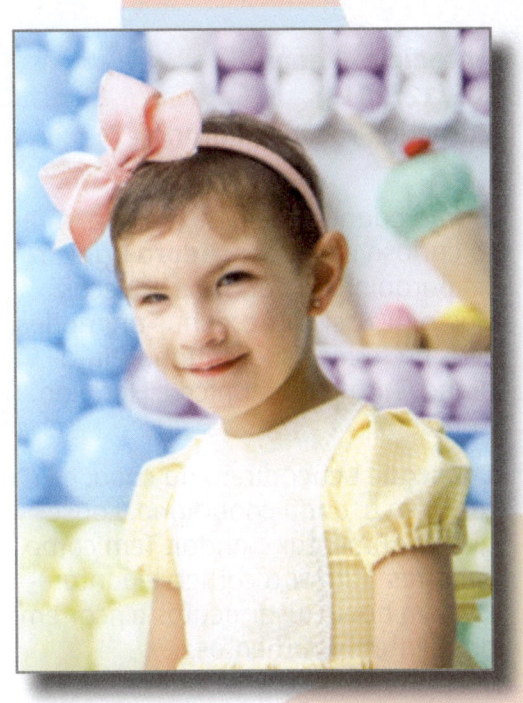

**Antônia, 3 anos
(30/08/2018)
Gravataí, Rio Grande do Sul**

É muito carinhosa e ativa, adora jogar bola, beijar, ver pintinho amarelinho e brincar com água.

Consegue engatinhar e caminhar. Fala água, ba e be. Expressa-se apontando o que quer.

Tem como **desafios** comer sozinha e controlar a sua irritabilidade.

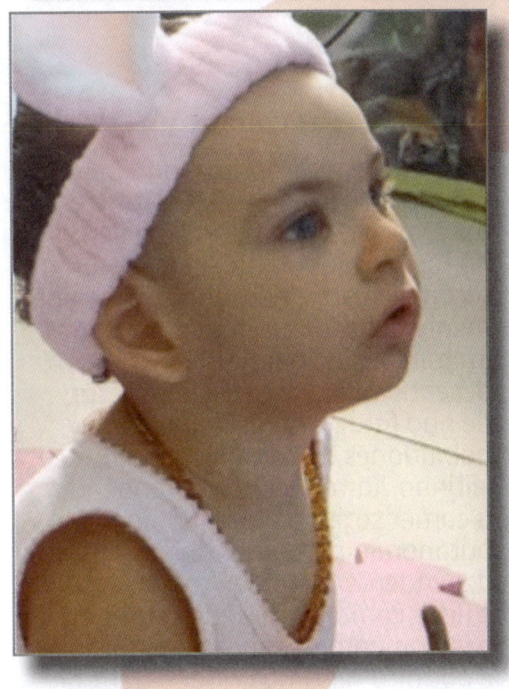

**Antônia, 1 ano e 9 meses
(23/08/2020)
Salvador, Bahia**

Adora brincar na piscina, brincar com seus amigos gatos e dormir grudadinha com seu cobertor de pelúcia. Tem dificuldades em se equilibrar e andar. Tem medo de barulhos altos, como fogos e músicas repetitivas. Tem **facilidade** em conviver com outras crianças e lida bem com animais de estimação, como cães e gatos. Come super bem todos os alimentos, mas é alérgica à proteína do leite. Faz birra por tudo e já fala "mamãe", "não" e "sai".

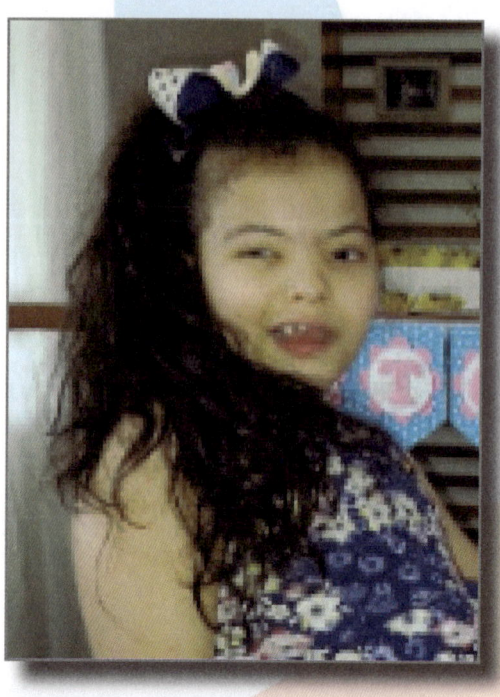

Antoniele, 6 anos
(01/12/2015)
Cornélio Procópio, Paraná

É uma criança cheia de energia, muito curiosa e vaidosa. **Adora** brincar no parquinho e nanar as bonecas. Gosta de assistir desenhos animados, seus preferidos são Galinha Pintadinha, Turma da Mônica e Heroí do Coração.

Consegue beber direto do copo, e também usando canudinho, consegue se alimentar e andar. Tem como **desafios** utilizar a colher, levantar-se sem apoio, usar óculos e ficar em ambientes barulhentos.

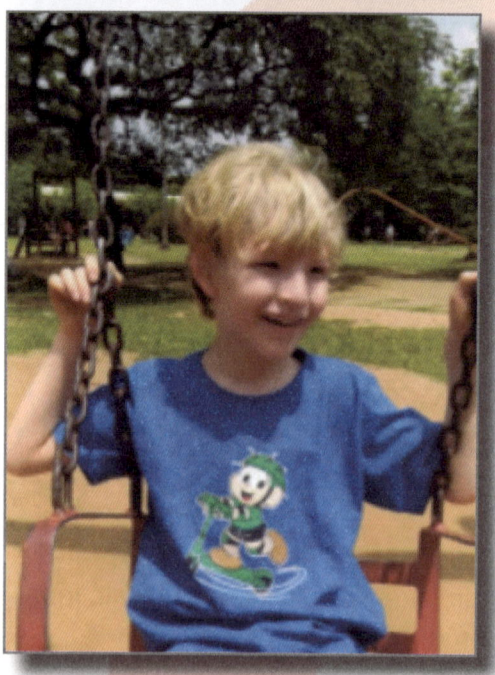

Arthur, 7 anos
(10/10/2014)
Diadema, São Paulo

É a pessoa mais apaixonada pela vida que eu já conheci. Ele **ama** estar livre, correr, brincar, sentir o vento no rosto e a água na pele. Arthur já reconhece algumas letras, principalmente a inicial do seu nome, **adora** imitar sons de animais e escolher o desenho que quer assistir. Apesar de não falar, está desenvolvendo habilidades de comunicação do seu jeitinho. Também está aprendendo a comer sozinho, desenvolvendo autonomia para uma vida mais independente. Hoje, seu maior **desafio** é lidar com a ansiedade extrema que o isolamento pela pandemia trouxe e voltar a ser uma criança "feliz de graça", como sempre foi.

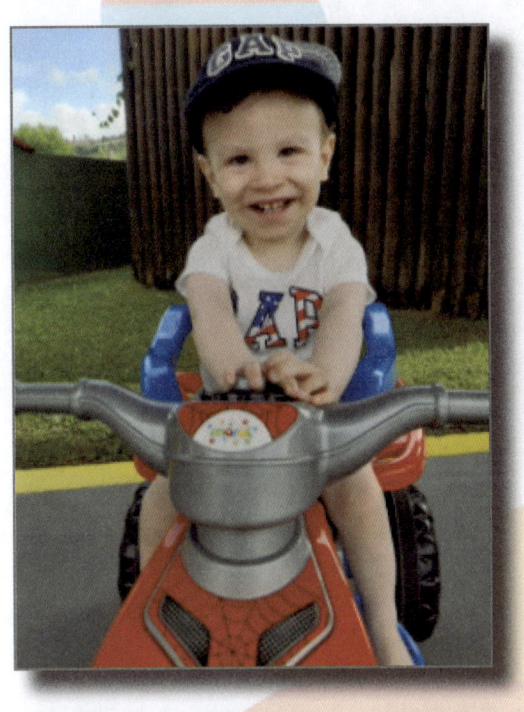

**Arthur, 2 anos
(16/04/2010)
Lages, Santa Catarina**

Ele **gosta** de assistir desenhos e passear com a sua moto. Ele já **consegue** sentar sozinho e se arrastar pelo chão. Os **desafios** são engatinhar (que já está sendo trabalhado com a fisioterapeuta) e mudar a textura da alimentação de batido para amassado com pedaços.

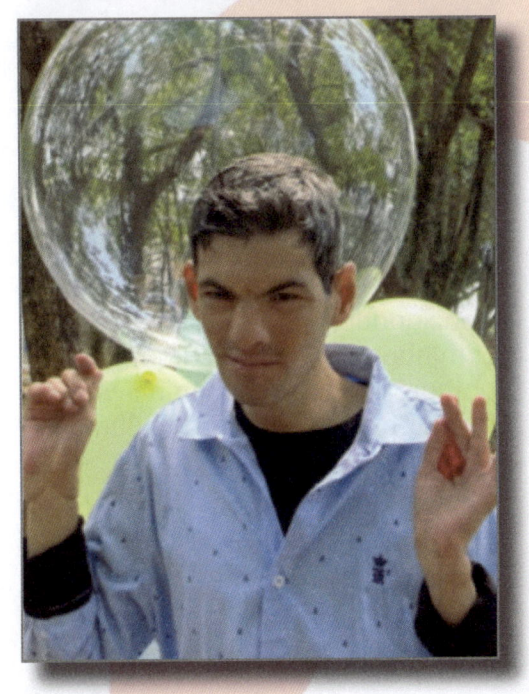

**Bruno, 30 anos
(18/09/91)
Santo André, São Paulo**

Gosta de bexiga, adora o desenho "Chaves", seu cachorro e o seu irmão Lucas. Do jeito dele **consegue** expressar o que quer. **Desafio** é não conseguir ficar sem as bexigas.

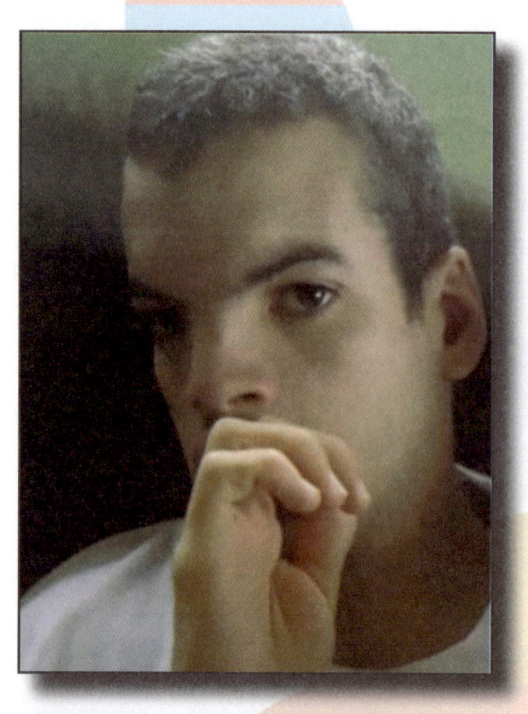

**Calleb, 27 anos
(03/07/1994)
Rio de Janeiro, Rio de Janeiro**

Ele **gosta** muito de passear de carro, de passear pelo quintal, brincar na piscina e na rede.

Consegue subir e descer as escadas sozinho, consegue entender tudo o que falamos. Consegue se fazer entender também. **Desafio:** falar.

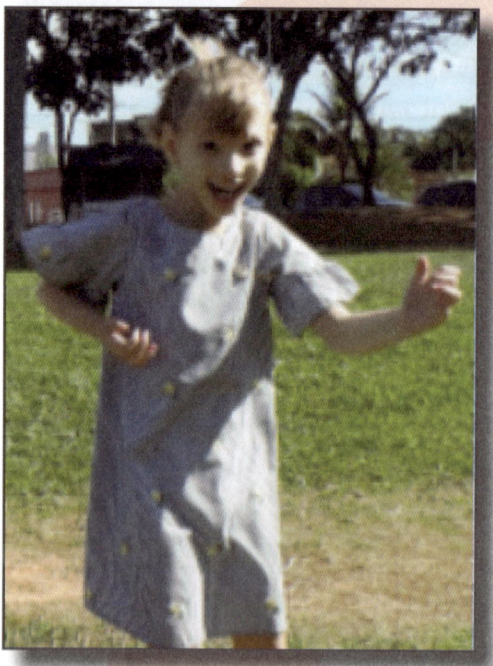

**Cecília, 4 anos
(24/03/2017)
Goiânia, Goiás**

É muito arteira, adora explorar os ambientes. **Gosta** de piscina, galinha pintadinha e a dupla sertaneja Henrique e Juliano.

Apaixonada pela Vouó. Consegue caminhar e pular, fala algumas palavras soltas. Tem como **desafios**: formar frases, desfraldar e alimentar-se sozinha.

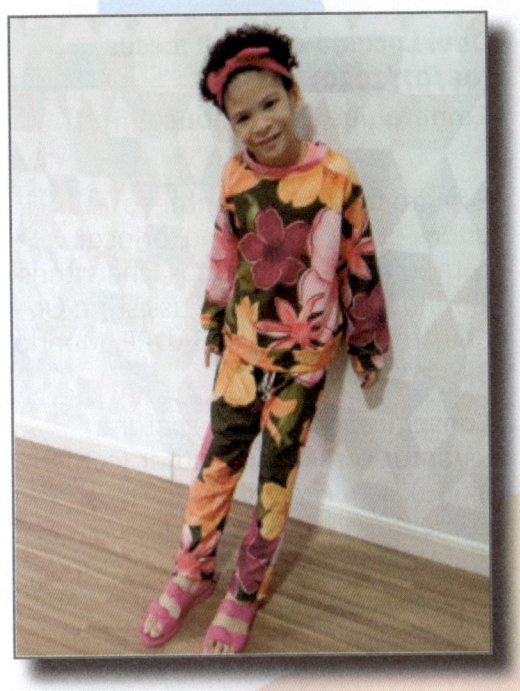

**Cecília, 6 anos
(20/10/2015)
São Gonçalo, Rio de Janeiro**

É muito divertida, atenta, falante e intensa, adora funk e samba, canta e dança as músicas da Iza e da Anitta, não dispensa mortadela e pizza de calabresa, esbalda-se na piscina sempre que o "amigo Sol" aparece e ama loucamente o irmão Miguel.

Consegue tomar banho "sozinha", usar garfo e colher, cortar papel com tesoura, pular na piscina (de boia) e se expressar bem. Tem como **desafios** parar de usar fralda, atender todos os comandos de ordem e pegar no sono sozinha.

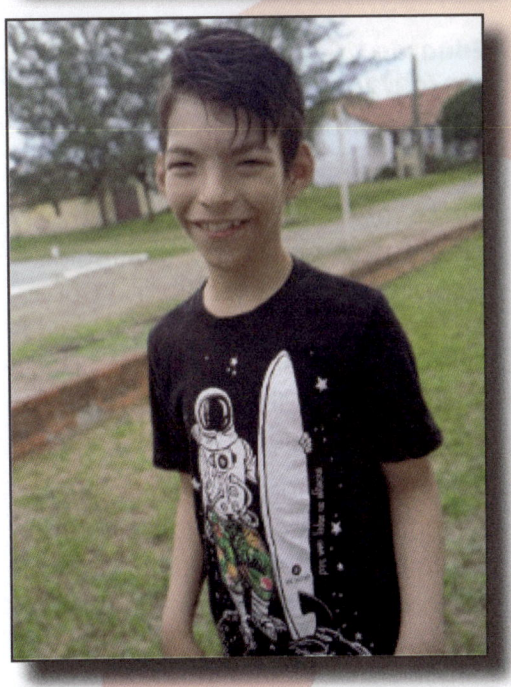

**Danilo, 9 anos
(01/05/2013)
Taquara, Rio Grande do Sul**

Adora praia, mar, arco íris, cataventos, estar em casa com a família, olhar seus desenhos favoritos. Brincar com suas garrafinhas é o que o deixa tranquilo.

É um menino muito feliz, esperto, observador e tem uma memória fantástica! Tem evoluído muito bem, está conseguindo se expressar falando inúmeras palavras o que tem ajudado muito a controlar a irritabilidade. Tem progredido também no desfralde. Seu maior **desafio** no momento é juntar as palavras para formar frases e também aprender a respeitar o "não".

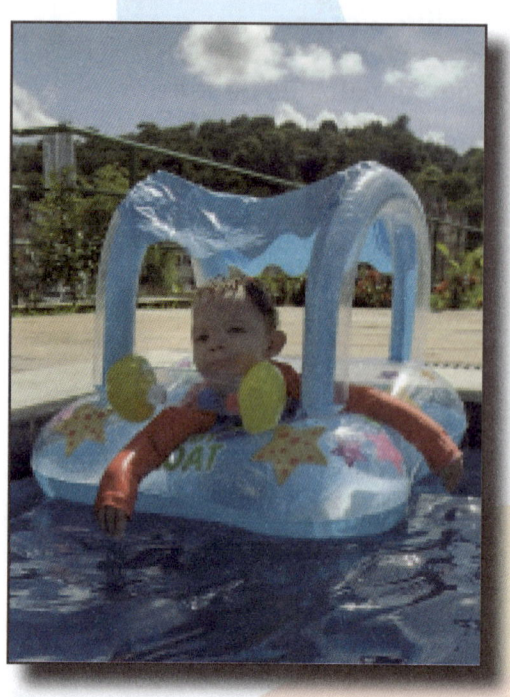

Davi Lucas, 1 ano e 10 meses (06/07/2020)
Camaragibe, Pernambuco

É muito alegre e espontâneo, **adora** banho de piscina, brincar com tampas de plásticos, chocalhos e brinquedos musicais, assistir a Orquestra Sinfônica da IEADPE, Mundo Bita e *Youtube*.

Consegue engatinhar, sentar e levantar com apoio e pular (com ajuda). Tem como **desafios** realizar alimentação via oral exclusiva, andar sozinho e se expressar melhor.

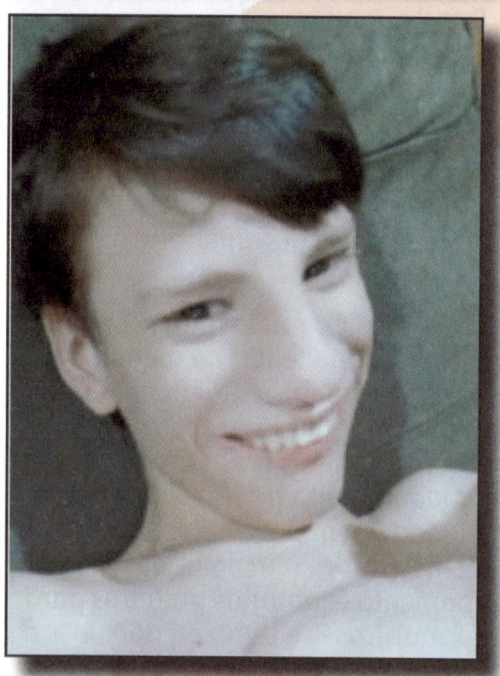

Eduardo, 15 anos (08/08/2006)
São Leopoldo, Rio Grande do Sul

Gosta muito de assistir filmes, mas mexer no computador é sua maior distração. Aprendeu a abrir o *Google* e achar o *YouTube*, procura seus desenhos e músicas preferidas. Das músicas, ele gosta de *Coldplay* e **Eminem** (meu adolescente).

É um **desafio** para ele se alimentar sozinho, ele deseja, tenta muito, mas ainda tem bastante dificuldade.

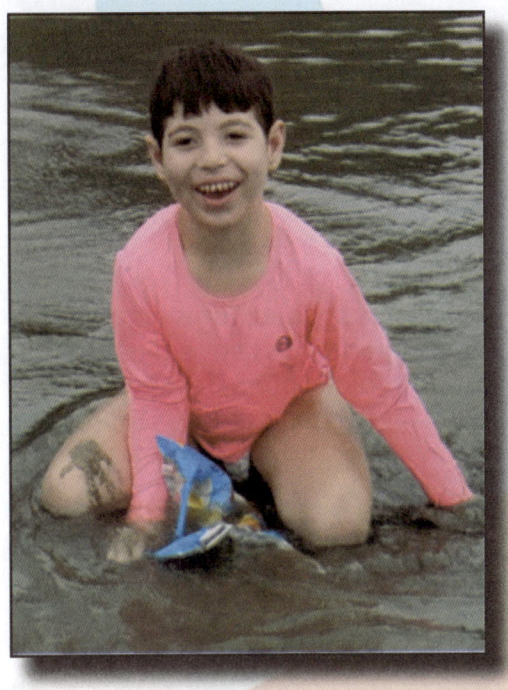

**Emanuella, 5 anos
(30/03/17)
Taubaté, São Paulo**

A Nunu **ama** praia, animais, cores, números, letras e assistir desenho. É muito carinhosa e gosta de ficar grudadinha. Utiliza comunicação alternativa PODD para dizer o que precisa. Começou a andar com três anos e hoje corre por tudo. Alimenta-se super bem e ama as terapias e sua escola. Seus maiores **desafios** são: parar de puxar cabelo e de morder quando precisa comunicar algo, alimentar-se sozinha e utilizar linguagem verbal.

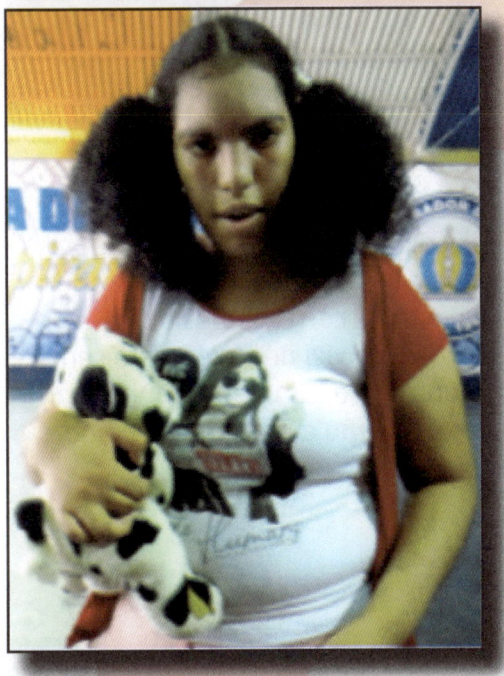

**Emanuelle, 17 anos
(29 /01/2005)
São Paulo, São Paulo**

Gosta de assistir vídeo no *YouTube*. Procura e acha vários vídeos, assiste muito, dá muita risada.

Um **desafio**: um dia conseguir falar alguma palavra.

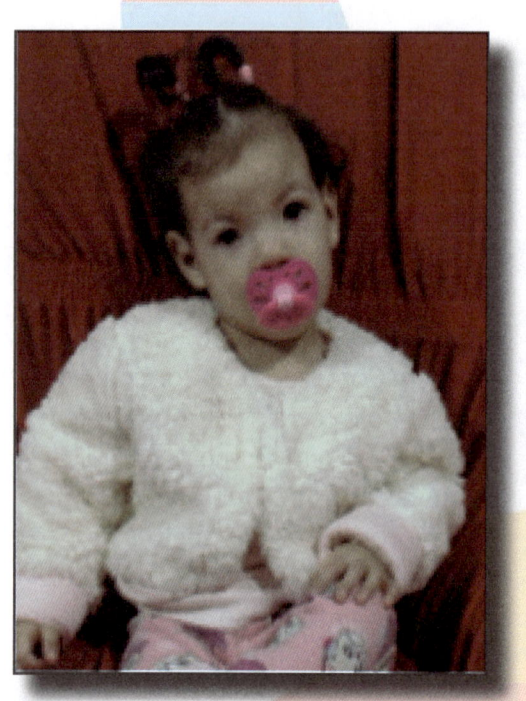

Emanuelly, 1 ano 8 meses (06/09/2020)
Santo Antônio do Descoberto, Goiás

Ela **gosta** de água, luzes e bolas. **Consegue** sentar, ficar em pé segurando e falar papai. **Desafios**: Beber água, ficar em pé sem se segurar e falar.

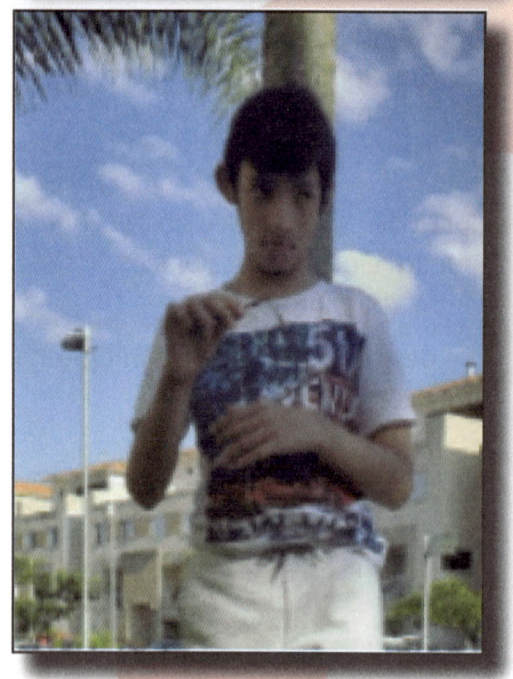

Felipe, 13 anos (27/10/2008)
São Paulo, São Paulo

Ama brincar com água (piscina, praia, bacia), e ver vídeos com músicas; é super eclético. Ele anda e gosta de correr, sabe comer de colher, faz xixi no vaso e está sempre pronto para tomar um banho sozinho. **Desafio** é sentar na privada.

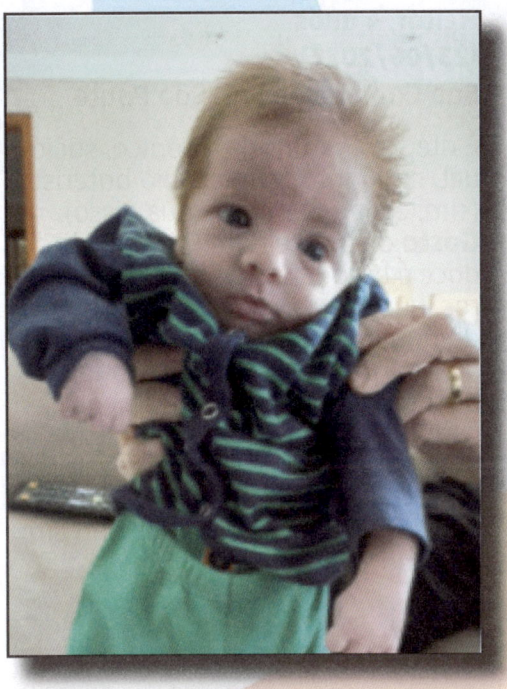

**Felipe in memorian
(20/05/2021 - 01/07/2021)**
São Paulo, São Paulo

"Nosso anjo carinhosamente chamado por nós de "Fefe" nos ensinou a amar incondicionalmente, a sermos fortes diante das adversidades, a termos mais fé, mais esperança e coragem para enfrentar o que for preciso."

Ana Paula e Leandro, pais do Felipe.

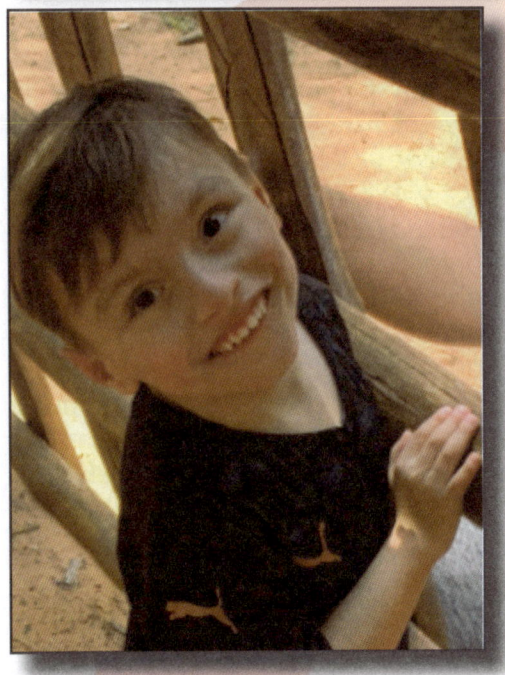

**Gabriel, 6 anos
(20/07/2015)**
Campinas, São Paulo

Ama futebol, coleciona camisetas de todos os times. Gabriel é muito alegre, sapeca, adora passear. O **desafio** para 2022 é ir para escola e comer sozinho.

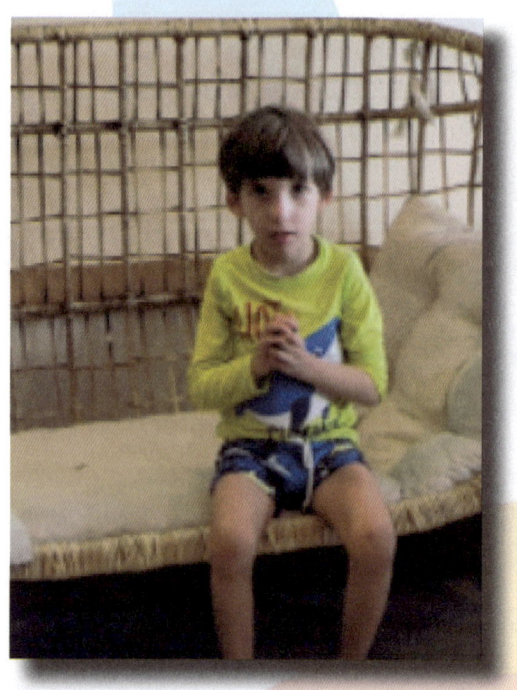

**Heitor, 4 anos
(23/06/2017)
São Caetano do Sul, São Paulo**

É alegre, bagunceiro, irônico, sociável, cativante e um exímio baterista (sim, ele não tem dúvidas disso). **Gosta** de bola e bolo (para ele todo doce é bolo!). Brinca com dinossauros, quebra cabeça, bonecos, heróis da liga da justiça, livros interativos, carrinhos, esconde-esconde, basquete. **Consegue** se alimentar usando garfo ou colher, montar quebra-cabeça no *tablet* ou celular, pedir o que deseja. **Desafios** parar de usar fralda e dormir sozinho em seu quarto.

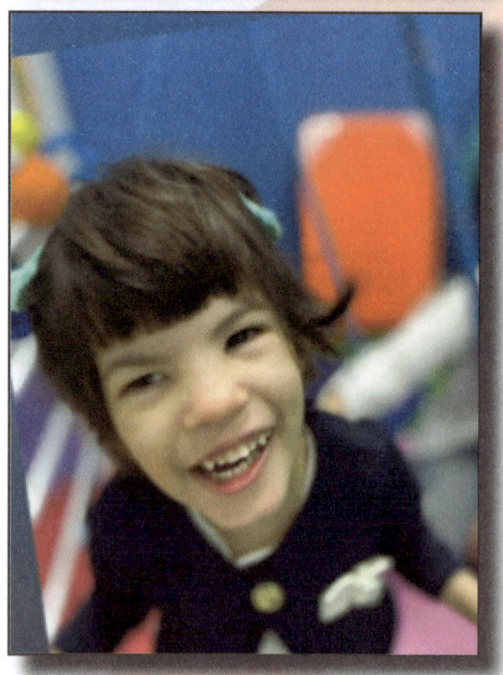

**Helena, 5 anos
(23/05/2017)
Itatiba, São Paulo**

Helena **gosta** de brincar com água, bola, assistir meu pintinho amarelinho e Mickey. Helena **consegue** andar, levantar-se do chão sem apoio nenhum e se virar sozinha. Ela imita sons e gestos dos animais, é bem bagunceira e ligada em mil volts. O maior **desafio** para a Helena é escovar os dentes, não gosta.

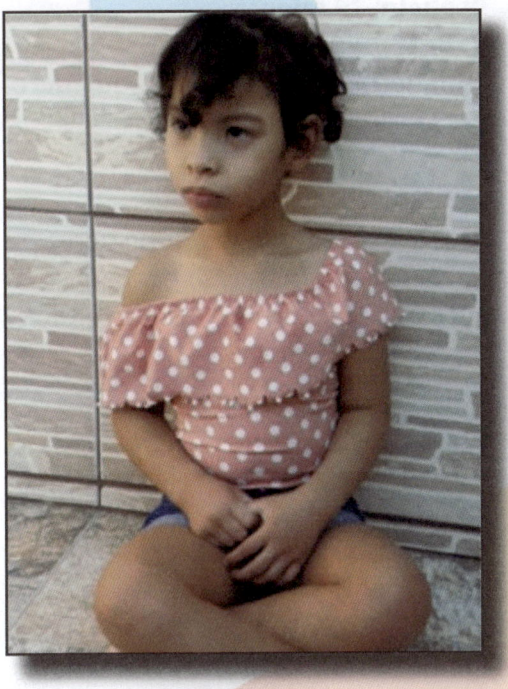

**Heloísa, 5 anos
(18/12/2016)
Curitiba, Paraná**

É uma menina muito carinhosa e bastante ativa. **Gosta** muito de assistir vídeos de dança do Daniel Saboya, brincar com água, cama elástica e também adora sentir o vento no rosto. **Consegue** caminhar, pular, comer algumas coisas sozinha como: frutas, bolachas e picolé. Expressa-se falando "DÁ" e apontando com o dedo. Tem como **desafios** usar talheres, dormir sozinha, dividir brinquedos e ir ao banheiro.

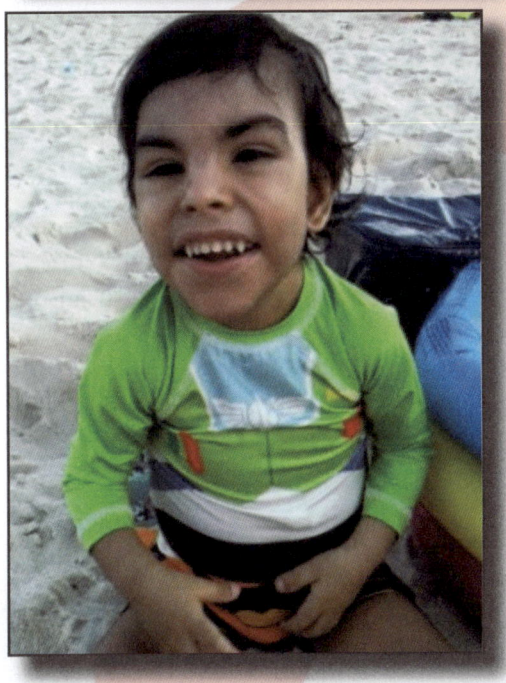

**Isaac, 6 anos
(03/10/2015)
Duque de Caxias, Rio de Janeiro**

Ele é sorridente e presta a atenção em tudo. **Adora** passear de carro, dengo e ver desenho no *tablet*. **Consegue** se comunicar com expressões faciais e gestos, consegue pedir as músicas que gosta com sinais, de acordo com cada coreografia. Tem como **desafios** andar, falar e se alimentar pela boca.

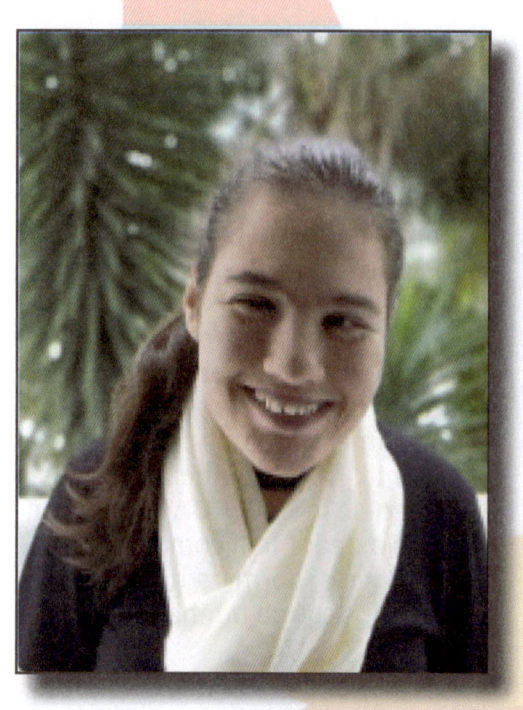

**Isabela, 26 anos
(18/11/1995)**
São Bernardo do Campo, São Paulo

Gosta de nadar, passear de barco e de avião, fazer tirolesa e mexer na internet. **Desafio**: diminuir a autoagressão.

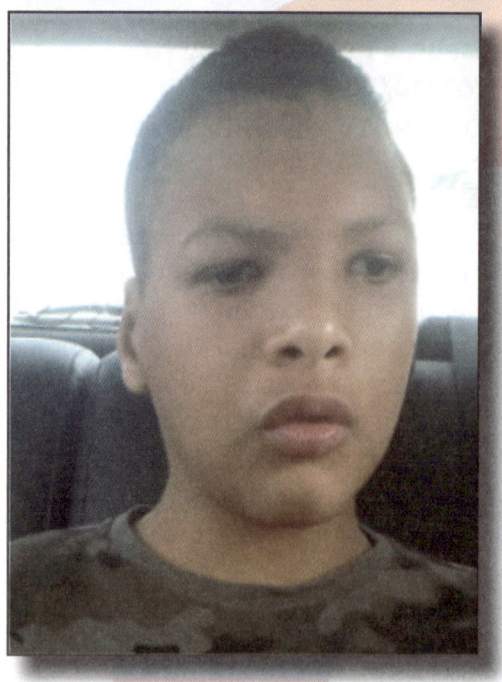

**Iude, 12 anos
(28/12/2009)**
Recife, Pernambuco

Gosta de brincar de bacia, de banho de piscina e praia. Considero como **conquistas**: ele pegar na geladeira a própria garrafa, ele tampar todos os potes que encontra abertos. Além disso, na hora de tomar os remédios, pega a bolsas dos remédios.

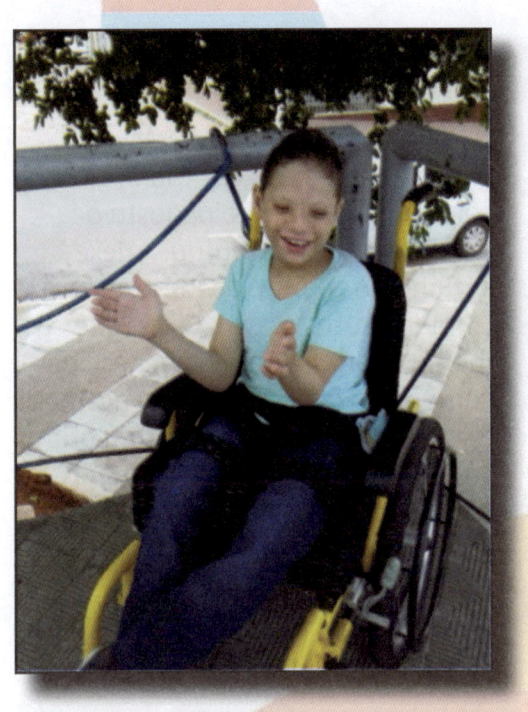

**Jean Carlos, 11 anos
(06/07/2010)
Brumado, Bahia**

Gosta muito de assistir Galinha Pintadinha e de treinar com seu pai no triciclo. Ele é uma criança bem agitada, mas bem feliz com todas suas limitações. Nosso maior **desafio** no momento é fazer que ele possa um dia andar. Com fé em Deus!

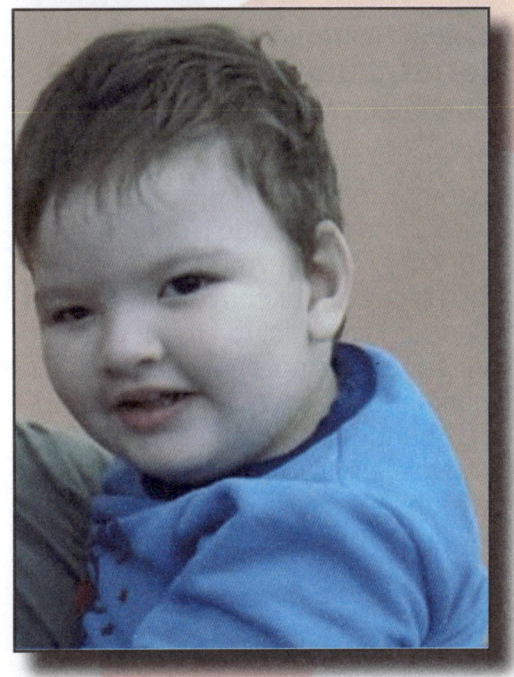

**Jorge Eliseu, 3 anos
(05/02/2019)
Jaraguá do Sul, Santa Catarina**

Adora brincar com brinquedos que produzem sons, brincar de esconde-esconde, música, garrafas pet, brincadeiras radicais, abraços e controle de televisão. **Consegue:** ficar de pé, pedir comida mostrando a gastrostomia, avisar que tem cocô coçando a fralda, trocar os passos segurando no berço, colocar o copo e colher na boca e cobre a cabeça para apagar a luz. **Desafios**: andar, ficar em pé por muito tempo e sem apoio, deglutir e se alimentar via oral, sair da fralda.

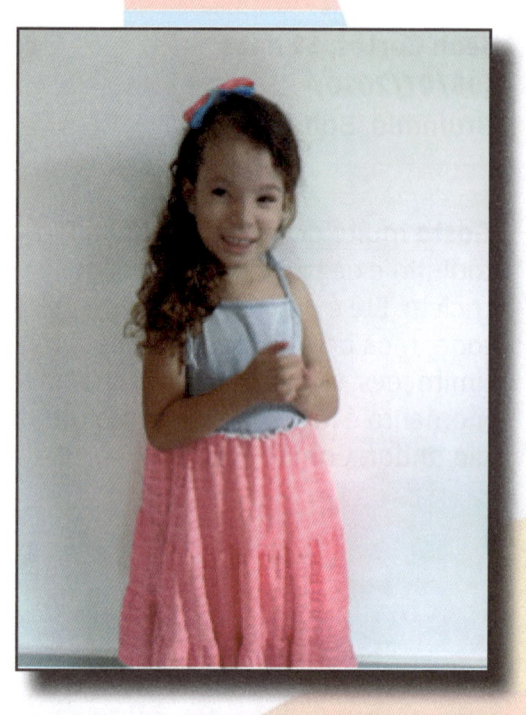

**Kamille, 5 anos
(19/04/2017)
Piracicaba, São Paulo**

É muito alegre e feliz, ama brincar com água, areia e boia, gosta de assistir vídeos do *Youtube*, mexe sozinha no celular, gosta de comer comida, frutas e suco. **Consegue** caminhar, correr e pular. Obedece aos comandos, faz-se entender mesmo falando poucas palavras, tem ótimo entendimento. Tem como **desafios** o desfralde, alimentar-se sozinha com talheres, tomar banho e se vestir sozinha, falar mais palavras.

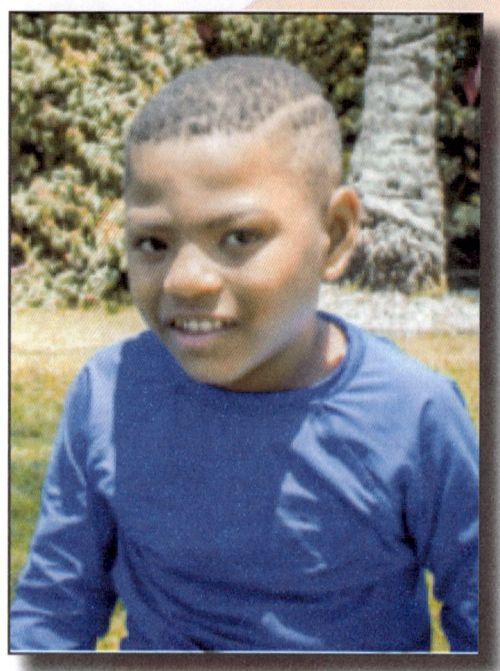

**Kelvin Henrique, 4 anos
(01/05/2018)
Contagem, Minas Gerais**

É muito carinhoso, feliz e amável, está sempre sorrindo e adora brincar com crianças, interage bem. **Consegue** andar com apoio e comer pedaços (comida, lanches). **Gosta** de água (piscina, chuveiro de qualquer jeito) e fica muito feliz e eufórico quando vai à praia. Adora música de todo jeito, principalmente pagode e funk. Brinquedo: adora o Homem-Aranha. **Desafios:** andar sem apoio, falar e aprender a se comunicar.

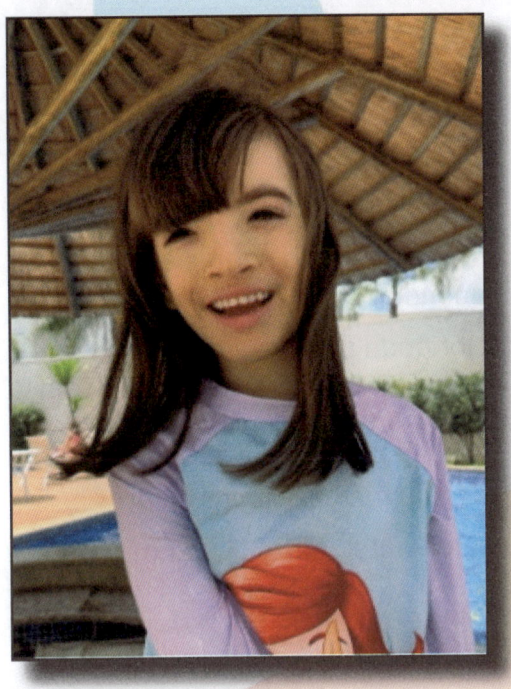

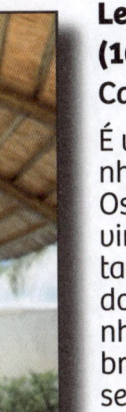

**Letícia, 9 anos
(16/02/2013)
Campinas, São Paulo**

É uma criança extremamente carinhosa e meiga, adora um carinho. Os abraços e beijos são muito bem vindos. Sua maior **paixão** é balançar tanto na rede como nos mais variados tipos de balanços nos parquinhos. Ela gosta muito também de brincar na piscina, principalmente se tiver com água quentinha. Nos últimos anos, nosso grande **desafio** no seu desenvolvimento tem sido a questão da comunicação, que não foi ainda conquistada (tanto a verbal quanto não verbal) e dos movimentos repetitivos de estereotipias com as mãos.

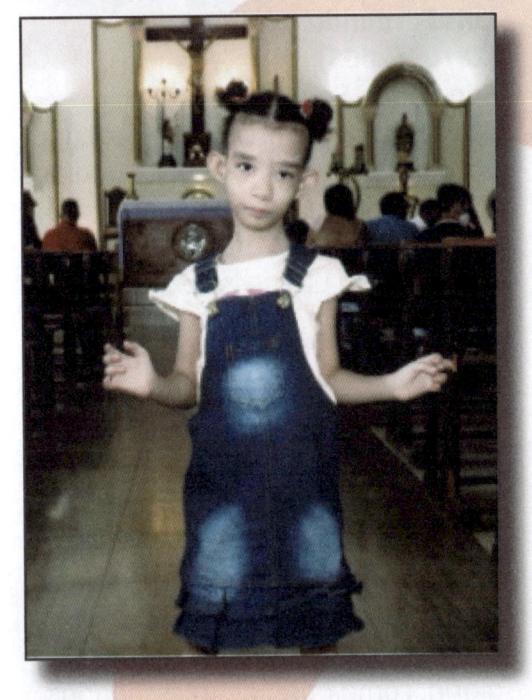

**Liandra Maria, 6 anos
(31/05/2016)
Itapebussu, Ceará**

É muito forte, de uma garra incrível e admirável pela vida, superinteligente, muito amorosa, mas quando contrariada fica muito brava. **Adora** dançar, deitar no chão, arrumar-se e se perfumar, passear, assistir o programa do Faustão, vídeos clips musicais e pegadinhas engraçadas, adoração ao Santíssimo na TV, rasgar papel e brincar com água. **Consegue** caminhar, pular, subir e descer da cama sozinha, comer alimentos mais sólidos, comunica-se através do olhar forte e expressivo e leva a mão da pessoa ao que quer, consegue pronunciar a palavra Mama. Tem como **desafios** comer com sua própria mão, descer e subir degraus, vestir sua roupa sozinha e pintar.

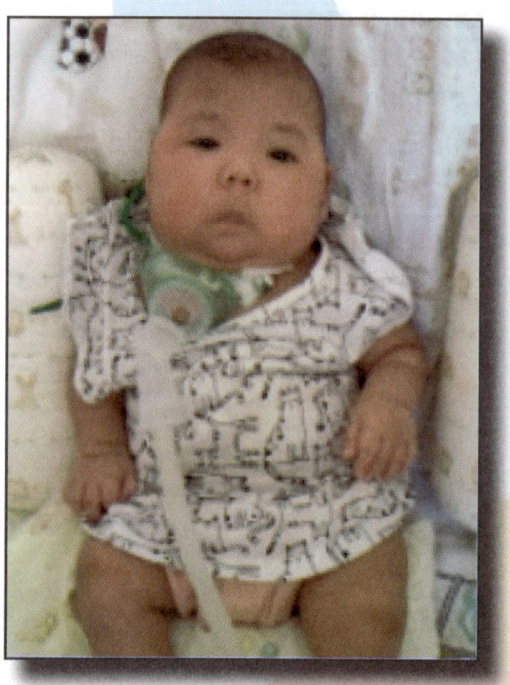

**Lorena in memorian
(01/07/2019-15/01/2020)**
Brasília, **Distrito Federal**

"Minha querida filha, Lorena Saori... muito obrigada por me apresentar ao maior amor do mundo.

Obrigada pelo privilégio de ser sua mãe, te amo para sempre com maior amor do mundo, você é meu presente de Deus! Hoje sou uma pessoa melhor graças a você."

Ana Paula, mãe da Lorena

**Luis Fernando, 16 anos
(28/09/2005)**
São Paulo, São Paulo

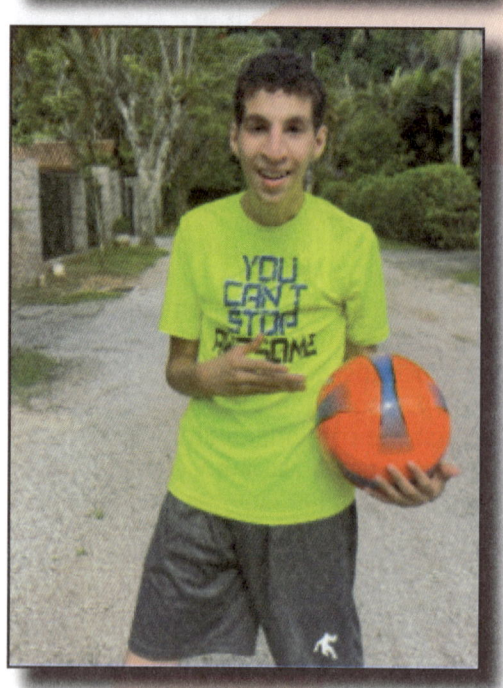

Adora Mickey, Shrek, Faustão, Luan Santana e futebol. É apaixonado por música sertaneja e principalmente pelo irmão Caio. Parece ter rodinha no pé: adora um passeio. Cumprimenta porteiro, caixa, segurança, motorista de uber... e quer saber se torce para o Corinthians, apesar de Flamengo ser seu time preferido.
Consegue falar frases longas, avisar que precisa fazer xixi e cocô e faz sozinho no vaso sanitário. Consegue andar, correr e se alimentar sozinho. Seus maiores **desafios** são aperfeiçoar a fala e as atividades de vida diária, como aprender a escovar os dentes e se vestir sozinho.

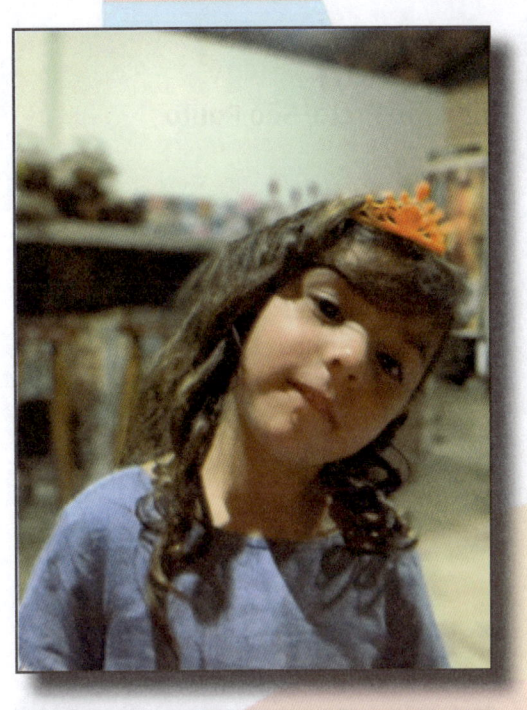

**Lulli, 4 anos
(13/10/2017)
Belo Horizone, Minas Gerais**

É falante, carinhosa e empática, **adora** massagem, cantar, dançar, desenhar/colorir, nadar e brincar de médica dos brinquedos. **Consegue** correr e pular, alimentar-se sozinha, expressar-se, compreende situações e fazer piada. Tem como **desafios** melhorar o equilíbrio, fortalecer a musculatura, melhorar a dicção e deglutição e dormir sem ajuda.

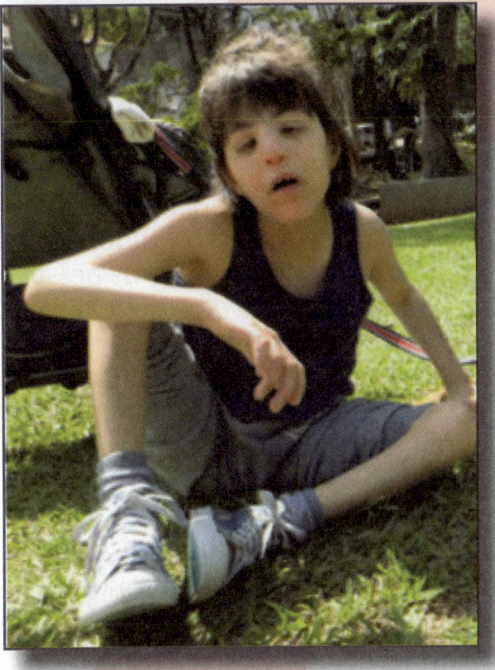

**Manuela, 13 anos
(11/11/2007)
São Paulo, São Paulo**

É uma garota saudável e feliz, muito carinhosa e companheira. Parece uma bonequinha de tão fofa. **Ama** de paixão todas as atividades relacionadas com água, banho no chuveiro ou banheira, piscina e mar. Aos poucos e com muito treino, está aprendendo novas formas de se tornar independente, como sair da piscina pela escada e abrir portas. Os maiores **desafios** são as pequenas "grandes" ações do dia a dia, como se alimentar sozinha com a colher e copo.

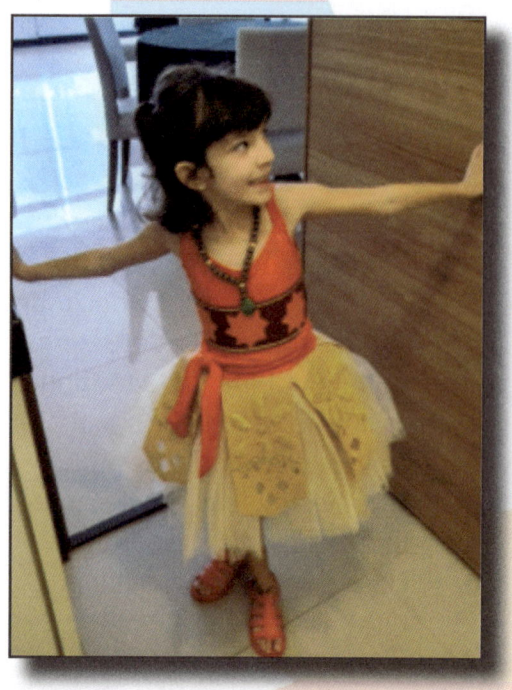

**Maria, 5 anos
(04/01/2017)
Ribeirão Preto, São Paulo**

Ela **ama** balanço, o filme da Moana e vestir qualquer fantasia. **Consegue** se vestir sozinha, come de tudo e usa muito as mãos para isso. Seus maiores **desafios** são se alimentar utilizando talheres e comunicar-se verbalmente.

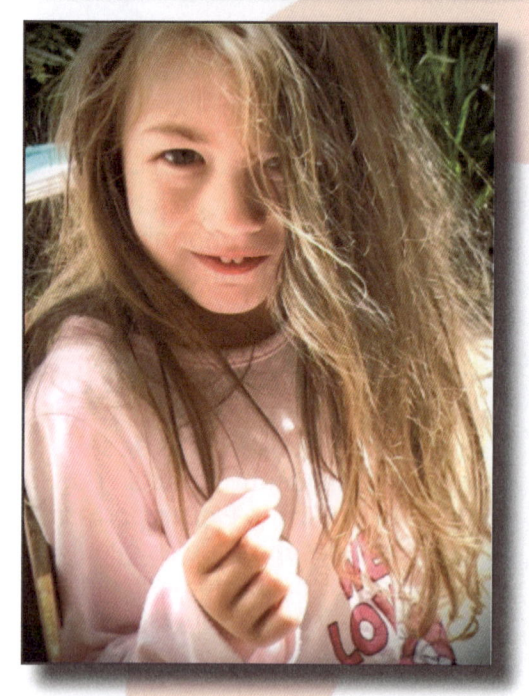

**Maria Augusta, 4 anos
(01/12/2017)
Santa Maria, Rio Grande do Sul**

Adora se expressar através da música, dançando e cantarolando. Gosta de interagir e abraçar outras pessoas (principalmente do sexo feminino). Caminha, corre e sobe em escadas de forma autônoma desde os 2 anos. Consegue se comunicar de forma expressiva não verbal, porém tem evoluído em algumas palavras como Mãe, Pai, vovó, Mama. O **desafio** é evoluir na expressão verbal e ter uma maior qualidade de sono.

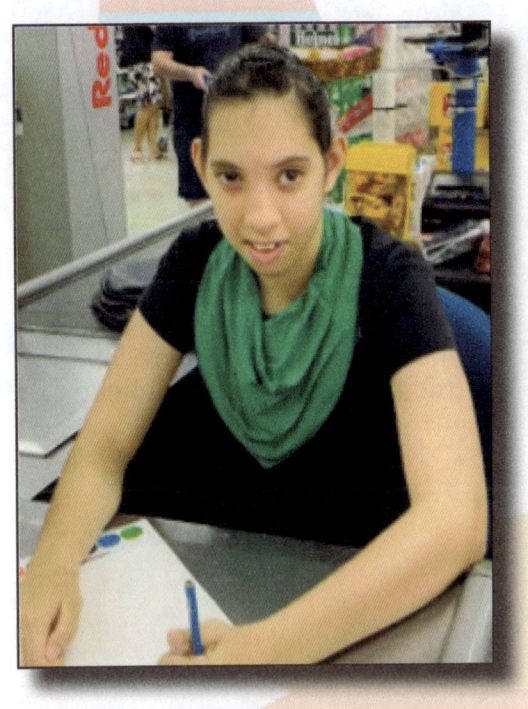

Maria Clara, 16 anos (14/9/2005)
São Luís, Maranhão

Maria é muito inteligente, determinada, meiga, carinhosa. Está sempre nos surpreendendo. Ela **adora** pelúcia e desenhos e passear no shopping. Nosso **desafio** atual é ela falar... Sonho em escutar a voz dela.

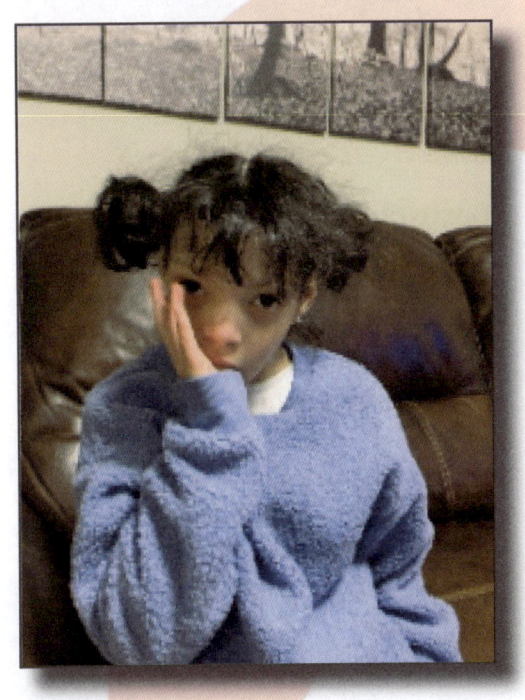

Maria Catherine, 7 anos (20/6/2014)
Springfield, Massachussets (EUA)

Gosta de brincar com colheres, uma do cabo laranja que tem que ficar na mão esquerda e outra do cabo vermelho que tem que ficar na mão direita. Gosta de todo tipo de brinquedo de pelúcias, boneca, educativos e também recreativos com música, pois ama música. E ama um *tablet* ou celular. Ela **consegue** hoje andar sozinha, subir escada segurando apenas em uma das mãos de quem a conduz. Sobe e desce da cama e do sofá e de onde ela tem certeza de que não vai virar com ela. Bebe água ou suco no copo sozinha (qualquer tipo de copo e garrafa). Os maiores **desafios** (desafios em negrito) são descer escada e comer sozinha.

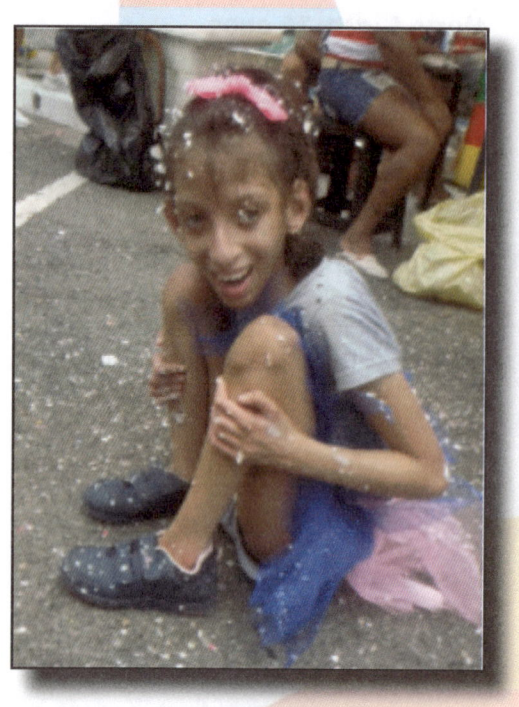

Maria Fernanda, 13 anos (24/01/2009)
São Paulo, São Paulo

Gosta de brincar com bexigas e cintos. Gosta de assistir televisão, seus programas preferidos são Silvio Santos, Chaves e desenhos com música. **Desafios**: ir ao banheiro e comer sozinha.

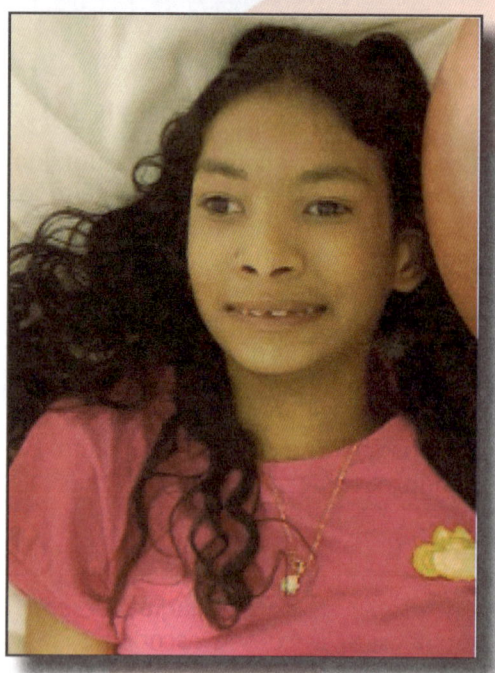

Maria Luzia, 13 anos (15/03/2008)
Penedo, Alagoas

Gosto muito da turma da Mônica, Mickey, Chaves, de brincar com bexigas, água, e rodar cordão, também gosto de comer macarrão e pizza. Ainda tenho muita dificuldade em fazer minha higiene pessoal sozinha, uso fraldas e preciso da ajuda da mamãe sempre. Sou muito feliz e moro com minha família.

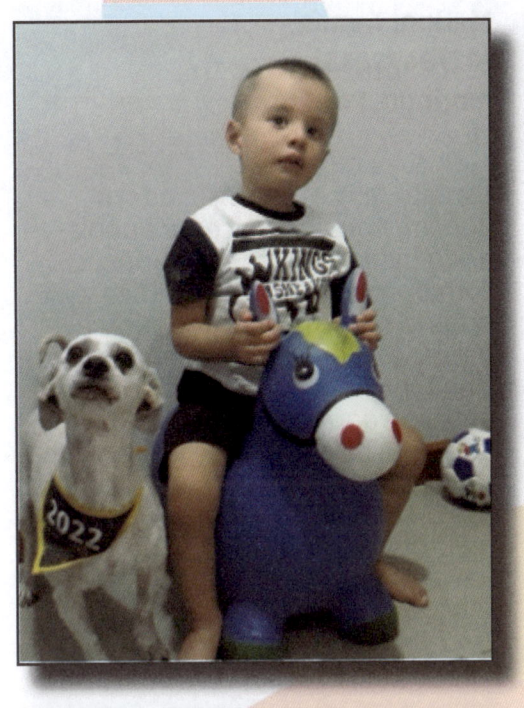

**Martin, 3 anos
(25/03/2019)**
Itaara, Rio Grande do Sul

Adora música, brincar com a cachorrinha Cacau, brincar na água, andar de motoca e de cavalinho, brincar de se esconder, olhar os passarinhos, passear ao ar livre, brincar em balanços e é apaixonado pelo seu personagem favorito – Mickey. **Consegue** ficar em pé e caminhar com apoio, engatinhar, imitar algumas sílabas que o papai e mamãe falam, arremessar brinquedos e abrir a maçaneta da porta. **Seu maior desafio** ficar em pé, caminhar sem apoio, comer, vestir-se sozinho e falar.

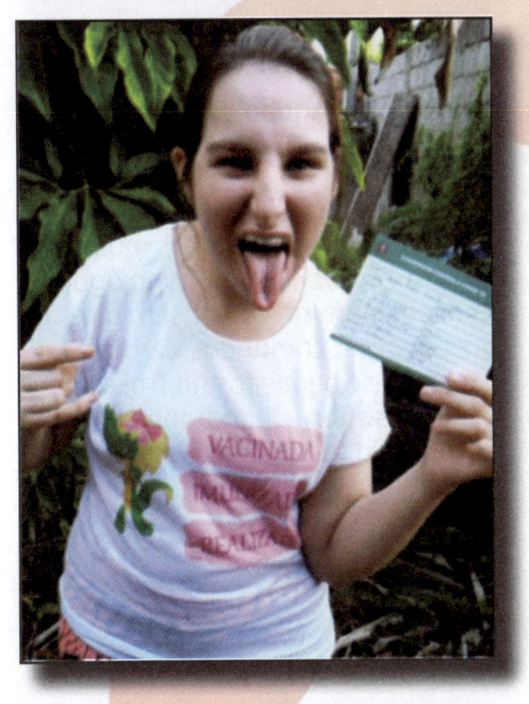

**Mayã Rubi, 20 anos
(18/07/2001)**
Peruíbe, São Paulo

Ela é feliz! Com 6 anos disse: "Eu sou muito feliz nesta minha vida". **Gosta** de dançar, cantar e criar histórias incríveis! Já fez uma tatuagem (à seu pedido), adora e usa cabelos coloridos. Roqueira assumida, é apaixonada pela Banda Kiss. Alimenta-se com supervisão, pois tem muitos engasgos.

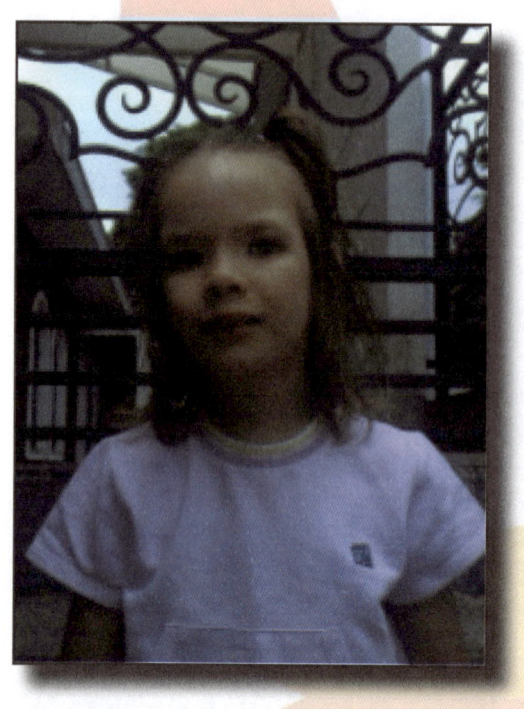

**Melina, 7 anos
(01/04/2015)
Maringá, Paraná**

É muito feliz e amorosa, **adora** dançar e ouvir músicas, é apaixonada pelos irmãos. Ama brincar com água e gosta de escolher sua própria roupa. **Consegue** subir e descer escada sozinha, comer sozinha, pedir pra escovar os dentes antes de dormir. É muito sociável, fala poucas palavras, mas consegue se fazer entendida. Maiores **desafios** são a comunicação verbal, dormir na própria cama e desfralde.

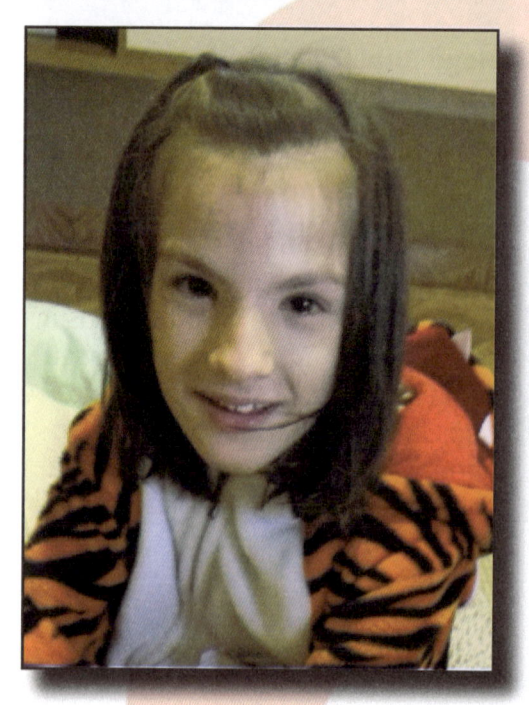

**Melissa, 7 anos
(19/02/2015)
Pindamonhangaba, São Paulo**

É muito carinhosa, ativa e sarrista. **Adora** animais, ver vídeos musicais no *Youtube* e brincar na água. **Consegue** andar, comer sem ajuda, obedecer comandos verbais. Expressa-se bem e forma frases. Tem como **desafios** usar o banheiro com autonomia (desfraldar), se vestir sozinha e pular.

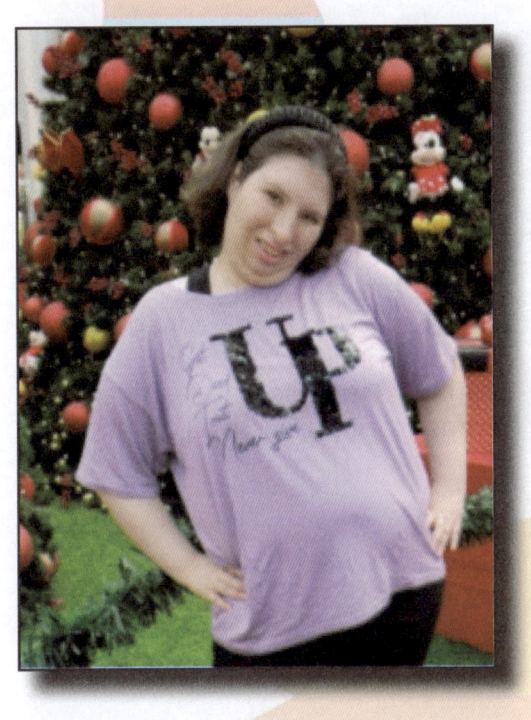

**Michely, 24 anos
(16/07/1997)**
São Vicente, São Paulo

Gosta de dançar, de piscina, assistir desenhos. Não temos grandes **desafios**... propomos sempre pequenos desafios diários. Na rotina, pedimos para colocar algo em algum lugar, levar um objeto... enfim nada de grandes desafios.

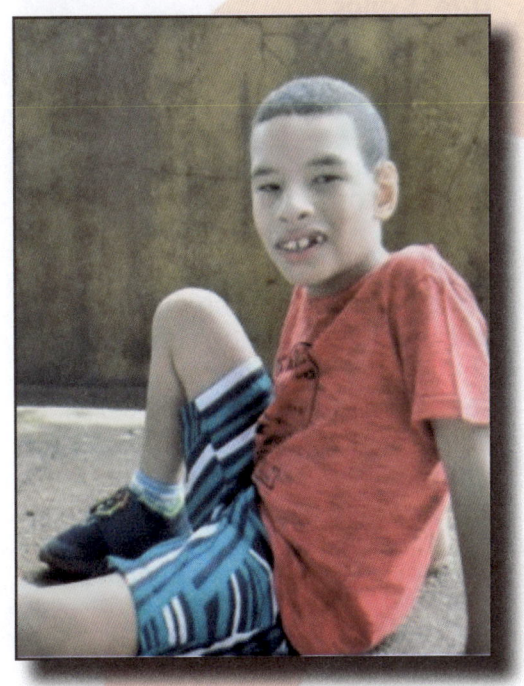

**Miguel, 7 anos
(21/11/2014)**
Viradouro, São Paulo

Consegue andar, não corre ainda, sabe pedir água. Usa fralda, adora água, seja numa bacia ou piscina. **Adora** desenhos musicais, não come sozinho.

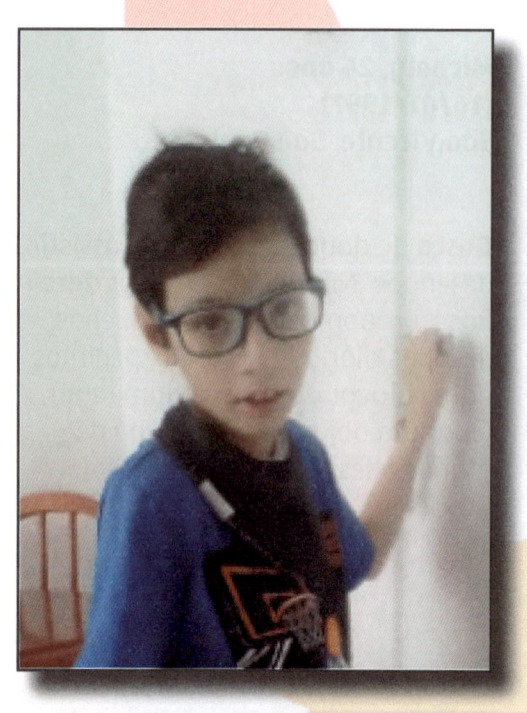

**Miguel, 8 anos
(11/06/2013)
Porto Alegre, Rio Grande do Sul**

Consegue caminhar sozinho, com um pouco de dificuldade ainda. Dorme em seu próprio quarto, **adora** brincar com bola e com água, é super carinhoso com todos, ama um carinho. **Desafios** são aprender a comer sozinho, vestir-se e a falar.

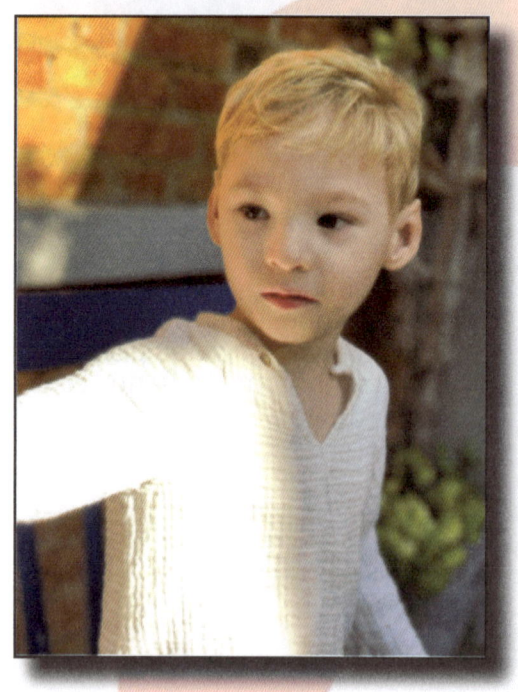

**Otto, 5 anos
(11/04/2017)
São Paulo, São Paulo**

É muito carinhoso e ativo, **adora** tocar guitarra e outros instrumentos musicais, o cantor Freddie Mercury, ver vídeos de rock no *Youtube* e brincar na piscina e no mar. **Consegue** caminhar e pular, comer lanches e frutas sem ajuda, se expressar bem e formar frases de 6 a 8 palavras. Tem como **desafios** usar talheres e se vestir sozinho, dormir em seu quarto, dividir brinquedos.

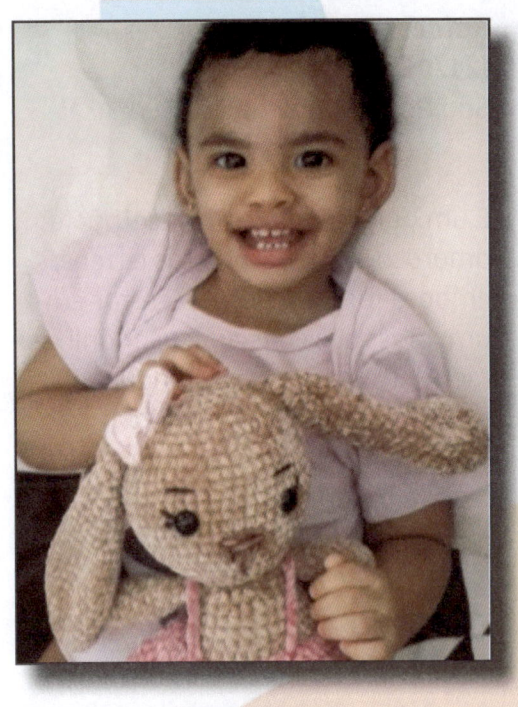

**Pérola, 1 ano 10 meses
(16/07/2020)
Montalvânia, Minas Gerais**

É muito esperta e ativa. **Gosta** muito de brincar com água, bolas, balanços e com sua galinha pintadinha, adora a companhia de outras crianças. **Consegue** engatinhar se arrastando, gosta de imitar e obedece a alguns comandos. Fica sentada e de joelhos sozinha e em pé com apoio. Fala mamã e outras sílabas. Seus **desafios** são conseguir se levantar sozinha e sem apoio, caminhar de forma independente, comer alimentos mais sólidos e melhorar a verbalização.

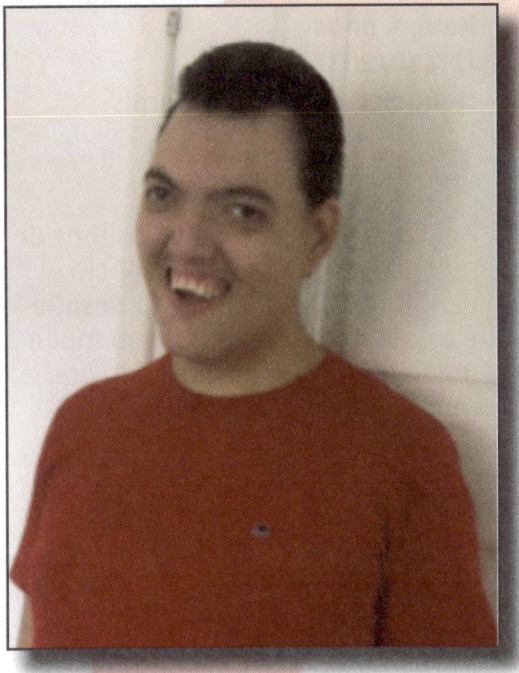

**Pedro, 24 anos
(06/07/1997)
Recife, Pernambuco**

Ele **gosta** de música, o objeto de preferência dele é um martelo. Um **desafio** é fazer amizades

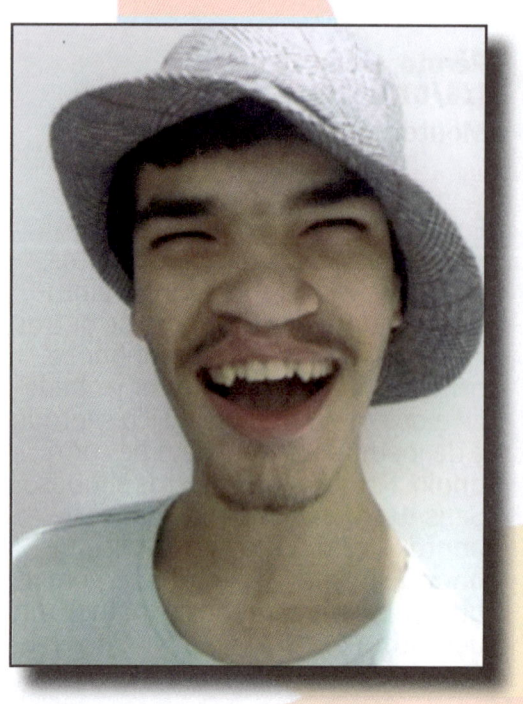

**Rafael, 22 anos
(21/06/1999)**
São Paulo, São Paulo

É um garoto esperto, brincalhão e amoroso, **ama** borboletas e trens, embora fora um desafio entrar em um, mas hoje consegue usar ônibus, metrô, trem até barco já navegou, se supera a cada dia. Ele **gosta** muito de artes e música, e tem um gosto bem refinado.

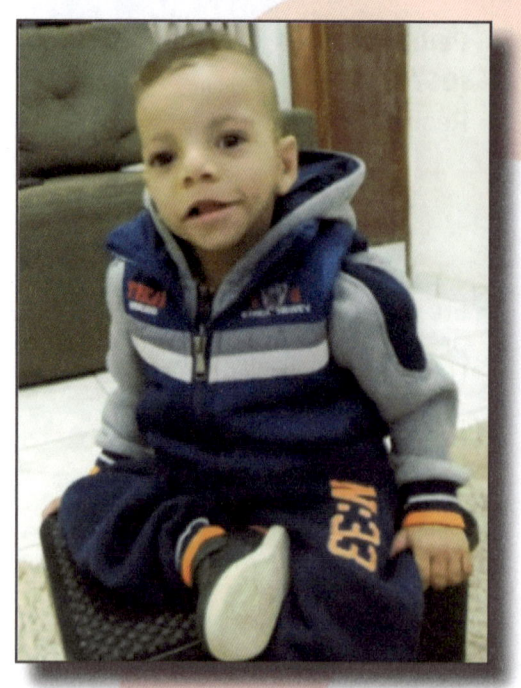

**Ravi, 4 anos
(27/10/2017)**
Nova Serrana, Minas Gerais

Ravi **adora** brincar com vasilhas de plástico fascinados com cabelo e ventilador. O seu principal **desafio** é o equilíbrio pra andar, tem muito medo quando soltamos uma das mãos... mas com fé venceremos!

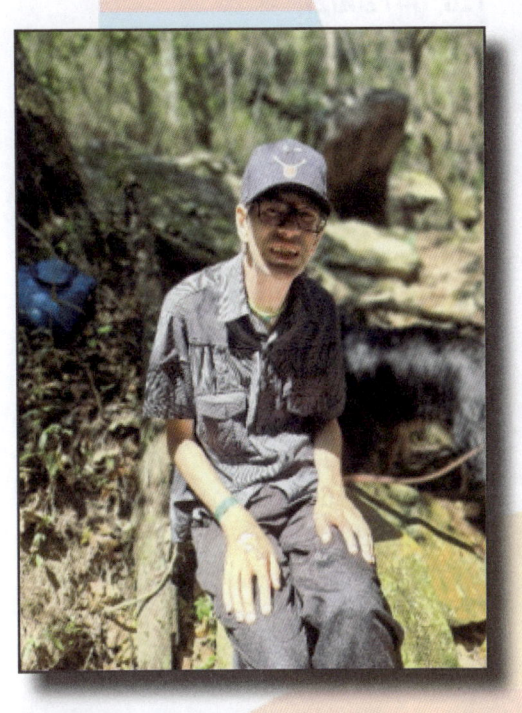

**Thiago, 42 anos
(21/07/1979)
Indaiatuba, São Paulo**

Gosta de brincar com cordões, de usar boné, de ser o centro das atenções, de tomar cerveja, de ficar no celular (*Youtube*). **Consegue** comer com garfo ou colher. **Desafio**: saber se trocar adequadamente sem ajuda.

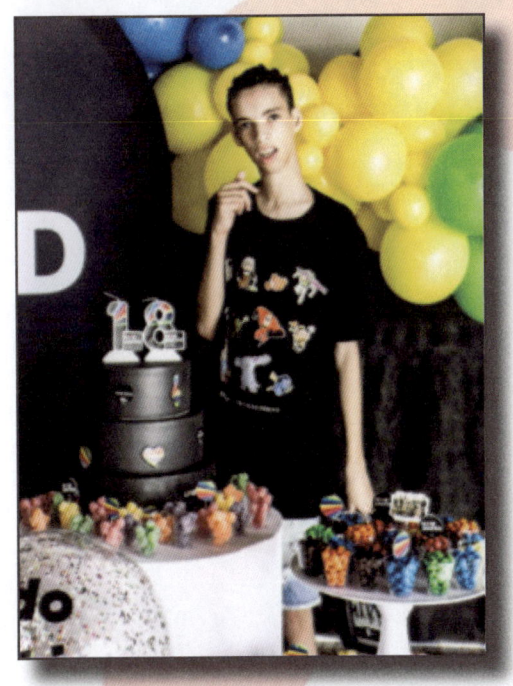

**Thiago, 18 anos
(17/12/2003)
São Paulo, São Paulo**

É muito simpático, chama atenção onde chega, cumprimenta qualquer pessoa que passa ao seu lado. Está sempre com seu *tablet* na mão, gosta de vídeos no *YouTube*, assiste em vários idiomas. Adora todos os personagens da Disney, se pudesse, morava na casa do Mickey Mouse. **Consegue** se comunicar muito bem, apesar de falar poucas palavras. Aliás, fala até palavrão. Consegue comer sozinho, mas nunca sem supervisão. Recusa-se a usar o banheiro, portanto, usa fralda. Usa muito bem o *tablet* e encontra qualquer coisa que tenha interesse. **Desafios**: desenvolver mais a fala e desfraldar.

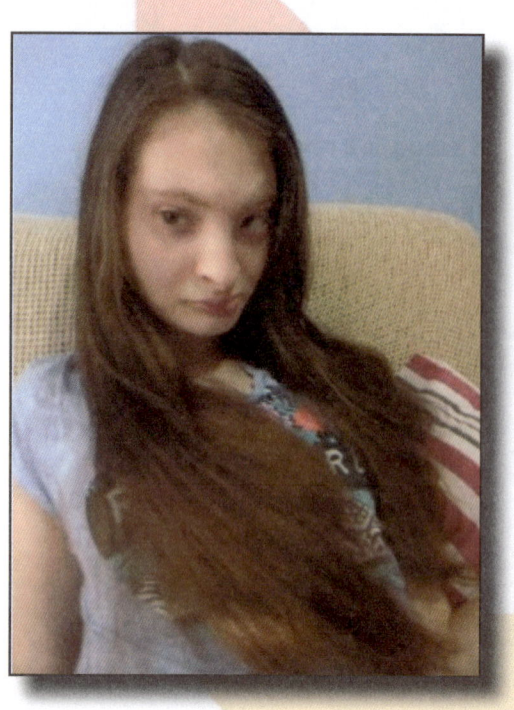

**Vitória, 20 anos
(10/04/2002)**
São Paulo, São Paulo

Ela não anda e não fala, ainda tem dificuldades para andar sozinha, usa fraldas, se alimenta com facilidade pela boca, ganhou mais equilíbrio depois das sessões de Equoterapia. Depois da cirurgia da escoliose, tem ficado mais tempo em pé com apoio, sobe e desce com mais facilidade do sofá. Tem ótima saúde. Gosta de assistir desenhos na TV, ouvir música, brincar com bola e boneca de pano.

PARTE VIII

CONSIDERAÇÕES FINAIS

24 - Vamos brincar de quê?

Fernando da Silva Xavier

Pai do Caio, de 9 anos, e do Fefe, de 16 anos, o maior motivo deste projeto.

"Pai... Brincar de quê?". Estas simples palavras impactaram minha vida durante anos, mas hoje me trazem paz. Fefe, meu filho mais velho com síndrome de Cri du Chat procurava-me sempre com estas palavras suaves e eu, no começo, pensava comigo: "Brincar como filho? É difícil brincar com você... seu brincar é só seu... me desculpe mas não consigo acessar seu mundo. Queria tanto poder brincar de tantas coisas, meu filho... mas não conseguimos". Depois de muito tempo o "brincar de quê?" virou um convite ao amadurecimento: "Tá bom filho... eu aceito... vai ser difícil, mas eu vou me esforçar e farei o meu melhor. Como aprendi com os terapeutas ocupacionais, o brincar é o meio mais importante pelo qual a criança interage com o mundo e se desenvolve, sendo o componente principal da infância.

Hoje entendo estas palavras dele como um clamor. Há a necessidade dos filhos especiais em serem aceitos e participarem da vida familiar integralmente. A verdade é que os filhos ditos especiais nos convidam a desconstruir nossa idealização parental e nos guiam por caminhos novos e desconhecidos.

A sociedade tem dificuldade em conviver com as diferenças e quase sempre isola o deficiente, evitando o contato com ele sempre que possível. Infelizmente, essa ainda é nossa realidade. Mas, como pais, vamos "brincar" de combater o preconceito e de ter empatia, afeto e amor pelo próximo.

Sim, meu filho tem uma síndrome genética. Perdeu uma parte do seu código genético, mas convido os pais e familiares de crianças especiais a fazer a seguinte reflexão: É legítimo lamentar por algo de valor que se perdeu, mas qual sentido de se lamentar indefinidamente por algo que não pode ser recuperado e perder a oportunidade de conquistar nossa grande vitória que é apreciar nossos filhos como eles realmente são? Estas lições aprendidas não têm preço.

Acredito que precisamos de mais fontes de informação confiáveis sobre a síndrome de Cri du Chat, assim como redes de apoio para que possamos diminuir o estresse familiar, visando melhorar a interação e desenvolvimento da criança e das pessoas que lidam com elas. O acolhimento é fundamental e, neste sentido, parabenizo os idealizadores de projetos de apoio, como o "Laços".

Infelizmente, até hoje, alguns artigos e até capítulos de livros recém publicados mostram total desconhecimento da capacidade motora e cognitiva das crianças com esta síndrome, traçando prognósticos absurdos, o que também nos motivou a editar este livro.

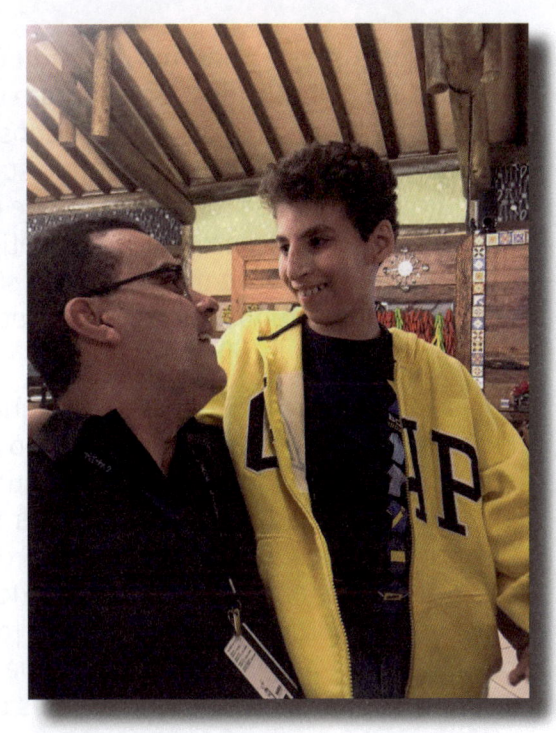

Os portadores da síndrome podem apresentar características clínicas diferentes, mas compartilham algumas particularidades, como dificuldades no manejo comportamental. A hiperatividade e agressividade (esta última muito mais frequente em crianças com síndrome de Cri du Chat do que com Transtorno do Espectro do Autismo) foram questões que nos impactaram muito ao longo do crescimento do Fefe.

Tivemos que, ao longo dos anos, aprender a lidar com as questões comportamentais dele, principalmente a agressividade, em busca do equilíbrio e harmonia familiar, pedindo ajuda de profissionais engajados em terapias comportamentais, o que foi bastante desgastante; porém, encaramos de frente a situação.

As dificuldades comportamentais impactaram muito na minha relação com o Fefe, pois despertaram o melhor e o pior de mim. O melhor no sentido de criar laços afetivos, de cuidar, de dar amor e suporte. O pior de mim apareceu quando me senti completamente impotente para tirá-lo de uma crise de raiva ou mesmo quando intervi de maneira inadequada e perpetuei ou piorei uma crise em curso... Mesmo sabendo que a minha maneira de reagir estava diretamente conectada ao cessar da crise, muitas vezes não consegui controlar minhas emoções, gerando sofrimento e tristeza. De fato, muitas vezes descompensei junto com ele. Foi muito difícil.

As crianças com síndrome de Cri du Chat são únicas e as intervenções devem ser individualizadas. Desde muito cedo, começou nossa corrida por tratamentos e terapias e assim fomos construindo a trajetória do Fefe e a nossa própria história familiar, respeitando sua individualidade. Ele tem um potencial ilimitado para se tornar não o que queremos que ele seja, mas sim tudo necessário para sua própria autorrealização. Precisamos de rede de apoio especializada sim para manejar estas situações. Hoje em dia, as crises praticamente sanaram após anos de intervenção comportamental, o que trouxe alívio para nossa família.

Ao longo destes 16 anos, parece que corremos uma maratona sem fim. Ficamos sempre correndo atrás de algo a mais, uma vez que idealizamos que ele possa conseguir uma série de habilidades e, às vezes, ignoramos que sua perda genética pode limitar alguns ganhos aparentemente tangíveis. Porém, sempre tentamos. Se não for possível atingir algo, pelo menos tentamos. A cada pequena conquista e evolução dele, nós sentimos mais e mais fortes. Interessante notar que, por mais que façamos o que está ao nosso alcance por ele, vai sempre existir alguém que diz: ele poderia estar melhor agora se tivesse feito tal intervenção tempos atrás. Fizemos o que estava ao nosso alcance, e isso basta. O nosso processo de aprendizagem não acaba nunca.

Nunca me senti preparado para dar conselhos para pais recém atípicos, mas, depois de 16 anos, reflito que sim devemos ter espaço para podermos expressar nossas angústias do "ser pai atípico" e trocar experiências e dividir dúvidas, etc. Senti falta disso ao longo dos anos. De fato, precisamos desta rede de apoio e que nos entendam integralmente. Quando se fala da síndrome de Cri du Chat comenta-se muito das dificuldades e das limitações, mas pouco se diz de como estas crianças são alegres, amorosas e companheiras. O Fefe herdou de mim a paixão pela música e pelo futebol, o que me alegra muito, sendo ele meu grande companheiro nas nossas horas de lazer. E adora sessão de cinema em casa com filmes nacionais de comédia.

Se eu pudesse dar um conselho para os "novos" pais atípicos, diria que cuidem principalmente de sua saúde mental, uma vez que a carga emocional é grande e a cobrança sobre nós é enorme. Esperam que sejamos super seres humanos para lidar com todas as demandas e assumir todas as responsabilidades que a deficiência do filho pode trazer na vida diária. Foquem nas coisas que eles conseguem fazer, não no que falta. Eles precisam de novas experiências, sair de casa e serem tirados da "redoma familiar "... não é fácil... estas situações geram ansiedade em nós, mas temos que estar preparados para esta "guerra", mesmo sabendo que provavelmente, em alguns momentos, vamos "levar chumbo".

Isso tudo passa pela aceitação do nosso novo papel e a disposição para aceitar as transformações, sendo uma oportunidade ímpar de crescimento pessoal. Fica aqui meu abraço a todos os pais de crianças atípicas e seus filhos que conheci nesta jornada, pessoas realmente especiais. Agradeço a cada um dos autores que aceitou o desafio de participar deste projeto que tanto nos orgulha.

Por fim, agradeço muito aos profissionais que ao longo destes anos ajudaram e ainda ajudam o Fefe e a nossa família. Um agradecimento especial para o meu filho Caio, que tanto me ensina neste processo, para meus pais pelo apoio incondicional, para Gabriel e Vitória (os amigos do Fefe), e para minha esposa Sandra por ter me mostrado que, mesmo com todas as dificuldades, ainda podemos ser uma família atipicamente feliz... mas voltando ao tema do início deste capítulo... Vamos brincar de quê hoje? Ou melhor, como vamos aproveitar o máximo do potencial dos nossos filhos agora?

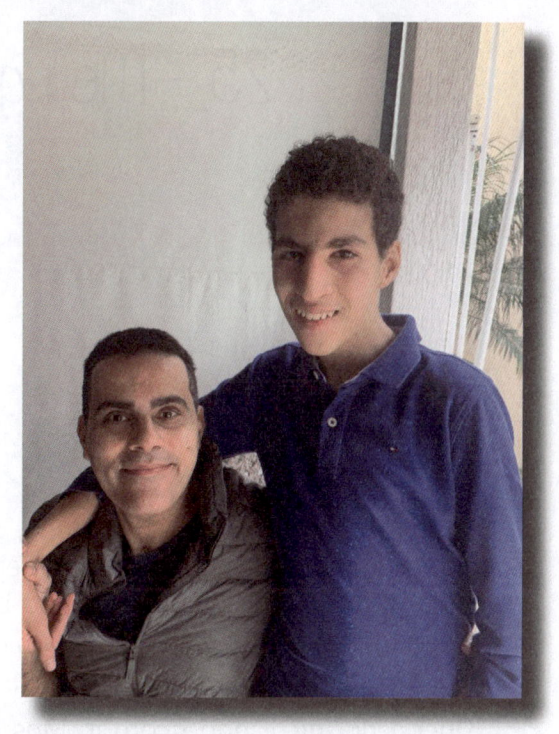

25 - Meu grude Fefe

Sandra Doria Xavier

Aos meus queridos filhos Fefe e Caio, com todo meu amor.

Tudo foi tão planejado e esperado, que eu juro que não me dei conta de nenhuma das várias alterações no Fefe quando ele nasceu, mesmo sendo médica. A notícia de que "ele estava bem, mas ele é sindrômico" veio que nem um raio em mim. Mesmo após 16 anos consigo relembrar com pesar da sensação que tive nesse dia.

Queria dormir e não acordar. Mas esse sentimento durou um dia. Tive muito apoio do meu marido, dos meus pais e sogros, e fui progressivamente enterrando o filho idealizado e fazendo nascer o real, o Fefe com todas suas particularidades. Não seria o Fefe se não as tivesse.

O próximo baque foi quando fomos ao pediatra aos 3 meses do Fefe e foi constatado o atraso de desenvolvimento. Não sustentava cabeça como deveria. Fomos então rumo às terapias incessantes para oferecer a ele as oportunidades que estavam ao nosso alcance para fazê-lo se desenvolver. Não sabíamos se iria falar, andar, enfim, não sabíamos nada. Na internet, era um mar de pessimismo e notícias desatualizadas. Parecia que o que fora descrito na década de 60 nunca tinha sido atualizado.

Arregaçamos as mangas e seguimos. Não me deixaram parar de exercer a Medicina: meus chefes na Santa Casa SP, meu marido, meus pais e sogros muito me incentivaram a continuar. Agradeço muito hoje por não ter abandonado tudo. Mesmo assim, por muito tempo, o meu mundo girava exclusivamente ao redor do Fefe, o que não era saudável para ambos os lados.

Ao longo dos anos, vinha um nó na garganta quando atendia crianças com desenvolvimento neuropsicomotor adequado para a idade e era inevitável não comparar ao Fefe. Sabia que não devia, mas era automático. Quantas e quantas vezes eu voltava do meu consultório triste, pois sabia que estava comparando banana com maçã, mas continuava comparando.

Acredito que fui crescendo espiritualmente e passei a entender que não havia plano B, não tinha como reverter e colocar o pedacinho do cromossomo 5 perdido de volta, ele teria sim, deficiências, limitações e teria de parar de compará-lo aos outros, para o bem dele e para o meu também.

Cada conquista sempre foi muito comemorada e acredito que isso foi fortalecendo nossos laços familiares, preenchendo o lar com muita esperança e amor. As dificuldades inicialmente em manter sua cabeça sustentada foram mudando para o dormir bem (dediquei até um capítulo só para isso!), o sentar, o andar, o falar e, mais tardiamente, a questão comportamental.

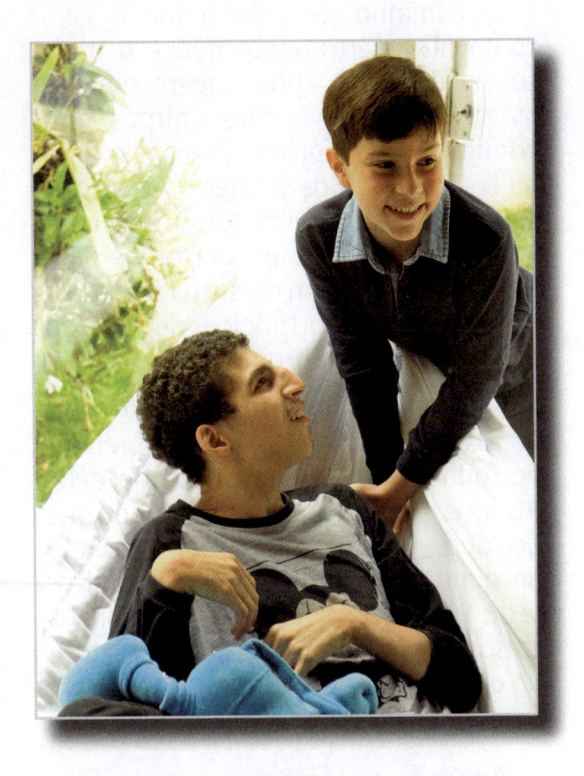

Acredito que se tivéssemos investido mais cedo em terapia comportamental, teríamos penado menos quando entrou na adolescência. O ano de 2016 ficou marcado na nossa vida por tantos desafios comportamentais com tão pouco sucesso no manejo. Fazíamos tudo errado, insistíamos em falar mais alto com ele, na esperança de ele diminuir sua raiva e acalmar. Não adiantava, mais e mais ficava nervoso, mais crises e descontroles. E a família parecia ruir, Caio fugia para seu quarto e eu e meu marido não sabíamos o que fazer. Com muita ajuda, começamos a entender que o manejo não era tão simples como dar um castigo, ou explicar para ele que "não devia fazer isso".

Precisávamos entender o que desencadeava, o que perpetuava e qual era a melhor estratégia para ele acalmar. Com o Fefe, a melhor estratégia é mudar o foco. Falar algo engraçado, uma piada, lembrar de algo doido ocorrido no dia anterior, lembrar do último "ô loco meu" ou a vídeo cassetada do Faustão que ele tanto gosta... E aí parece que ele vira a chave, gargalha e se acalma.

Sem dúvida, a parte comportamental foi até então o desafio mais impactante, pois mexia com toda nossa estrutura familiar, tirava a gente do eixo, brigávamos com quem não tinha culpa de tão desnorteados que ficávamos.

O caminho de vida tendo o Fefe como filho certamente não é o mais calmo de todos, mas... quem diz que os caminhos são sempre calmos com crianças neurotípicas? Desafios diferentes, óbvio. Mas existem. Além disso, eu acredito muito que o tamanho dos problemas que encontramos pela frente se avolumam ou se minimizam a depender da importância e da solução que damos a esse problema.

Fui devagarinho aprendendo a ter metas mais atingíveis e a me prender ao lado bom de tudo que vinha dele. Ao invés de reclamar que ele não me deixava almoçar com calma, pedindo para mudar incessantemente o controle da TV, eu passei a rir com ele sobre as coisas que ele queria ver na TV, imitando o Faustão, Luan Santana ou Galvão Bueno narrando um gol.

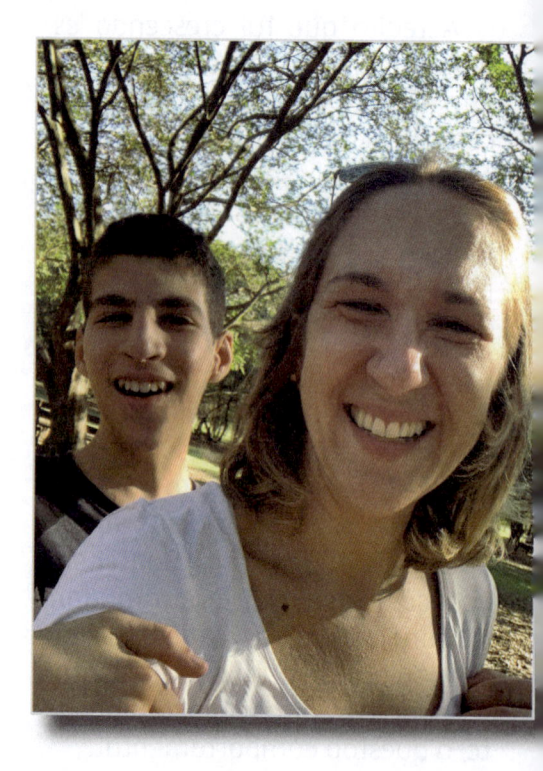

Ao invés de lamentar que ele não consegue ainda se despir ou se vestir sozinho, vibro quando vejo o esforço que faz para lavar suas mãos sozinho e secá-las. Ao invés de permanentemente querer "normalizá-lo", aceito-o e agradeço por tê-lo comigo.

Não romantizo a maternidade atípica, claro que não. Só quem vive o dia a dia consegue saber o que é. No entanto, certamente me fez percorrer um caminho tortuoso no qual conheci pessoas muito especiais, que viraram verdadeiros irmãos para mim. Pessoas para as quais posso contar conquistas, pessoas que não minimizam as nossas dificuldades e que sei que vão vibrar sempre sinergicamente comigo. Sem julgamentos.

Quando, no ano passado, minha amiga Monica ofereceu a mim e ao meu marido esta oportunidade de editar um livro sobre a síndrome do Fefe, agarramos de imediato. Precisamos mostrar ao mundo do que nossas crianças são capazes e quais são as intervenções mais importantes para minimizar as dificuldades. O livro é um ato de esperança, amor e de mostrar a realidade que vivemos em 2022, quase 60 anos depois do descobrimento da síndrome de Cri du Chat. Daí veio o título "Síndrome de Cri du Chat: mais amor, realidade e esperança".

Agradeço imensamente às pessoas que escreveram os capítulos deste livro, foram escolhidas "a dedo" por mim, cada uma com uma história na vida do Fefe.

Com este livro, queremos incentivar pais que estão na mesma caminhada a sempre apostarem em seus filhos, nada é para sempre – nem as alegrias nem as tristezas. As dificuldades vão sim embora, podem aparecer outras, mas assim é a vida, só basta querermos valorizar MAIS as coisas boas e NÃO TANTO as coisas NÃO tão boas.

Releia a frase de São Francisco de Assis no começo deste livro e reflita.

Cuide de si. Cuide-se para desfrutar de momentos de prazer com e também sem o seu filho com síndrome de Cri du Chat. Com seu outro filho ou consigo mesmo. Supere o luto, cada um no seu tempo, e viva intensamente. Lembre-se! Eles são as maiores esponjinhas de sentimentos na sua casa. Sentem sua tristeza e não ficam bem. A sua alegria virará alegria para ele. E, sem dúvida, a luz que os "cri-cri-cri" emanam é Divina.

APÊNDICE

GIBI DONA CIÊNCIA:
SÍNDROME DE CRI DU CHAT

Como apêndice deste livro, temos o gibi "Dona Ciência: Síndrome de Cri du Chat" que foi escrito por nós, com orientação de Monica Levy Andersen, em 2021. A coleção "Dona Ciência", idealizada pela Monica, foi criada para mostrar como a sociedade é beneficiada com as descobertas feitas pelos cientistas. É uma série de gibis nos quais diversos temas são abordados, de uma forma totalmente didática, fácil de se ler, com o intuito de trazer para a população alguns temas importantes, como vacinação, imunidade e sono. O convite da Monica para que escrevêssemos um gibi sobre a síndrome do Fefe foi uma surpresa tão linda para mim, que aceitamos com muita honra e amor.

Sandra Doria Xavier e Fernando da Silva Xavier

Síndrome Cri Du Chat

DONA CIÊNCIA

Olá! Eu sou a Dona Ciência e tenho várias histórias interessantes para contar a vocês! Em cada gibi vou mostrar como a sociedade é beneficiada com as descobertas feitas pelos cientistas!

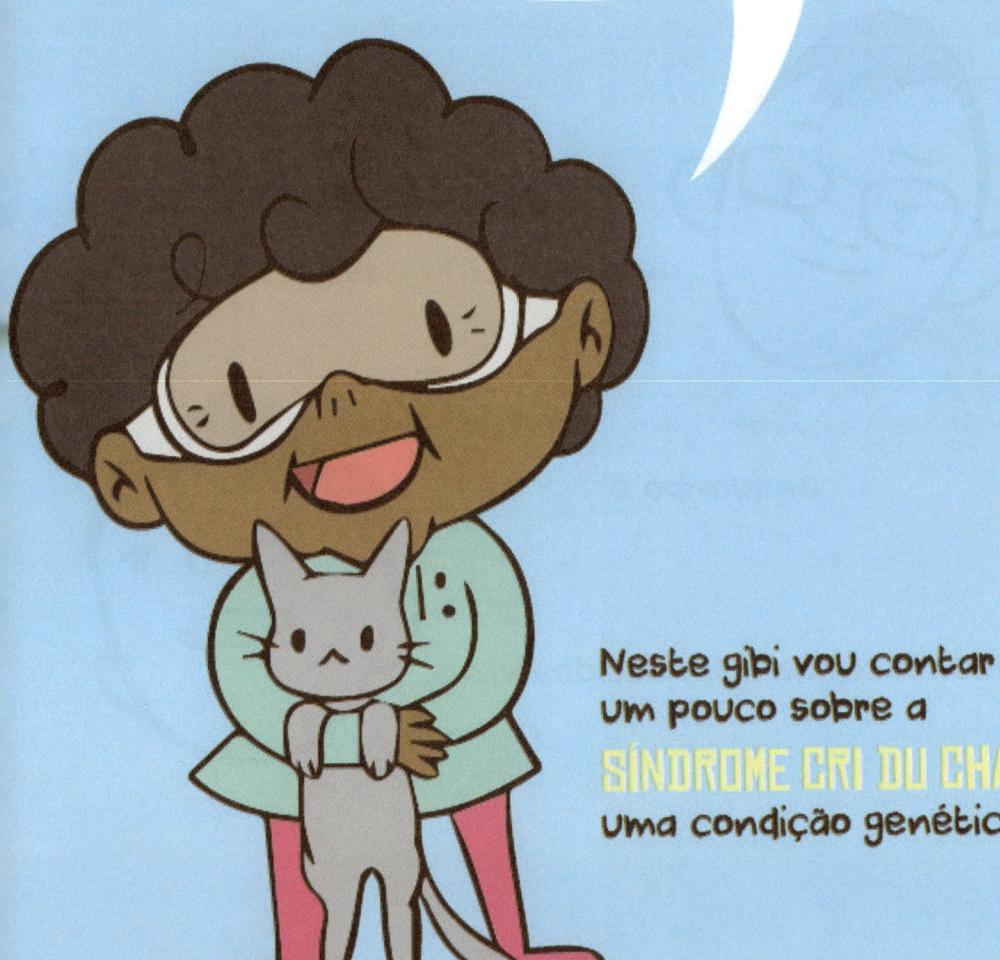

Neste gibi vou contar um pouco sobre a **SÍNDROME CRI DU CHAT**, uma condição genética rara.

A Síndrome Cri Du Chat (CDC) é uma condição genética bastante rara com incidência estimada de 1 a cada 50 mil nascidos vivos.

VAMOS COMPARAR COM OUTRAS CONDIÇÕES PARA ENTENDERMOS QUÃO RARO É?

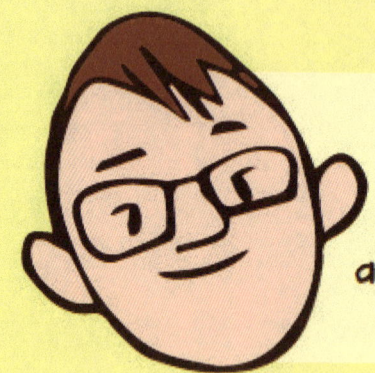

A SÍNDROME DE DOWN acomete 1:700 nascidos vivos

enquanto o TRANSTORNO DO ESPECTRO DO AUTISMO acontece em 1:54 nascidos vivos.

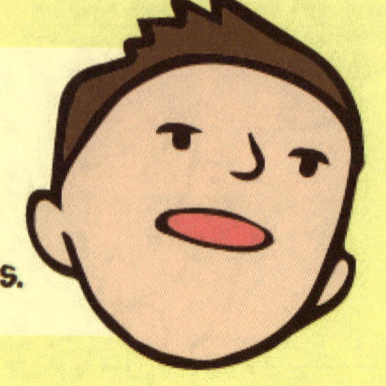

A síndrome ainda pode ser chamada de Síndrome 5p-, uma vez que a condição genética observada é a falta de um pedaço do cromossomo 5.

PARA SER MELHOR ENTENDIDO, VAMOS VER COMO SÃO NOSSOS CROMOSSOMOS DENTRO DE CADA UMA DE NOSSAS CÉLULAS?

Normalmente, temos 46 cromossomos e, para formar um embrião e dele um novo ser, precisamos da união do óvulo com o espermatozoide, cada um carregando 23 cromossomos.

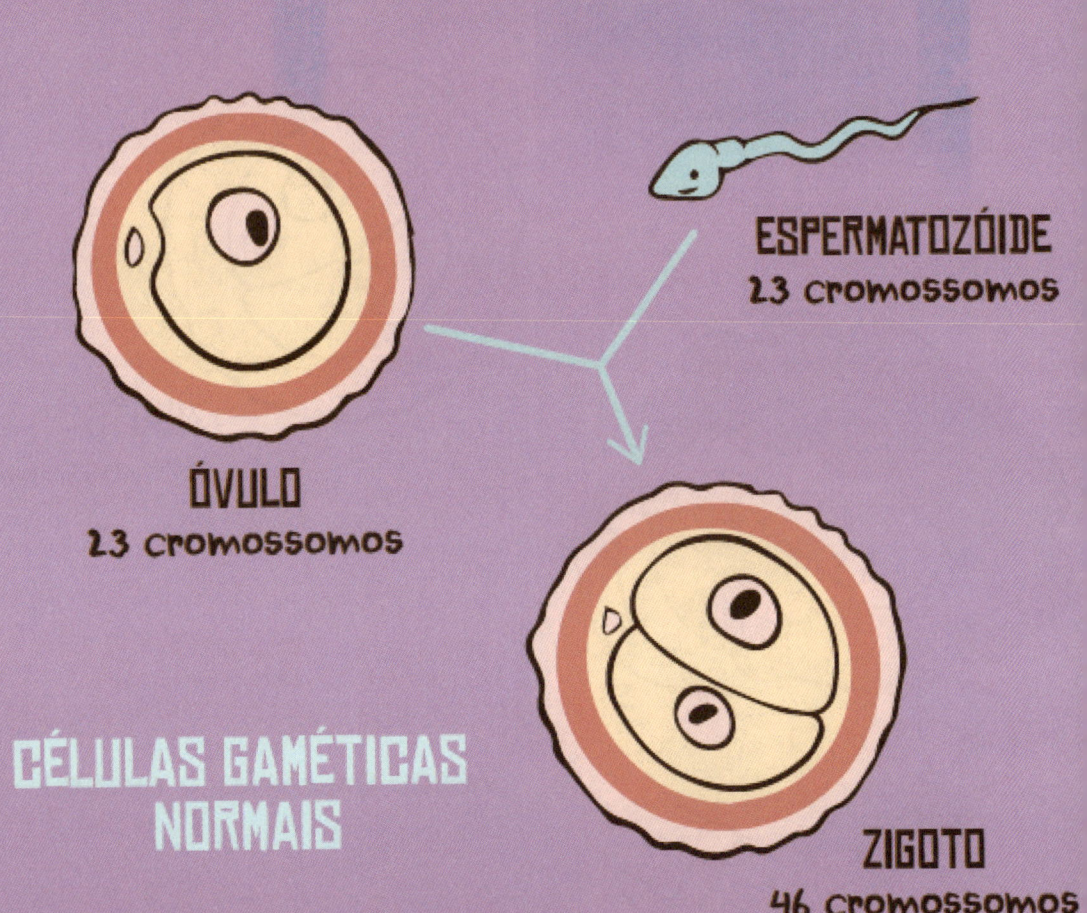

ESPERMATOZÓIDE
23 cromossomos

ÓVULO
23 cromossomos

CÉLULAS GAMÉTICAS NORMAIS

ZIGOTO
46 cromossomos

No caso da Síndrome de Down, por exemplo, o espermatozoide ou óvulo carrega um cromossomo a mais, e a criança com Síndrome de Down fica com 47 (e não 46) cromossomos ao todo.

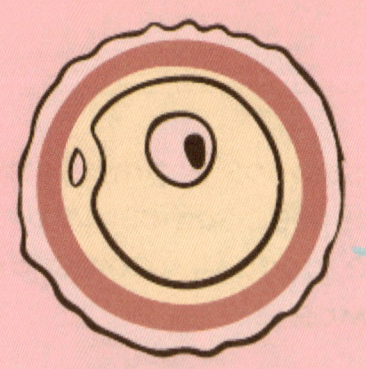

ÓVULO
23 + 1 cromossomos

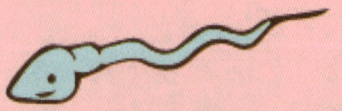

ESPERMATOZÓIDE
23 cromossomos

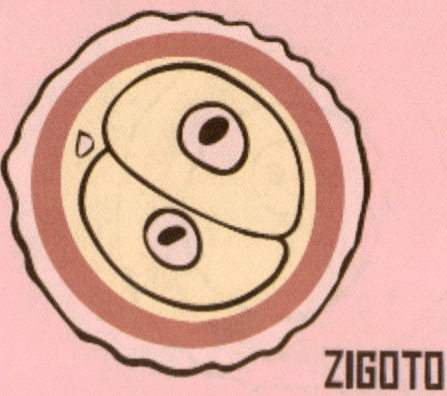

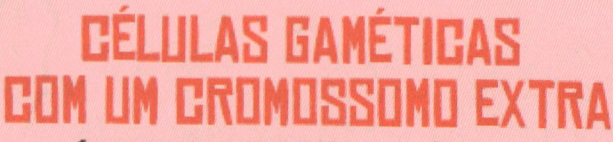

ZIGOTO
46 + 1 cromossomos

CÉLULAS GAMÉTICAS COM UM CROMOSSOMO EXTRA
(nesse exemplo, o óvulo)

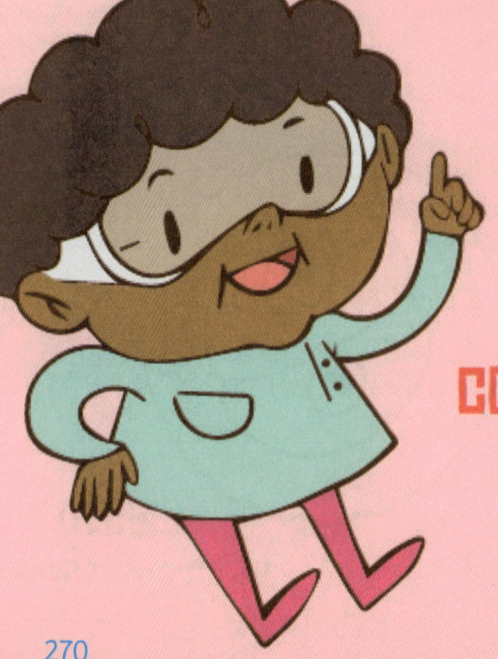

Já na Sindrome CDC, há uma outra alteração.
Há falta de uma parte do cromossomo número 5,
como está circulado abaixo:

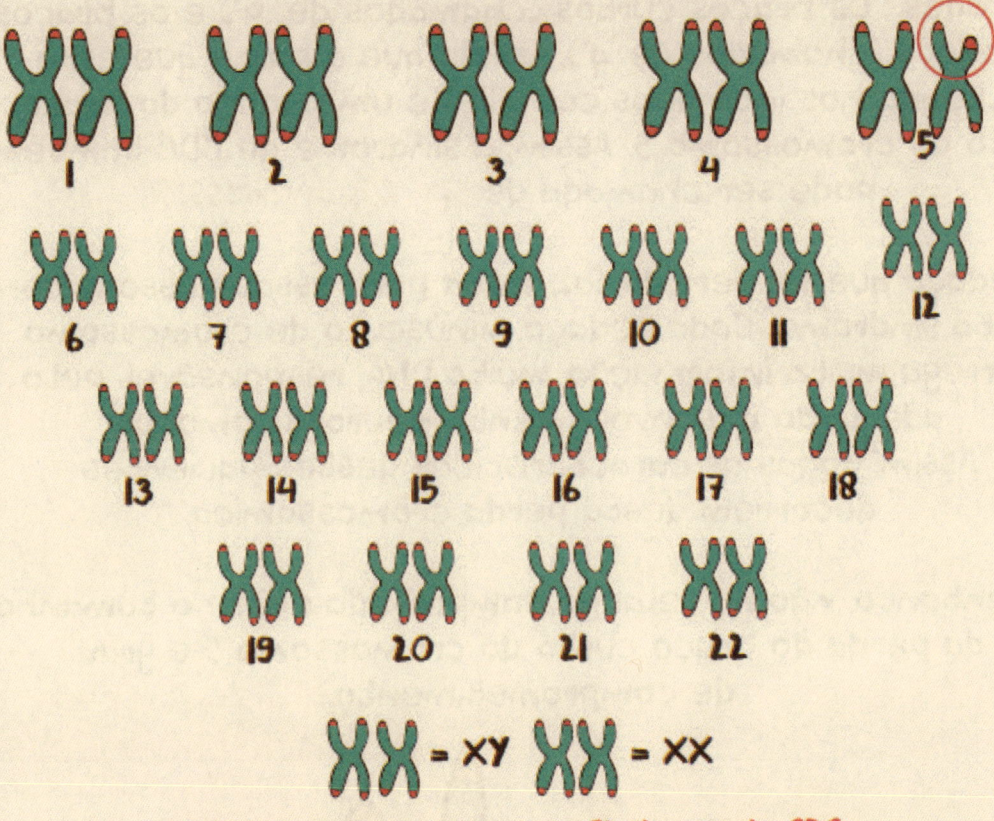

XX = XY   XX = XX

*Total de cromossomos na Sindrome de CDC:
46 XY, com falta de parte do cromossomo 5.

Em 80% dos casos trata-se de um acidente genético aleatório, ou seja, sem herança de um dos genitores.

Já 20% dos casos é herdado, ou seja, há uma falha genética de um dos pais o qual carrega um óvulo ou espermatozoide já com alteração no cromossomo 5. Nestes casos, podem ser afetadas também os próximos filhos.

Assim, é importante que os pais de crianças com esta sindrome recebam aconselhamento genético.

COMO SÃO NOSSOS CROMOSSOMOS?

Os cromossomos são divididos pelo centrômero em duas metades: Os braços curtos (chamados de 'p') e os braços longos (chamados de 'q'), sendo que a parte que está faltando nos indivíduos com CDC é um pedaço do braço curto do cromossomo 5. Assim, a síndrome de CDC também pode ser chamada de 5p- (5p menos).

O pedaço que foi perdido faz falta para essas pessoas com esta síndrome. Cada pedaço minúsculo de cromossomo carrega muita informação, muito DNA, responsável pelo adequado desenvolvimento neuropsicomotor. Assim, todas as características destes pacientes decorrem desta perda cromossômica.

No entanto, não há relação comprovada entre o tamanho da perda do braço curto do cromossomo 5 e grau de comprometimento.

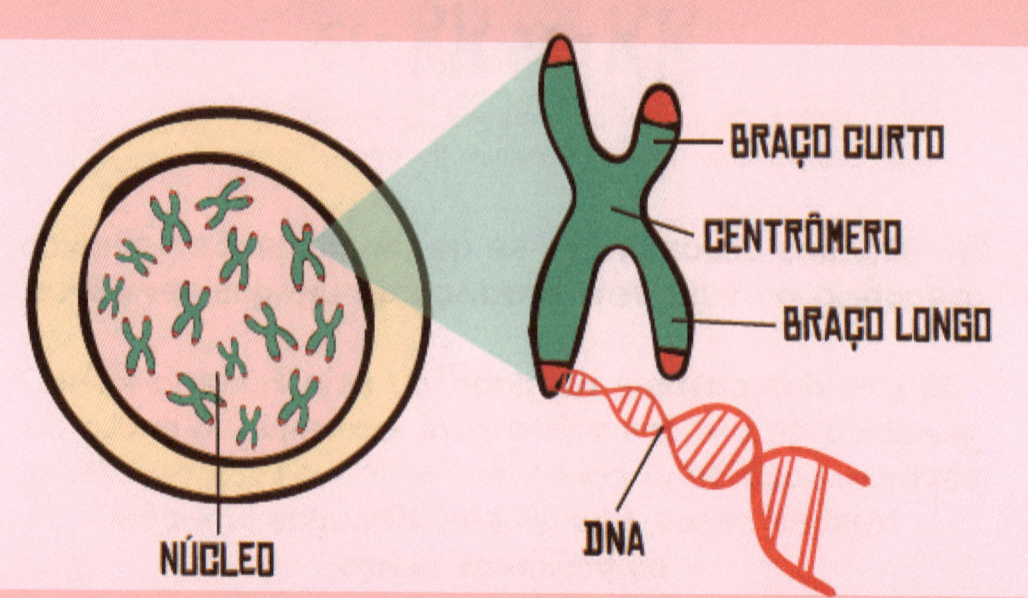

- BRAÇO CURTO
- CENTRÔMERO
- BRAÇO LONGO
- DNA
- NÚCLEO

Por afetar todo o desenvolvimento neuropsicomotor, quanto mais cedo o diagnóstico for feito, maiores as chances de sucesso nos tratamentos de estimulação.

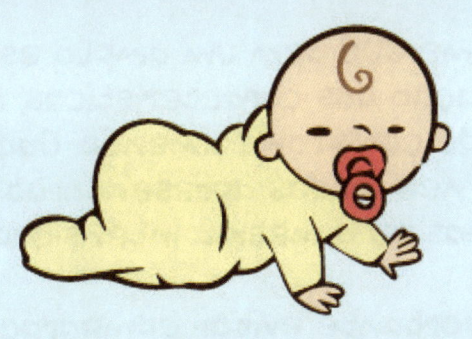

O que para uma criança sem esta síndrome é muito fácil e rápido de ser conseguido, para as crianças com CDC não são. Elas precisam de estímulos insistentes, frequentes para ajudá-las a engatinhar, andar, comer, falar entre outras funções...

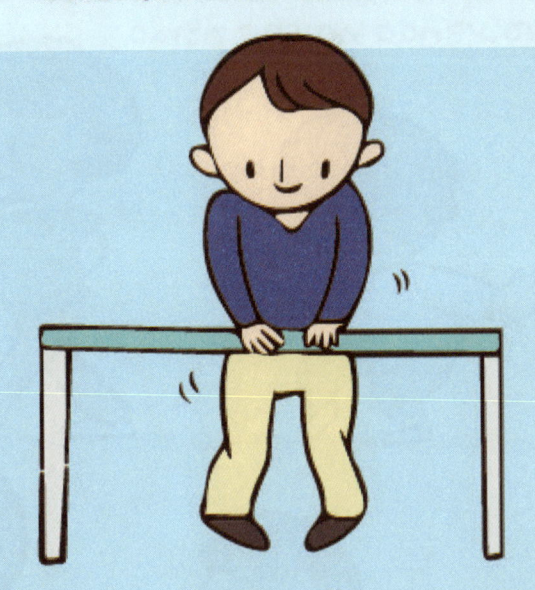

Cada uma tem seu tempo para conseguir essas atividades. Esses marcos de desenvolvimento como engatinhar, andar, correr, falar são adquiridos mais tarde quando comparamos com crianças sem a síndrome. Nem todas conseguem andar ou falar, mas com estimulação precoce pode haver grandes progressos no desenvolvimento.

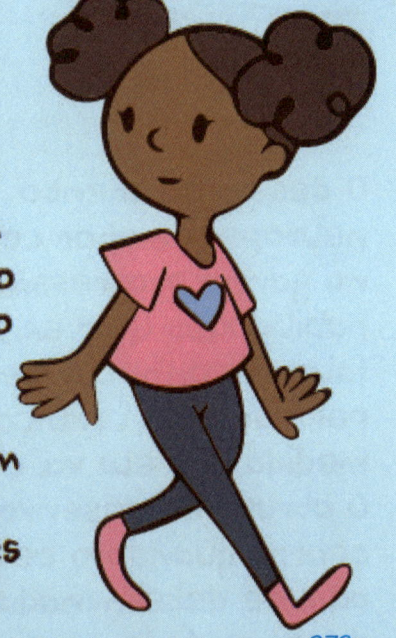

A síndrome CDC tem um amplo espectro na manifestação das características, assim como do grau de comprometimento. Cada indivíduo é único e nem todos apresentarão os mesmos sintomas ou a mesma intensidade deles.

É muito importante evitar comparações entre as crianças com CDC e outras da mesma faixa etária: certamente a criança com CDC terá atraso neuropsicomotor*.
Ela deve então somente ser comparada com ela mesma, para mostrar o quanto ela tem vencido barreiras e vem se desenvolvendo no seu ritmo.

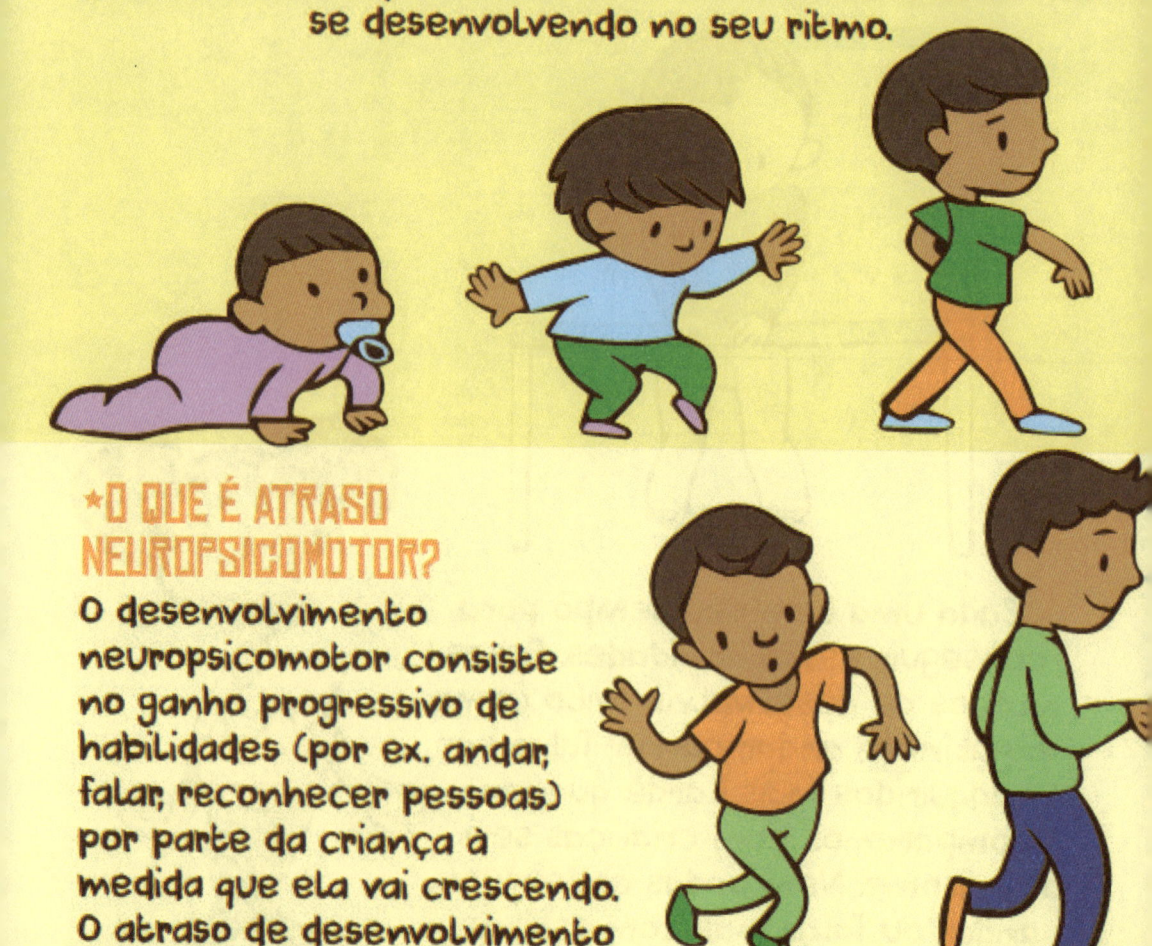

*O QUE É ATRASO NEUROPSICOMOTOR?

O desenvolvimento neuropsicomotor consiste no ganho progressivo de habilidades (por ex. andar, falar, reconhecer pessoas) por parte da criança à medida que ela vai crescendo. O atraso de desenvolvimento ocorre quando o bebê não adquire determinada habilidade na idade esperada.

DIAGNÓSTICO

Como já foi explicado, a síndrome CDC é genética, logo, há necessidade de um estudo genético da criança para firmar o diagnóstico.

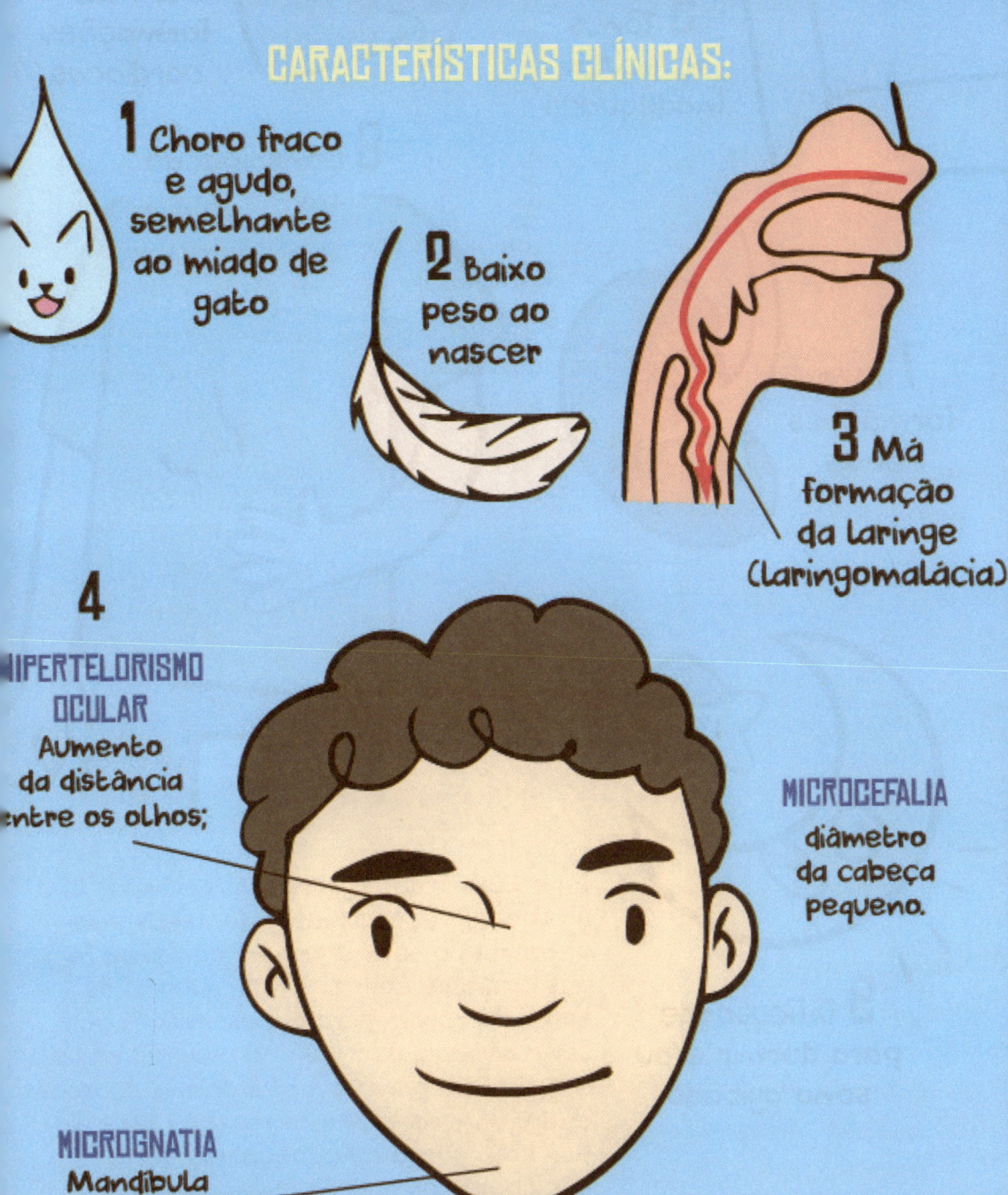

CARACTERÍSTICAS CLÍNICAS:

1 Choro fraco e agudo, semelhante ao miado de gato

2 Baixo peso ao nascer

3 Má formação da laringe (laringomalácia)

4

HIPERTELORISMO OCULAR Aumento da distância entre os olhos;

MICROCEFALIA diâmetro da cabeça pequeno.

MICROGNATIA Mandíbula pequena;

5 Tônus muscular inadequado

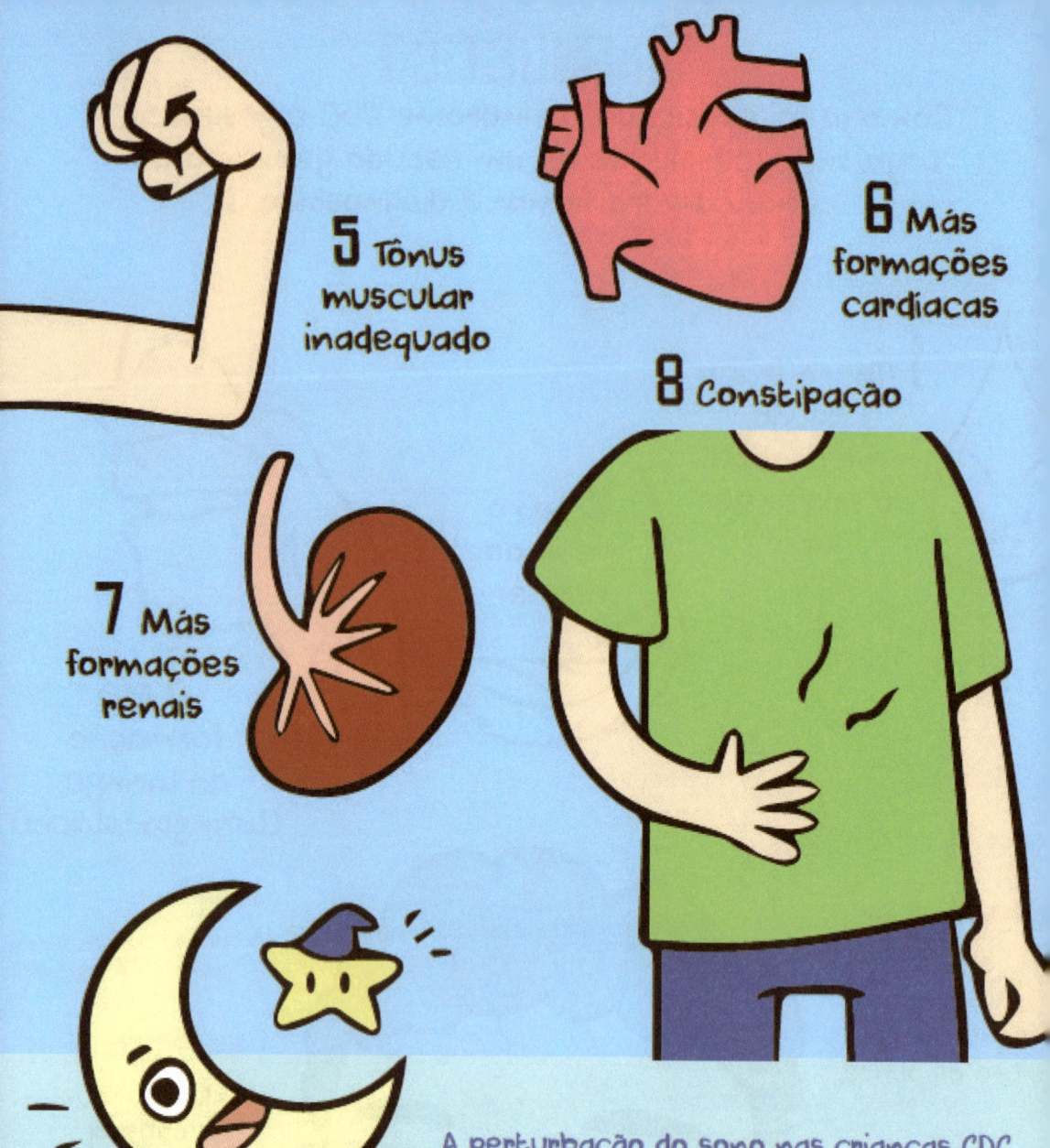

6 Más formações cardíacas

7 Más formações renais

8 Constipação

9 Dificuldade para dormir e/ou sono agitado

A perturbação do sono nas crianças CDC é algo que literalmente faz seus pais perderem o sono. Aproximadamente 50% das crianças com CDC têm queixas de sono: demoram para dormir, muitos têm sono agitado, acordam no meio da noite e demoram para voltar a dormir, acordam cedo... Alguns têm movimentos repetitivos com corpo ou cabeça que seria o jeito que eles descobriram para voltar a dormir.

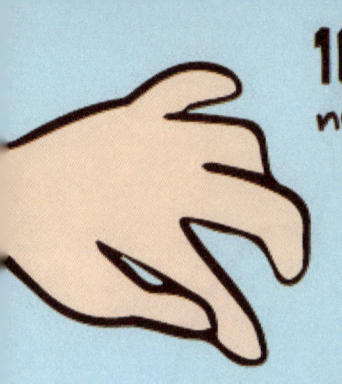

10 Atraso global neuropsicomotor

11 Atrasos na aquisição de linguagem e na fala:

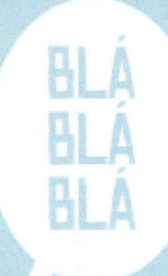

BLÁ BLÁ BLÁ

crianças com CDC geralmente entendem mais do que falam.

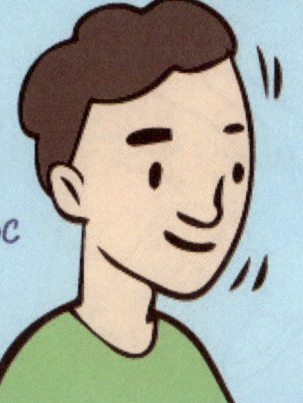

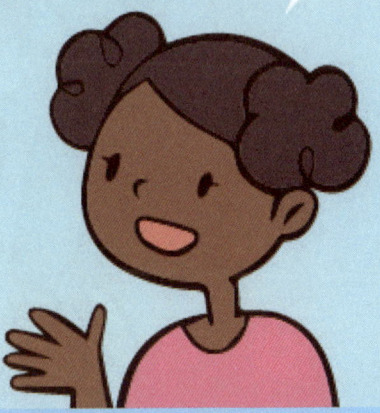

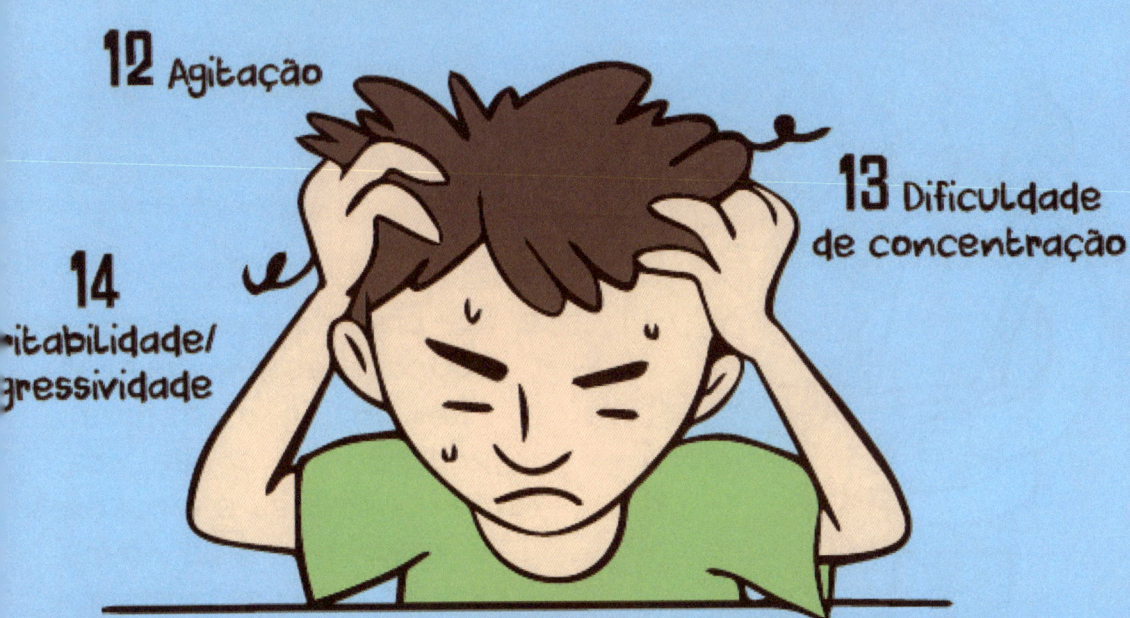

12 Agitação

13 Dificuldade de concentração

14 Irritabilidade/agressividade

15 Alguns desenvolvem obsessões com determinados objetos.

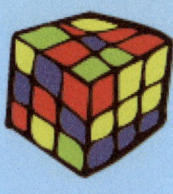

Muitos têm um fascínio por cabelo e não podem resistir a puxá-lo.

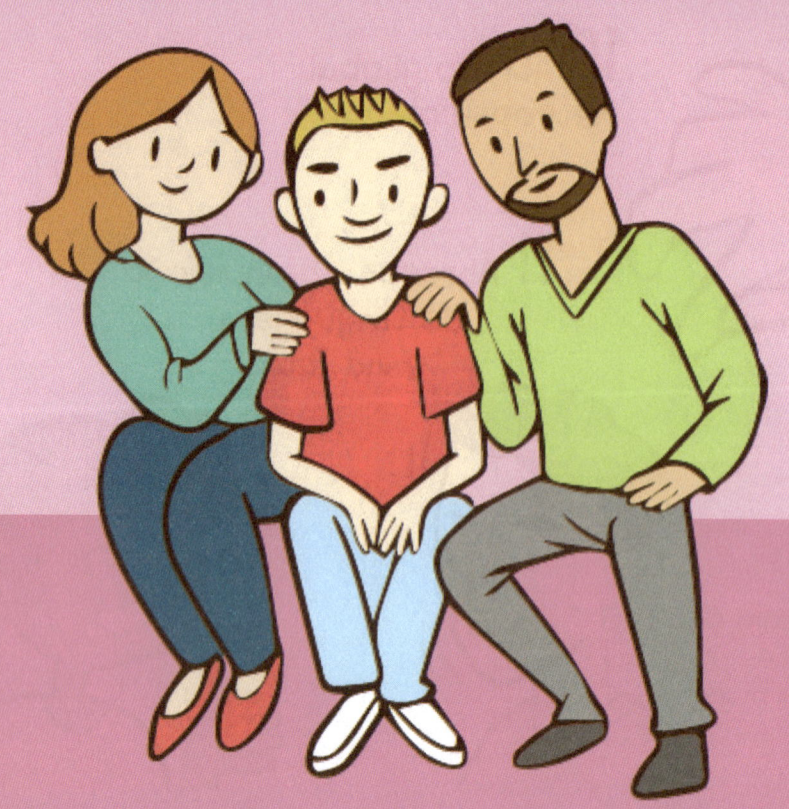

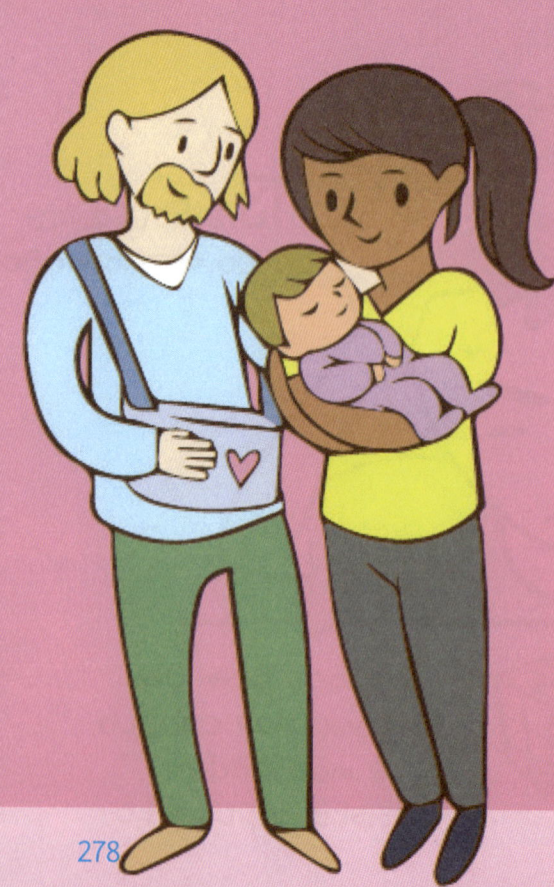

PAIS COM MAIS TEMPO DE CONVIVÊNCIA COM A SÍNDROME CDC ACABAM TORNANDO-SE MAIS EXPERIENTES E HABILIDOSOS e, por consequência, grandes educadores para outras famílias, uma vez que poderão dar conselhos, recomendações e mostrarão a importância de novos termos e expressões que sequer sabiam existir e que passarão a fazer parte do seu cotidiano.

Em 2005, foi fundado o Núcleo Cri Du Chat (www.portalcriduchat.com.br) pela Dona Ivone de Paula Zanetti, avó do Enzo com a Síndrome CDC.

A mãe do Arthur com CDC, Camila Chain, criou um grupo de WhatsApp em 2018, no qual 95 famílias com filhos com CDC conversam diariamente sobre suas angústias, alegrias, dúvidas e conquistas de seus filhos, formando uma verdadeira rede de apoio mútuo.

Em 2020 foi criada a Associação Brasileira da Síndrome de Cri Du Chat (ABCDC – www.criduchatbrasil.com), fundada por Gabriele Rennhack e José Guilherme Kesselring, pais do Otto com CDC.

Estas organizações são de importância fundamental para a divulgação e acolhimento das famílias com crianças com CDC.

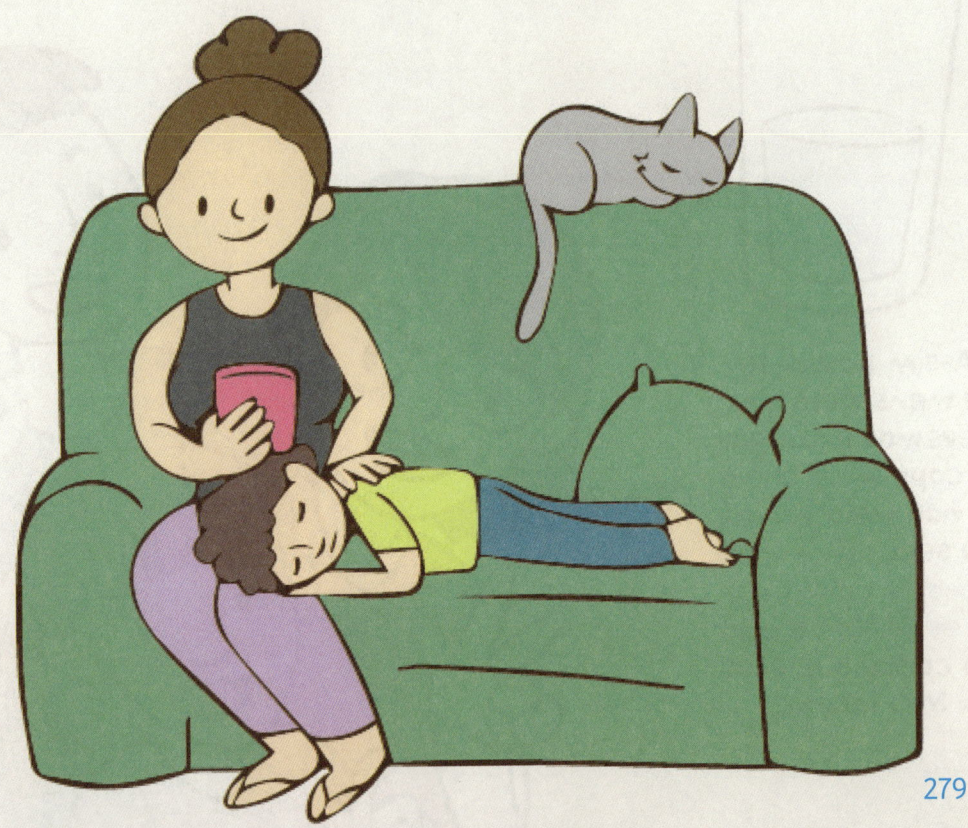

TRATAMENTO

Não há cura para a Síndrome CDC. Os pais devem procurar intervenções o mais cedo possível, por exemplo, fisioterapia, fonoaudiologia e terapia ocupacional para estimular e conseguir o máximo que seus cromossomos permitirem!

A cada conquista, as famílias comemoram muito! É muito importante para a família das crianças com CDC terem convívio ou no mínimo contato telefônico/redes sociais com outras mães de crianças com CDC, este fato facilita o diálogo sobre problemas comuns, famílias podem encorajar outras, e manter sempre o otimismo entre todos os envolvidos.

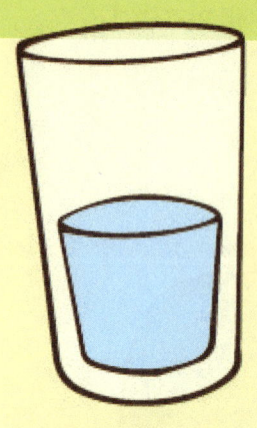

Assim, passa-se a mensagem que devemos enxergar o copo meio cheio e não meio vazio... ou seja, olhar mais para as coisas que eles FAZEM e não as coisas que eles NÃO fazem...

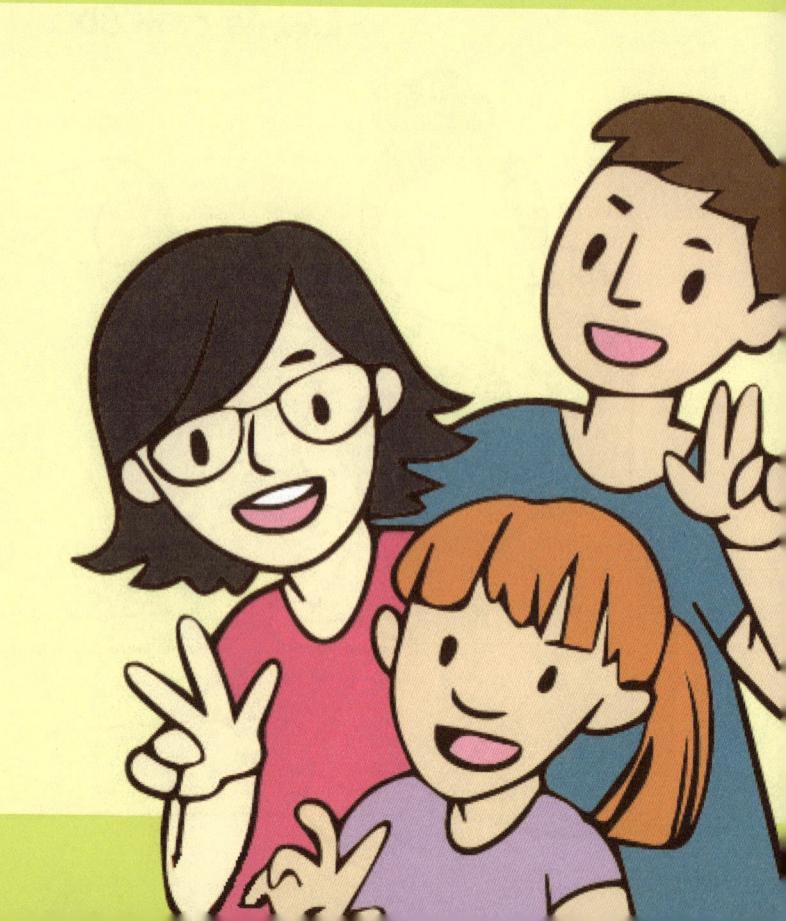

Os tratamentos consistem em muito estímulo, para aumentar qualidade de vida e incentivar o desenvolvimento da criança. Não há cura, mas há como ser feliz e muito feliz com a Síndrome CDC! As crianças com CDC geralmente são muito felizes, alegres e de bem com a vida.

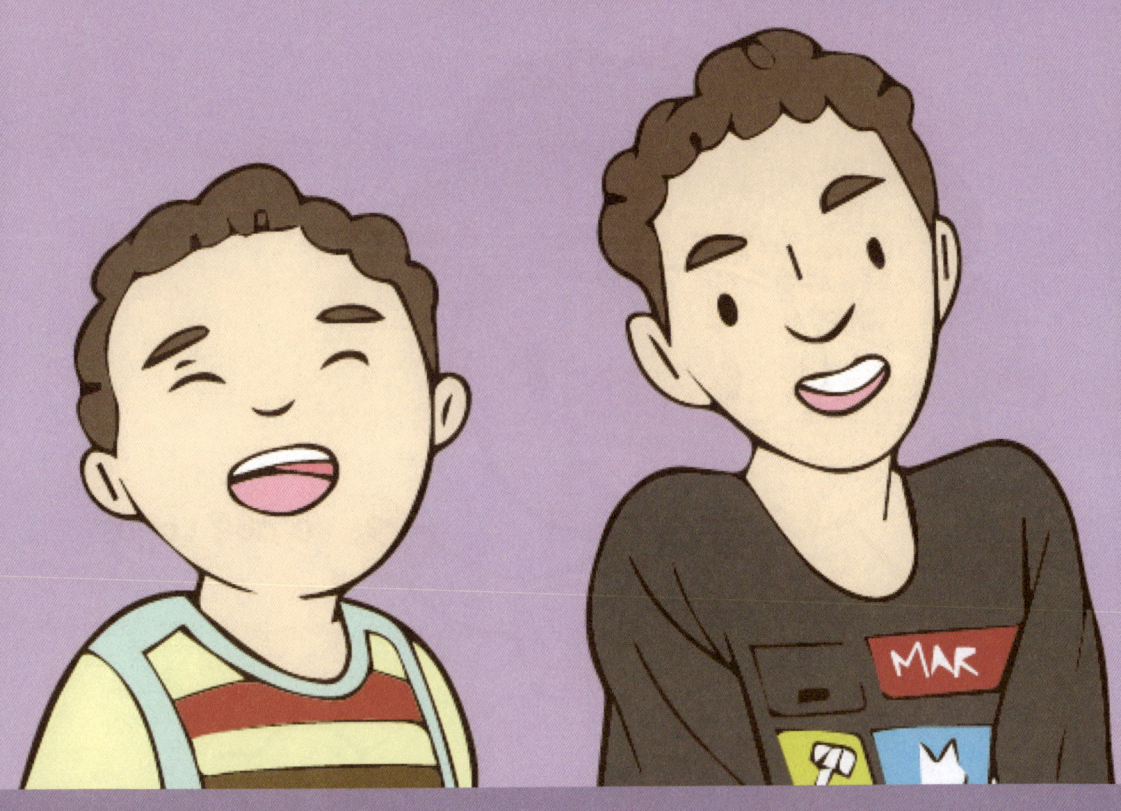

Este gibi é uma homenagem para o Luis Fernando Doria Xavier, filho dos autores deste Gibi, hoje com 15 anos, e para tantos outras pessoas que têm a Síndrome Cri Du Chat.

OBRIGADA!
e até logo!

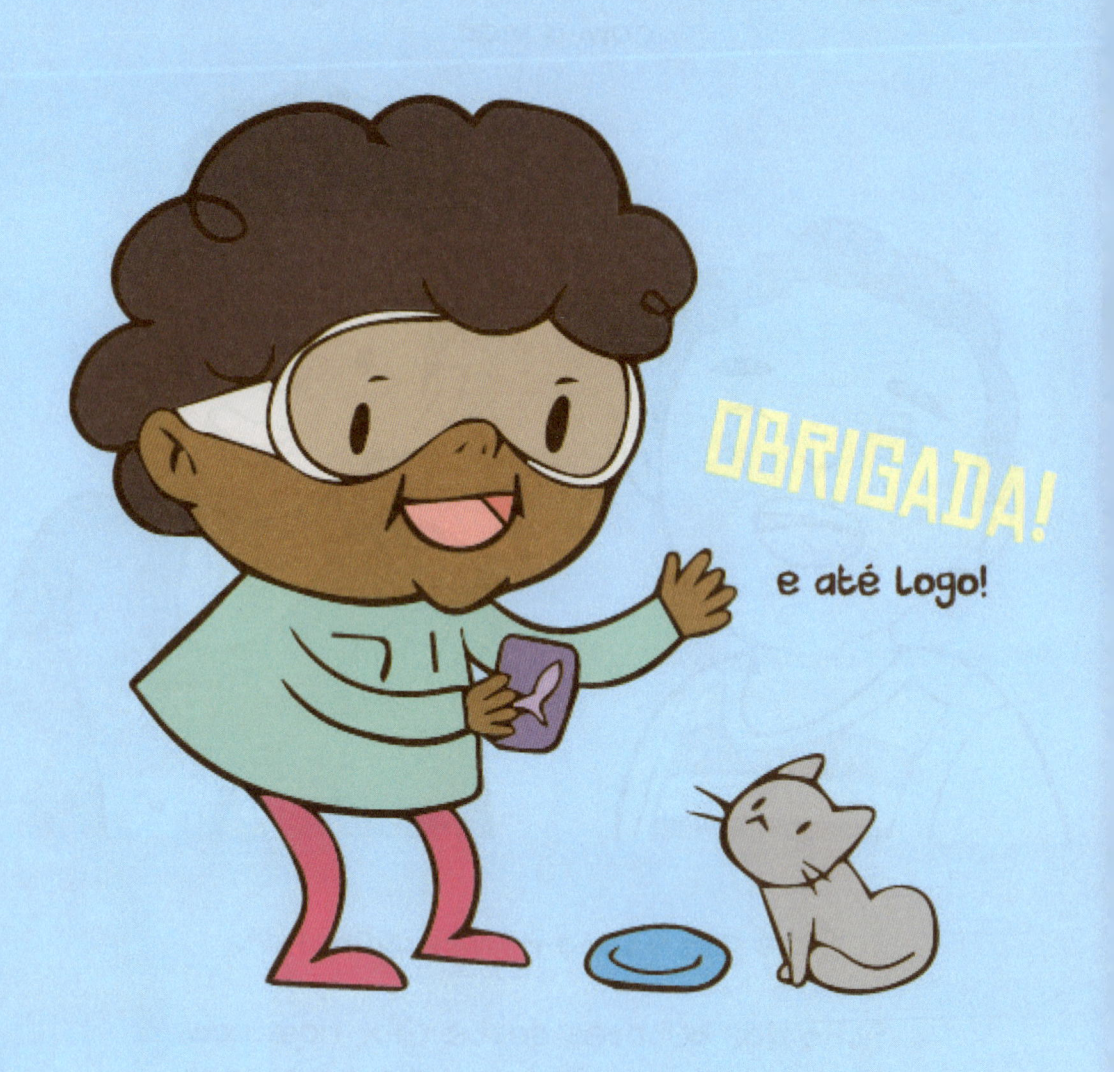

cri du chat
associação brasileira

O símbolo do cromossomo que ilustra o livro é parte da logomarca oficial da Associação Brasileira da Síndrome de Cri du Chat.

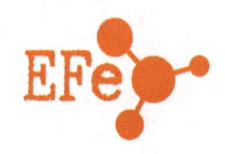

Este livro foi composto com tipologias Please write me a song e Bree e impresso em papel off set setenta e cinco gramas no quadragésimo nono ano da primeira publicação de "Tempo de despertar", do neurologista Oliver Sacks.

São Paulo, maio de dois mil e vinte e dois.